다시 아기를 기다리며

다시 아기를 기다리며

2010년 8월 17일 초판 1쇄 발행

펴낸곳 (주)도서출판 **삼인**

지은이 앤 더글러스·존 R. 서스먼
옮긴이 황근하
감수자 김병인
펴낸이 신길순
부사장 홍승권
책임편집 서정혜
편집 강주한, 김종진, 오주훈, 양경화
교정 이시우
본문디자인 김효중
마케팅 이춘호, 한광영
관리 심석택
총무 서장현

등록 1996.9.16 제10-1338호
주소 121-837 서울시 마포구 서교동 339-4 가나빌딩 4층
전화 (02) 322-1845
팩스 (02) 322-1846
전자우편 saminbooks@naver.com
홈페이지 www.saminbooks.com

표지디자인 (주)끄레어소시에이츠
제판 스크린그래픽센터
인쇄 대정인쇄
제책 성문제책

ISBN 978-89-6436-014-9 13510

값 18,000원

유산과 불임을 극복하기 위한 길잡이

다시 아기를 기다리며

앤 더글러스 · 존 R. 서스먼 지음

황근하 옮김 | 김병인 감수

삼인

로라의 동생 이언,
그리고 내 품에 안고 집으로 데려오지 못한 아기 로라에게…….
― 앤 더글러스

다시 아기를 가지려 열심히 노력한
베스와 스티븐, 메리베스와 조지 부부에게…….
― 존 R. 서스먼

아기를 가진 대부분의 부부들은 약속된 날이 되면 '당연히' 건강한 아기를 안아볼 수 있을 거라 기대합니다. 꼼꼼히 준비했고 현명한 판단을 내렸으며 착한 마음가짐으로 건강하게 생활했고 경우에 따라 종교적인 믿음도 있기에 나쁜 일은 일어나지 않으리라고 믿습니다. 하지만 아기의 죽음에 직면하면 그처럼 안심했던 마음은 산산이 부서지고 맙니다. 살다보면 비극적인 상황이 일어날 수도 있다는 현실을 마주하게 되는 겁니다. 임신과 출산, 삶과 죽음, 운명과 공평함에 대해 갖고 있던 신념이 모두 의문의 대상이 됩니다. "왜 하필 나일까?", "왜 하필 내 아기일까?"라는 물음에 그 누구도 대답해줄 수 없다는 사실을 깨닫기 시작합니다. 아기를 잃은 깊은 슬픔뿐 아니라 분노와 죄책감, 실패했다는 좌절감과 무력감도 느낍니다. 그러면서 삶이 꼭 모두에게 공평하지 않으며 자신의 삶에도 '언제든' 가슴 아픈 일이 생길 수 있다는 사실을 이해하게 되지요.

따라서 아기가 다시 생겼을 때 모든 게 두려워지는 것은 사뭇 자연스러운 일입니다. 모든 준비를 '제대로' 한다 해도 또 실패하지 않으리라는 보장이 없음을 잘 알기에 안심이 되지 않는 것입니다. 마음을 편하게 먹고 싶지만 전에 일어났던 일이 머릿속에서 쉽게 떠나지 않고,

심지어 자신은 건강한 아기를 낳을 수 없을 거라는 확신이 들기까지 합니다. 머리로는 좋지 않은 일이 생길 가능성이 적다는 것을 이해하지만 '심정적으로는' 믿어지지 않는 것입니다.

새로 시작된 임신을 무사히 마치려면 스스로의 감정에 남김없이 열려 있는 것이 좋습니다. 비관적인 생각과 불안감에 사로잡힐 수도 있겠지만, 그 가운데 아주 잠깐이라도 낙관적인 생각과 자신감이 느껴진다면 그것 역시 만끽하도록 합시다. 낙관적으로 생각한다고 해서 나쁜 일이 일어나지는 않습니다. 오히려 슬픔과 불안감에 잘 대처해 나가는 데 큰 도움이 됩니다.

배 속에서 느껴지는 새 생명에게 좋은 소망을 가져봅시다. 새로 만난 이 아기에게 마음을 열고 가까이 다가갑시다. 추억이나 기념이 될 만한 것들이 있다면 모아둡시다. 나중에 큰 활력과 위안을 줄 겁니다. 어쩌면 희망에 부풀기보다는 초연한 마음을 갖는 것이, 만에 하나 또 한 번 가슴 아플 일이 생겼을 때 스스로를 보호할 수 있는 방법이라고 생각할지도 모르겠습니다. 하지만 그것은 착각입니다. 이미 잘 알고 있듯이, 그 무엇도 아기를 잃은 슬픔을 대신해 줄 수는 없기 때문이지요.

불안을 느낀다면 불안한 마음이 어디서 생기는지를 잘 살펴보고, 그 두려움에 대해 누군가에게 말을 하거나 글로 털어놓으십시오. 수많은 걱정거리를 떨쳐버릴 수 없다면 우선 상상이나 과거의 경험에서 생긴 걱정부터 놓아버리십시오. 지금 일어난 일에 관련된 걱정에만 귀를 기울이는 것이 중요합니다. 실제로 고위험임신이라고 해도 나중에 결과를 보면, 걱정했던 것과는 달리 별 탈 없이 건강한 아기가 나오는 경우가 많습니다.

이번 임신에서는 스스로가 든든한 지원자가 되세요. 지금 손에 들고 있는 것과 같은 종류의 책을 많이 읽으십시오. 많은 정보로 무장할수록 더욱 씩씩해질 수 있기 때문입니다. 이처럼 깊이 있는 책으로 든든히 지식을 쌓아두면 두려움을 더 쉽게 이길 수 있고 필요한 산부인과 관련 도움을 받는 것도 가능해집니다.

마지막으로, 당신이 아주 많이 그리워하고 있을 그 아기를 위해 슬퍼하는 것을 멈추지 마세요. 두려운 마음이 드는 것은 아기의 죽음을 애도하는 정상적인 과정이요, 새로운 아기를 만나는 일의 자연스러운 한 부분입니다.

아마 일반적인 임신의 경우처럼 아무 걱정 없이 기뻐할 수만은 없을 겁니다. 하지만 희망과 불안 사이에서 균형을 찾는 일은 얼마든지 가능합니다. 걱정하는 일이 일어날 수 있다는 가능성을 인정하면서도 동시에 앞날에 대한 꿈을 꿀 수 있습니다. 그러니 희망이 솟아난다면 마음껏 느낍시다. 아기 살결의 보드라운 감촉이나 아기를 안아볼 때 품 안의 충만감을 마음껏 상상합시다. 조그마한 옷들을 매만지거나 둥그렇게 솟아오른 배를 쓰다듬는 즐거움을 만끽합시다. 자신은 여느 임신부들과는 다르다는 기분이 들더라도 용기를 내어 기쁨의 시간을 가집시다. 그렇게 하는 것이 희망을 준다면 망설일 것이 없습니다. 이 글을 읽는 모두에게 좋은 소식이 찾아오기를 바랍니다.

데버러 L. 데이비스

《텅 빈 요람, 아픈 마음: 아기의 죽음을 이겨내기
Empty Cradle, Broken Heart: Surviving the Death of Your Baby》의 저자

한국은 2009년 기준 1.15명으로 세계 최저의 출산율을 기록하였다. 정부가 발 벗고 나서 출산율을 높이기 위해 여러 정책을 내놓고 있지만, 안타깝게도 이런 추세는 지금까지 계속 이어지고 있다. 이런 세태를 반영하여 '아이를 낳는 것이 애국'이라는 말까지 나오고 있다.

그러나 이러한 현실과 달리 아기를 간절히 원하지만 갖지 못하는 사람들이 있다. 바로 불임을 겪고 있는 사람들이다. 여성의 사회진출이 많아지고, 결혼 연령이 높아지면서 아기를 갖는 시기도 늦어지고 있는 게 현실이다. 그러나 이제 아기를 가질 준비를 마쳤는데 아기를 가질 수 없다는 진단을 받는다면 얼마나 절망적이겠는가?

특히 불임을 겪고 있는 이들은 아기를 갖기 위해 임신을 시도할 때 유산 같은 아픔을 맞닥뜨리기도 한다. 힘들게 임신이 되어 여러 사람들의 축복과 설렘 속에서 아기를 기다리다 갑작스레 유산이 되는 경우, 그 슬픔과 절망은 말로 표현하기 힘들 것이다.

많은 사람들이 임신을 하고 아기를 낳는 축복을 맛보지만, 어떤 사람들은 이처럼 아기를 잃는 슬픔을 겪는다. 하지만 이들에게 왜 이런 비극이 일어났는지, 다시 이런 일이 생기지 않기 위해 무엇을 해야 하는지 등의 정보를 얻을 수 있는 곳은 그리 많지 않다.

이 책의 저자 앤 더글러스과 존 R. 서스먼은 유산 등으로 아기를 잃은 부부 백 쌍을 만나 이들이 다음 임신을 위해 어떤 준비를 해야 하는지 직접 인터뷰하며 그들이 궁금해 하는 의학 정보와 심리적 자세를 이 책에 담았다. 이 책이 비록 한국의 현 상황이 아니라 미국의 현실을 다루고 있고 원문 번역에 충실한 면이 있으나 한국의 임신부에게도 충분한 도움을 줄 것임을 자부한다.

유산과 불임을 겪는 이들을 위한 책들이 많지 않은 현실에서 이 책의 역할은 자못 크다고 생각된다. 이 책은 단순한 위안이나 무조건 할 수 있다는 구호를 앞세우지 않는다. 임신에 대해 알수록 출산이 가능하다고 말하며, 의학적 정보를 폭넓게 담아 산부인과 관련 질문에 명쾌한 해답을 던진다. 그리고 유산과 불임이 나만 겪는 불행이 아니며 많은 이들이 함께 이를 이겨내고자 노력하고 있음을 보여준다. 다시 말해 힘과 용기를 전한다.

감수자를 포함하여 인정병원 의료진은 이 책을 꼼꼼히 살펴보며 다시 아기를 가지려는 이들에게 작은 도움이 되고자 노력했다. 부디 많은 이들이 다시 엄마가 되려는 희망과 아기를 가지려는 용기를 버리지 않기를 바란다.

인정병원 원장
김병인

15장_ 아기가 태어난 이후의 삶 405

만일 유산이나 사산, 영아사망 등으로 아기의 죽음을 경험한 적이 있다면 다시 임신을 시도하는 데는 용기가 필요할 것이다. 여느 임신부와 마찬가지로 아기의 죽음을 겪을 가능성이 늘 도사리고 있기 때문이다. 하지만 '건강한 아기'라는 소중한 선물을 받을 수 있다면 다시 한 번 가슴 아픈 일을 겪을지도 모르는 위험을 기꺼이 감수하는 것 또한 아기를 기다리는 이들의 마음일 것이다.

이 글을 읽는 독자들이라면, 아기의 죽음을 겪은 뒤 다시 임신을 시도할지 고민하는 이든, 다시 아기를 가지려고 열심히 노력하는 이든, 이미 아기를 가진 이든, 모두 정보에 목말라한다는 공통점을 안고 있을 것이다. 다시 아기를 갖기 위한 노력은 얼마나 기다렸다가 언제쯤 시작하는 게 좋은지, 자신에게 다음에도 아기의 죽음을 경험할 수 있는 고위험임신의 가능성이 있는지, 고위험임신 전문의를 찾아가는 게 좋은지, 앞으로 10개월을 건강한 마음으로 무사히 지낼 수 있는 방법으로 어떤 것이 있는지 등 다양한 궁금증을 갖고 있을 것이다.

차후임신에 대한 책이 왜 필요한가?

아기의 죽음을 겪어본 사람이라면 잘 알겠지만, 임신 관련 서적들 대부분은 임신 전이나 후에 좋지 않은 일이 일어날 가능성에 대해서는 대체로 함구하는 편이다. 아기 방을 꾸미는 법이나 임부복을 사는 법과 같이 비교적 가벼운 주제에는 대개 한 장 전체를 할애하면서도, 유산이나 사산, 영아사망 등에 대해서는 기껏해야 한두 문단 정도만 언급하고 넘어가는 것이다. 아기의 죽음을 겪어본 사람이라면 이러한 사실에 분노나 실망감을 느낄지도 모른다.

우리는 유산이나 사산, 영아사망 이후 다시 아기를 가진 부부들에게 차후임신 유산, 사산, 영아사망 등을 경험한 이후의 임신을 말한다.―옮긴이 을 무사히 마치는 데 필요한 정보와 자신감을 주기 위해 이 책을 썼다. 새벽 2시에 임신에 관한 질문이 머릿속을 가득 메울 때(이 시간에 문을 연 병원은 아마 거의 없을 것이다!) 거기에 대답해줄 책을 찾은 적이 있거나, 차후임신만이 갖는 어려움이 무엇인지 알고 싶었던 독자라면 이 책을 잘 선택한 것이다.

우리는 이 책에서 아기의 죽음 이후 다시 아기를 가질지 진지하게 고민하는 부부, 혹은 이미 아기를 가진 부부가 주로 걱정하는 문제를 유형별로 정리해보았다. 독자들은 이 책을 통해 다음과 같은 정보를 얻을 수 있다.

- 유산과 사산, 영아사망의 원인에 대해 자세히 살펴볼 수 있으며, 이 분야에서 새로 발표된 중요한 연구결과를 접할 수 있다.
- 신체적 또는 심리적으로 다시 아기를 가질 준비가 되었는지 결정하는 데 도움을 얻을 수 있다.
- 유전 관련 상담에 대한 최신 정보를 얻을 수 있다.
- 임신 이전의 건강 상태를 어떻게 유지해야 하는지 알 수 있다.
- 자신의 출산력(유산이나 사산, 인공 임신중절, 영아사망, 장애아 출산 등)이 다음 임신에 어떤 영향을 미치는지 알 수 있다.

- 될 수 있는 대로 빨리 임신에 성공할 확률을 높일 수 있는 실용적인 방법을 알 수 있다.
- 임신검사 결과가 양성이 나왔을 때 어떤 심리 상태에 처할 수 있는지 다른 사람들의 솔직한 대답을 들을 수 있다.
- 산전검사의 장단점 등 이에 대한 자세한 정보를 얻을 수 있다.
- 고위험임신 특유의 육체적·심리적 어려움에 대처하는 방법을 알 수 있다.
- '아기의 죽음을 다시 슬퍼하는' 것을 포함해 산욕기의 감정 기복에 건강하게 대처하는 방법을 알 수 있다.
- 임신이 되기를 기다리는 동안, 혹은 남은 임신 기간에 임신부와 배우자에게 필요한 정보를 제공해주는 기관이나 웹사이트, 온라인 지지그룹, 책 및 기타 자료에 대한 정보를 얻을 수 있다.

그러나 이 책의 무엇보다 소중한 장점은 바로 아기의 죽음을 직접 겪은 당사자들이 차후임신의 어려움과 즐거움에 대해 들려주는 생생한 경험담이다. 우리는 이 책을 쓰는 동안 백 쌍이 넘는 부부를 인터뷰했다. 그들은 3개월에 걸쳐, 차후임신의 여러 가지 면을 자세히 묻는 다양한 질문에 답변해주었다. 우리가 던진 질문은 아래와 같다.

- 아기를 갖는 노력을 다시 시작해도 좋은 때라는 것을 어떻게 알았는가? 그 시기에 대해 부부가 의견 일치를 보지 못했을 때 어떻게 대처했는가?
- 원하는 대로 아기가 생기지 않았을 때 어떻게 마음을 다스렸는가?

- 전에 분만을 담당한 의사 또는 조산사를 다시 선택했는가? 아니면 다른 의료인을 찾았는가?
- 산전검사를 받는 것에 대해 어떤 결정을 내렸는가?
- 이번에도 아기에게 무슨 일이 일어날지 모른다는 두려움을 어떻게 다스렸는가?
- 다가오는 출산을 어떻게 준비했는가?

우리는 임신에 대한 우리의 첫 책인《아무도 가르쳐 주지 않는 임신 출산 가이드 *The Unofficial Guide to Having a Baby*》(여성자신, 2004)의 집필을 마치고 바로 이 책을 쓰기 시작했다. 그 책이 임신상실과 영아사망, 차후임신이라는 주제를 깊이 있게 다룬 최초의 대중서라는 점은 뿌듯했지만, 그래도 부족한 느낌을 지울 수 없었다. 사실 이는 책 한 권 전체를 할애해도 충분한 주제였던 것이다. 그 결과물이 지금 여러분이 손에 들고 있는 이 책이다.

또한 우리가 이 책을 쓰고 싶었던 매우 개인적인 이유가 있다.

앤 더글러스는 3년 전, 네 번째 아이인 로라를 탯줄결절 탯줄에 매듭이 생기는 것을 말한다.—옮긴이 로 사산하고, 그로부터 11개월 반 뒤 건강한 아기 이언을 낳았다. 앤은 그 41주 반이 인생에서 가장 힘든 시기였다고 회상했다. 그녀는 이전 임신이 사산으로 끝났기 때문에 자신이 다시 건강한 아기를 낳을 수 있을지 크게 걱정했고, 이 걱정을 해소해줄 책을 열심히 찾았지만 거의 없다는 사실을 알게 되었다. 결국에는 차후임신이라는 흔치 않은 주제를 집중적으로 다룬 책을 직접 써야겠다는 생각을 하기에 이르렀다. "주류를 이루고 있는 임신 관련 서적 대부분은 마음에 와 닿지 않았습니다. 그런 책에서 다루는 심각한 걱정거리란 기껏 해야 오늘 주문한 푸우 벽지가 아기가 태어나기 전에 도착할까 하는 것 이었지요. 나는 '내가 과연 건강한 아기를 안아볼 수 있을까'와 같은 고민을 공유할 수 있는 책을 찾고 있었습니다."

존 R. 서스먼은 산부인과 병원에서 유산이나 사산, 영아사망을 겪은 이후 다시 아기를 가진 부부를 만나면서 그들이 가장 많이 하는 질문에 대답이 될 수 있는 책을 쓰고 싶었다. "진료를 하면서 초음파검사실에 서, 진찰실에서, 응급실에서 오래도록 부모가 되기를 바라고 기다렸던 수많은 부부에게 슬픈 소식을 전해야 하는 순간을 많이 겪게 됩니다. 불과 며칠 전, 몇 시간 전, 혹은 몇 분 전까지도 부모가 될 기대감에 들 떠 있던 이들에게 임신이 종결되었다고 말해야 하는 순간에는 그들의 아픔이 내게도 느껴집니다. 그러한 공감이 이 책을 쓰게 했습니다."

우리는 이 책이 여러 면에서 새로운 시도라고 생각하며, 독자 역시 그렇게 느끼기를 바란다. 유산과 사산, 영아사망을 경험한 부부에게 더 큰 도움이 될 수 있도록, 이 책의 다음 판에서 다루기를 바라는 주제가 있다면 아래 주소로 연락을 부탁드린다.

테일러 트레이드 출판사Taylor Trade Publishing

1550 West Mockingbird

Dallas, TX 75235

pageone@kawartha.com

모쪼록 독자들이 이 책을 즐겁게 읽고, 머지않아 건강한 아기와 무사 히 만나는 축복이 있기를 소망한다.

1 장

당신에게 대답해줄 누군가가 필요할 때

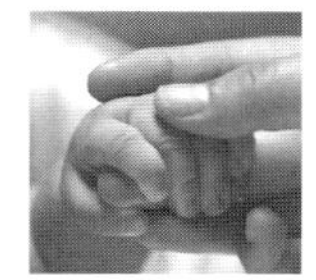

대체 어떤 일이 일어났고, 또 그 까닭은 무엇인지 꼭 알고 싶었어요.

—로버타, 임신 제1삼분기 유산을 두 번 겪고 건강한 아기를 출산했다.

아기가 죽었을 때, 많은 부부들은 자신이 가진 의문점에 속 시원한 대답을 듣기 어렵다는 사실을 알게 된다. 아기의 사인死因에 대해 의학적인 설명을 충분히 들었다고 해도—물론 아기의 사인에 대해 분명한 설명을 들을 수 없는 경우도 있다.—쉽게 이해할 수 없는 문제 하나는 여전히 남는다. 바로 왜 이런 일이 내게 일어났는가 하는 것이다.

이 장에서는 아기의 죽음을 경험한 많은 부부들이 설명과 대답을 애타게 찾는 심리에 대해 살펴보려고 한다. 더 알고 싶은 마음이 드는 이유는 무엇이며 정보를 주로 어떻게 얻는지, 사인에 대한 충분한 의학적 설명을 들을 수 없을 때 아기의 죽음을 받아들이는 것이 왜 그렇게 어려운지 등에 대해 알아보자.

왜 나인지 설명을 듣고 싶은 마음

유산이나 사산, 영아사망을 경험한 부부는 대개 아기가 죽게 된 배경에 대해 될 수 있는 대로 많은 것을 알고 싶어한다. 될 수 있는 대로 많은 정보를 담당의사에게 얻는 것은 물론이고, 책과 의료저널, 인터넷 등 자신들의 물음에 답을 줄 수 있는 다른 경로에도 관심을 갖는다. 안타까운 점은, 이처럼 의사를 찾거나 직접 각종 자료를 뒤지며 아기의 죽음을 납득하기 위해 적지 않은 시간을 들인다고 해서 꼭 만족스러운 답변을 얻을 수 있는 것은 아니라는 점이다.

임신 23주에 심한 감염으로 첫아기를 사산한 사라도 이와 같은 경험을 했다. "내 아기가 사산된 것에 대해 그 누구도 충분한 설명을 해주지 못했어요. '왜 하필 나야?'라는 물음에는 답이 없었지요."

건강한 두 아이의 엄마이자 네 번의 유산 경험이 있는 로르도 마찬가지로 자신의 임신에서 무엇이 잘못되었는지 알고 싶은 마음이 간절했다. "인터넷 사이트를 모두 찾아다녔고, 도움이 될 만한 사이트를 찾으면 메일링 리스트에 내 이메일 주소를 추가했지요. 무엇 때문에 유산이 되었는지 알아내려고 닥치는 대로 책도 읽었어요. 시도해보지 않은 방법이 없어요."

임신 제2삼분기* 유산을 다섯 번 경험한 메리도 반복적인 유산의 원인이 무엇인지 알아내려 많은 노력을 기울였다. 메리의 경우는 그 과정이 슬픔을 이겨내는 데 도움이 되었다. 또한 유산의 원인을 더 구체적으로 알수록 다시 임신을 시도할지 여부를 결정하기가 쉬워진다는 것도 알게 되었다. "그렇게 나름대로 열심히 공부한 게 치유에 상당한 효과가 있었어요. 그리고 고칠 수 있는 원인이라면 다시 아기를 가지려 노력해볼 테고, 만일 고칠 수 없는 원인이라면 깨끗이 포기할 수 있을 테니 그것도 좋았지요."

* 수정된 순간부터 약 1~14주까지를 '임신 제1삼분기', 15~28주까지를 '임신 제2삼분기', 29~42주까지를 '임신 제3삼분기'라고 한다.—옮긴이

의학적으로 설명할 수 있는 경우

유산이나 사산, 영아사망에는 사인이 분명한 경우도 있고, 또는 확실한 의학적 설명이 불가능한 경우도 있다. 부모로서 아기의 죽음을 받아들인다는 것은 늘 힘든 일이다. 하지만 많은 부모들이 아기가 왜 태어나기도 전에 죽었는지, 그리고 어떤 아기들은 왜 너무 일찍 태어나거나 치명적인 질병을 갖고 태어나는지 그 까닭을 이해하는 과정에서 상당한 위로를 얻기도 한다.

첫아기를 39주째에 유산한 킴은 아기가 죽은 이유에 대해 자세한 의학적 설명을 들었을 때 안도감을 느꼈다고 회상했다. "분명한 대답을 듣고 매듭지어진 탯줄을 보니 마음속에 평화가 찾아오더군요. 게다가 아기의 사인이 이후 유산의 가능성을 높이는 것이 아니었기 때문에 더욱 안심이 되었지요."

이와 달리 어떤 부부는 아기의 죽음에 대한 의학적 설명만으로는 답답한 마음이 해소되지 않는다고 느낀다. 그들이 정말로 알고 싶은 것은 왜 그런 비극이 본인과 아기에게 일어났는가 하는 것이기 때문이다. 로리는 임신 39주째에 양막대증후군(양막조직이 끈처럼 뭉쳐져 태아의 몸 전체나 혈류 일부를 막는 것으로 태아의 사망으로 이어지기도 하는 증상이다.)으로 아들을 잃었다. 의사에게서 아기의 사인에 대해 자세한 설명을 듣고 안심이 되었지만, 정작 자신에게 가장 중요한 질문에는 답을 들을 수 없어 좌절감을 느꼈다. 로리에게 가장 중요한 문제는 바로 '왜 내 아기에게 이런 일이 일어났는가.' 하는 것이었다. "의사는 보통 왜 사산이 되는지, 그리고 양막대증후군이 무엇인지에 대해서 한 시간 반 동안이나 자세히 설명해주었어요. 왜, 그리고 어떻게 그런 양막조직이 끈처럼 뭉쳐지는지는 의사들도 모른다고 하더군요. 결국 병원에서는 우리 부부가 가장 궁금했던 점을 어떤 식으로도 풀어줄 수 없었지요."

아기에게 심각한 심장결손이 있다는 진단을 임신 5개월째에 받고 인공 임신중절을 택한 재니스 역시 왜 아기에게 그런 병이 생겼는지 아무도 납득할 만한 설명을 해줄 수 없다는 사실에 낙담했다. "유전 상담사_{유전병에 대한 지식과 정보를 제공하는 이를 말한다.—옮긴이}는 아는 것을 빠짐없이 얘기해주었어요. 우리 부부를 위해 맡은 바 이상으로 정성껏 답변해주었지요. 하지만 왜 우리 아기가 그런 심장병을 앓게 되었는지는 아무도 대답해줄 수 없더군요. 그저 우연히 일어난 일이거나, 아니면 몸 안에 쌓인 농약 성분이라든지 공해, 식품첨가물, 방부제 이런 것들 때문일 수도 있겠지요. 유전 상담사도 대답을 해주지 못하는 질문에 누가 정답을 내놓을 수 있겠어요."

로라의 아기는 태어난 지 8일째 되던 날 개심술開心術을 받다가 죽었는데, 그녀는 아기가 죽었을 때 의사들이 설명한 고도의 의학적인 정보를 이해하는 것이 가장 어려웠다. "충분한 설명을 들었어요. 선천성 심장질환에 대해 오히려 설명을 너무 많이 들어서 한꺼번에 다 이해할 수 없을 정도였지요." 그러나 의사들이 설명할 수 없었던 단 한 가지야말로 로라가 진짜로 듣고 싶은 대답이었다. 바로 수술을 성공적으로 마치는 많은 아기들과 달리 왜 자신의 딸은 죽어야 했을까 하는 것이었다. "우리 딸 사라가 죽은 이유를 의료진이 아무리 구체적으로 설명할 수 있다 해도, 결국 가장 궁극적인 대답은 줄 수 없어요. 치사율이 높은(30퍼센트) 수술이었기 때문이라고 할 수도 있겠지만, 그렇다면 왜 어떤 아기들은 똑같은 수술을 받고도 살아남는지, 그것에 대해서는 대답해줄 수 없잖아요."

모니크는 아기가 왜 죽었는지 정확한 설명을 바로 들을 수 없어 마음고생을 해야 했다. 무엇보다 아기가 죽은 직후 병원에서 밝힌 사인이 틀린 것이었음을 나중에 알고 깊은 실망감을 느꼈다. "정확히 어떤 일이 일어난 것인지 정말 한참이 지나서야 알게 되었어요. 처음에는 뇌간척수 와 대뇌 사이에 줄기처럼 연결된 뇌의 부분 — 옮긴이에 손상이 있었던 것 같다며 그것이 아기가 죽은 원인이라고 했어요. 그런데 몇 개월 뒤에 부검 보고서를 받아보니 우리 나탈리가 뇌실출혈로 죽었다고 되어 있었지요."

의학적으로 설명이 불가능한 경우

아기를 잃은 부모가 가장 받아들이기 어려운 사실은, 의료기술이 고도로 발달한 현대에도 유산과 사산, 영아사망에 대해 밝혀지지 않은 점이 상당히 많다는 것이다. 최근 생식 및 신생아 의술 분야에서 여러 중요한 발견이 이루어졌지만, 과학자들은 임신상실과 영아사망에 관한 비밀을 풀기 위해 여전히 애쓰고 있다.

많은 부모들이 아기를 죽음으로 이끈 원인에 대해 만족할 만한 답변을 들을 수 없다는 사실을 받아들이기 힘들어한다. 켈리는 아기가 죽은 이유에 대한 애초의 설명이 부정확한 것으로 드러나고, 의사들이 아기의 사인에 대해 아무것도 알아내지 못했다는 것을 알았을 때 큰 충격을 받았다. "처음 심폐소생술이 실패했을 때 병원 관계자들은 아기가 날 때부터 결함을 갖고 태어난 것 같다고 하더군요. 예를 들어 폐가 발달이 안 되었다든가 하는 것처럼 말이죠. 그 말을 들으니 한편으로는 위로가 되었어요. 그것은 곧 아무도 일이 이렇게 되는 것을 막을 수 없었다는 뜻이니까요. 물론 또다시 이런 일이 일어나면 어쩌나 덜컥 겁이 나기도 했지만요. 그런데 나중에 그것이 전혀 사실이 아니라고 하더군요. 우리 아기가 왜 죽었는지 아무런 설명도 할 수 없다고 했어요. 부검도 하고 주산기과 전문의 출산 전 태아의 건강을 연구하는 전문의를 말한다.—옮긴이도 만나봤지만, 그래도 이유는 알 수 없었어요. 아기가 왜 죽었는지를 모른다는 건, 저로서는 아기를 잃은 것보다도 더 받아들이기 힘든 일이었어요."

셰릴 역시 자신이 왜 세 번이나 임신상실을 겪어야 했는지 분명한 이유를 듣지 못한다는 사실에 답답함을 느꼈다. "내가 아무리 여러 가지 질문을 해도 돌아오는 대답은 엇비슷했어요. '왜 이런 일이 일어났는지 우리도 정확히 모릅니다.' 추측은 많았지만 어느 것 하나 정확한 답변은 되지 못했지요."

데비 또한 켈리와 셰릴처럼 자신이 경험한 두 번의 임신상실에 납득할 만한 설명을 들을 수 없다는 사실이 받아들이기 힘들었다.(데비는 첫아이를 30주째에 사산했고, 둘째는 유산했다.) "지금도 가끔 어떤 엄마가 유산된 이유를 알아냈다는 소식을 들으면 질투를 느껴요. 하지만 그럴 때마다 곧 이런 생각이 들지요. 아무리 의학적인 해명을 들었다 할지라도 아기를 잃은 모든 부모들은 '왜 내 아기일까.'가 궁금한 법이라고요."

어떤 부모들은 아기가 죽은 원인에 대해 알 수 있는 것이 별로 없다는 사실에 분개한다. "임신 초기에 대한 연구가 더 많이 이루어졌으면

해요." 임신 제1삼분기 유산을 두 번 경험한 몰리의 말이다. "'이렇게 이른 단계에서는 우리도 아는 것이 별로 없습니다.'라는 말은 더 이상 안 들었으면 좋겠어요. 말문이 막히는 대답이지요. 병원에서는 임신 4개월이 되기 전까지는 그만큼 위험할 것도 없고 시간을 들여 진찰할 이유도 없으니 굳이 신경 쓰지 않겠다는 식이에요. 임신 중후기에 생기는 문제들이나 그 해결 방법에 대해서는 많은 것이 밝혀져 있는 것 같아요. 하지만 임신 초기에는 심각한 문제가 생겨도 뾰족한 대답을 듣기가 어려워요. 정말 힘이 빠지죠."

양막대증후군으로 아들을 잃은 로리도 자신이 겪은 것과 같은 일을 예방하는 조치가 충분히 이루어지고 있지 않다는 사실에 불만을 표시했다. 그녀는 임신상실을 경험한 여성들이 받는 진료를 모든 임신부가 받아야 한다고 생각한다. "이렇게 말하면 끔찍할지 모르겠지만, 나는 병원이 한 번쯤은 '시험적으로' 임신을 방치하고 있다고 생각해요. 마치 실패해도 된다는 것처럼 말이에요. 병원에서는 유산이나 사산이 되지 않는 이상 집중적인 태아감시를 해주지 않아요. 그렇게 추가적으로 진료하려면 손이 너무 많이 가기 때문이죠. 남편과 나는 유산이 되고 나서 곧바로 임신상실 지지그룹을 찾아갔어요. 거기서 자궁경관무력증으로 22주째에 첫아기를 잃은 부부를 알게 됐는데, 다음에 임신이 되면 집중 태아감시를 받고 자궁경관봉합술^{자궁경관무력증의 경우 열려 있는 자궁경관을 묶어주는 수술−옮긴이}도 받을 거라고 하더군요. 그 말을 듣고 남편은 반문했지요. '왜 의사들은 모든 임신부에게 적절한 시기에 검사를 받게 해서 이런 문제가 있는지를 미리 알아내지 않을까? 왜 임신상실이라는 고통을 먼저 겪어야 하는 것일까?'라고요."

39주째에 딸을 사산한 킴도 비슷한 생각을 했다. "한번 아기가 죽고 나야지만 집중적인 태아감시를 받을 수 있다는 사실이 계속 마음에 걸려요. 너무 큰 대가를 치르는 것 같아요. 그 정도 신경을 쏟을 만큼 소중하지 않은 생명이 있을까요? 내 둘째 아기는 탯줄을 목에 감고 있었어요. 집중 태아감시 중에 알게 되었지요. 아기를 37주째에 꺼낼 수 있었고, 건강하게 태어났어요. 혹시 아나요? 첫째 몰리도 그렇게 집중 태아감시를 받았더라면 지금쯤 건강하게 살아 있을지."

임신 제1삼분기 동안 여러 번 유산을 경험한 여성들은 이후 비슷한 일이 두세 번 연속해서 일어날 때까지 그 어떤 조치도 이루어지지 않았다는 사실에 특히 불만이 컸다. "처음에 세 번 유산할 때까지는 병원에서 아무런 설명도 듣지 못했어요." 네 번의 유산 끝에 건강한 아기를 낳은 제니퍼의 말이다. "벌써 오래전 일이지요. 처음 유산했을 때 내가 들은 말이라고는 '때때로 일어나는 일입니다.'가 다였어요. 심지어 같은 일을 세 번이나 겪고 나서도 난 그저 운이 안 좋은 거라며 단순하게 생각하고 말았지요. 네 번째 유산이 되고 나서야 현재의 담당의사를 만나 여러 가지 검사를 받았어요. 그 검사를 통해 내가 자꾸 유산하는 이유를 알아내는 데 큰 도움을 받았고요. 돌이켜보면 예전의 의사들에게 정말로 화가 나요. 한 번 유산할 때마다 각기 다른 의사에게 진찰을 받았고, 그들 모두 내가 유산한 경력을 알고 있었는데 왜 아무도 검사를 받아보라거나, 어떤 조치를 취해보라는 조언을 해주지 않은 걸까요? 이전에 세 번 유산이 된 까닭을 나는 결코 알 수 없겠지요. 세 번 모두 비슷한 이유로 그런 건지, 아니면 각기 다른 문제가 있었는지 그저 궁금할 뿐이에요."

임신 11주째에 유산을 한 캐시는 화가 나기보다는 두려움이 더 컸다. 만일 첫 번째 유산의 이유가 밝혀지지 않으면 그 다음에도 같은 일이 일어날 수 있다는 생각이 들었기 때문이다. "내 담당의사는 여자였는데, 내 마음을 많이 공감하고 이해해주었어요. 하지만 의사 본인도 이유는 알 수 없다고 했지요. 그저 유산의 대부분은 우연적인 염색체이상으로 생기는 거니까, 이런 일이 또 일어나지는 않을 거라고만 했어요. 물론 틀린 말은 아니겠지만, 내게는 충분한 대답이 될 수 없었어요. 유산의 정확한 원인을 모른다면 같은 일이 또 일어나지 말라는 법은 없다는 생각을 떨쳐버릴 수 없었거든요."

원인을 알아내고 싶은 심리

아기의 죽음을 경험한 여성들은 아기가 죽게 된 과정과 원인에 대해 자세한 설명을 들을 수 없는 경우, 문제의 원인을 곧잘 본인의 탓으로 돌린다.

"분명한 원인을 알고 싶었지만, 아무것도 밝혀진 것이 없었어요." 첫아기가 유산된 리사의 말이다. "결국 나한테 문제가 있는 게 아닌가 하는 생각이 들면서 앞이 깜깜해지더군요. 그렇지 않을 거라고 이성적으로는 생각할 수 있었지만, 그래도 마음 한구석에서는 이런 일이 벌어지게 된 원인이 있을 거라는 생각이 자꾸 들었어요. 그래도 이유가 없다면, 틀림없이 내가 문제인 것 같았어요."

첫아이가 임신 만기에 사산된 제니퍼도 비슷한 경험을 했다. "죽은 딸 사만다에게 염색체 검사와 유전자 검사는 물론 부검까지 받게 했지만, 왜 죽었는지에 대해 아무것도 밝혀진 게 없었어요. '원인불명의 정상 여아 만기 태아사망'이 공식적인 설명이었지요. 이 말을 어떻게 받아들여야 할지 난감하더군요. 어떻게 보면 사산의 분명한 원인이 없다니까, 겉으로 보기에 그랬듯이 아기에게 아무 결함이 없었나보다 하고 생각할 수도 있었지요. 다시 임신하면 그땐 건강한 아기를 낳을 수 있겠다는 생각도 들었고요. 하지만 또 한편으로는 아기가 아무런 이유 없이 죽을 수는 없다는 생각이 들었고, 왜 우리 아기에게 이런 일이 일어났는지를 꼭 알고 싶었어요. 분노를 터뜨릴 대상이 필요했던 것 같아요. 아무 이유도 없다면 내가 원망할 데가 없잖아요. 나 자신 말고는요. 내가 뭔가를 잘못했다고 생각하게 되지 않겠어요?"

아기가 태내에서 죽는 경우 많은 여성들이, 아기를 안전하게 지켜야 할 '엄마의 임무'를 다하지 못했다며 불행한 임신의 결과를 자기 탓으로 돌린다. 하지만 남편들 역시 죄책감으로 괴로워하기는 마찬가지다. 쌍둥이 딸의 아버지인 마이클은 쌍둥이 중 하나인 로빈이 태어난 직후 죽은 것에 대해 오랫동안 죄책감을 느꼈다. 로빈의 죽음을 막기 위해 뭔가를 할 수 있었지만 그렇게 하지 못했다는 생각이 들었기 때문이다.

"로빈의 죽음을 막기 위해 내가 뭔가를 할 수 있었을 거라는 생각이 몇 개월이나 머릿속을 떠나지 않았습니다. 지금은 이런 생각이 해롭다는 걸 잘 알아요. 아기가 죽고 나서 '만일 그랬다면 죽지 않았을 거야.'라고 생각하는 것은 스스로를 괴롭히는 짓이지요. 그런데 내가 그런 생각을 한 그만한 이유가 있었어요. 로빈이 죽기 2일 전에 초음파검사로 쌍둥이들 몸무게를 쟀어요. 특히 '쌍태아간 수혈증후군쌍둥이 중 한쪽

아기에서 다른 아기에게 피가 수혈되어 둘 중 한 아기에게만 혈액이 몰리는 증상으로 몸무게의 차이로 알 수 있다.―옮긴이’이 일어나지 않았는지 알아낼 수 있기 때문에 중요한 검사였죠. 그런데 내가 보기에는 초음파검사를 한 사람이 같은 아기를 두 번 검사한 것 같았어요. 그 초음파검사에서 아기들의 몸무게가 거의 차이가 없는 것으로 나왔지요. 하지만 2일 뒤에는 몸무게가 500그램이나 차이가 나더군요. 쌍태아간 수혈증후군이 일어났을 수 있다는 중요한 단서지요. 그게 로빈이 죽은 이유일 수 있고요.”

로빈이 죽고 2~3년쯤 지난 뒤 내가 토론회에 패널로 참석할 일이 있었는데, 공교롭게도 로빈을 담당했던 신생아과 의사도 참석했더군요. 내가 사정을 설명하며 혹시 로빈이 몸무게 검사를 두 번 받았을 가능성도 있냐고 물었어요. 그 의사는 잠시 생각하더니 그럴 가능성도 있다고 하더군요. 충분히 그럴 수 있다고 했어요. 만일 그때 두 아이의 몸무게가 다르다는 사실을 알았더라면 (그러니까 로빈의 쌍둥이 동생은 몸무게를 재지 않은 채 로빈의 몸무게만 두 번 재는 일이 없었더라면) 로빈은 죽지 않을 수도 있었다는 말이지요.

나 자신을 용서하기까지 상당한 시간이 걸렸습니다. ‘만일 그랬다면 아기가 죽지 않았을 거야.’ 하는 생각이 또다시 시작되었지요. ‘그때 내가 본 것을 말했다면 로빈이 살 수 있지 않았을까? 아니면 초음파검사에 대해 아무것도 모르는 내가 너무 긴장한 나머지 잘못 본 것일까? 그러니 내가 본 걸 말했더라도 달라지는 건 아무것도 없었을까?’ 때로는 원하는 것보다 더 많은 것을 알게 되어 괴로운 경우도 있더군요.”

이렇듯 스스로를 탓하는 것은 아기의 죽음을 애도하는 자연스러운 과정의 일부다. 하지만 사랑하는 아기에게 일어나는 모든 일을 자신의 뜻대로 통제할 수 없다는 사실을 받아들이고, 마음속에서 일어나는 감정들을 충분히 느낀 뒤 놓아버리는 것도 가능하다. 《텅 빈 요람, 아픈 마음》의 저자 데버러 데이비스 박사는 죄책감으로 괴로워하며 슬픔에 빠진 부모에게 다음과 같은 지혜로운 조언을 들려준다. "좋은 사람에게도 나쁜 일이 일어날 수 있다. 죄책감에서 벗어나고 싶다는 마음의 준비가 되었다면 거울을 보거나 편지를 써 스스로에게 '나는 훌륭하고 좋은 부모'라고 이야기해주자. 결국 당신의 아기를 당신보다 사랑한 사람은 아무도 없다. 그 사실은 지금도 변함이 없다. 만일 이런 슬픈 일을 막을 수 있는 확실한 방법을 알았더라면 무슨 수를 써서라도 그렇게 했을 것임은 분명하지 않은가."

2장

유산에 대한 진실

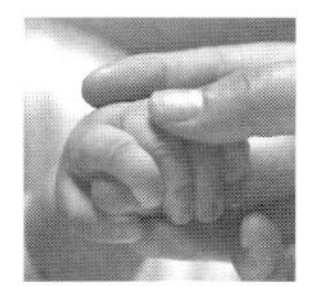 임신 관련 서적이 가볍게 넘어가고 대다수의 산전교실 수업이 함구하는 주제가 있으니, 바로 임신이 건강한 아기의 탄생으로 이어지지 않는 여러 가지 경우다.

임신에 대한 책을 쓴 저자와 산전교실의 강사가 그러한 주제를 피하고 싶은 심정은 충분히 이해할 수 있다. 그것이 행복하고 기분 좋은 주제가 될 수 없음은 분명하기 때문이다. 하지만 그들은 임신상실의 가능성에 대해 언급하지 않음으로써 출산을 앞둔 부부들에게 큰 잘못을 저지르고 있는 셈이다. 이와 같은 이른바 '임신 전문가'는 출산을 앞둔 미래의 부모에게 유산이나 사산이 일어날 수 있으며 또 실제로 일어나고 있다는 사실을 알려주고, 만일 아기의 죽음을 경험할 경우 요긴하게 활용할 수 있는 정보를 전달해야 함에도, 대개는 아무런 언질을 주지 않는 쪽을 택한다. 이는 임신 관련 책에서 읽은 것과 산전교실 강사에게 들은 바대로 아무 탈 없이 10개월 만에 건강한 아이를 낳는 많은 부부에게는 문제가 되지 않겠지만, 아기의 죽음을 맞닥뜨리게 되는 가슴 아픈 경험을 하는 부부에게는 고립감과 소외감을 느끼게 하는 결과를 낳는다.

이처럼 암묵적인 침묵의 약속이 지켜지고 있기에 아기의 죽음을 경험한 이들은 자신이 겪은 일이 매우 흔치 않은 일이며 전체 임신 중 아주 드문 경우에 지나지 않는다고 생각할 수도 있다. 하지만 결코 그렇지 않다. 사실 유산과 사산은 대다수의 사람이 알고 있는 것보다 훨씬 더 흔하게 일어난다. 다음과 같은 사실을 살펴보자.

- 전체 임신 중 20~25퍼센트가 유산, 자궁외임신, 포상기태, 사산으

로 끝난다. 즉 이것은 미국에서 해마다 약 100만 명의 여성들이 아기가 태어나기 전에 죽는 가슴 아픈 경험을 한다는 뜻이다.

- 유산(임신 20주 이전에 태아가 죽는 것)은 가장 흔한 유형의 임신상실로, 정확히 확정된 임신 중에서 15~20퍼센트 정도 발생한다.
- 자궁외임신(수정란이 자궁 이외의 장소, 주로 난관에 착상하는 것)은 미국 내에서만 임신 여성 60명 중 한 명꼴로 일어난다.(전체 임신의 약 1~2퍼센트에 해당한다.)
- 사산(임신 20주 이후, 출생 이전에 태아가 죽는 것)은 전체 임신 중 약 1퍼센트에 해당한다.
- 포상기태(건강한 태반과 배아 대신 비정상조직이 증식하는 것)는 미국 내 임신 여성 1500~2000명 중 한 명꼴로 나타난다.

아기의 사인이 완벽하게 밝혀지는 경우가 많지 않은 만큼, 당신은 아기의 죽음에 대해 아직 해결되지 않은 질문을 많이 안고 있을지 모른다. 그리고 그 점 때문에 크게 불안해하고 있을지도 모르겠다. 무엇이 아기를 죽게 했으며, 다음 임신에서 건강한 아기를 낳을 가능성은 어느 정도인지 궁금할 것이다. 이러한 궁금증에 대해 앞으로 세 개의 장에 걸쳐 살펴보자. 이 장에서는 우선 자궁외임신과 포상기태, 유산의 원인이 된다고 알려진 요소들을 집중적으로 살펴볼 것이다. 그 다음에는 유산의 확률을 줄일 수 있는 방법이 있다면 무엇인지 알아볼 것이다. 사산과 영아사망의 주요 원인에 대해서는 다음 3장과 4장에서 살펴보자.

자궁외임신의 증상과 원인

자궁외임신이란 수정란이 자궁 이외의 곳에 착상한 경우를 말한다. 자궁외임신의 95퍼센트는 수정란이 난관(난자를 난소에서 자궁으로 옮겨주는 좁은 통로)에 착상하는 난관임신이며, 나머지 5퍼센트는 복강이나 난소, 자궁경관에 착상하는 경우다.각각 복강임신, 난소임신, 자궁경관임신이라고 한다.—옮긴이

자궁외임신은 난관이 파열되기 이전에 진단될 경우 '비파열성 자궁외임신(아급성)'이라고 하며, 난관이 파열된 이후 진단될 경우 '파열성 자궁외임신(급성)'이라고 한다. 급성의 경우 통증과 내출혈, 쇼크를 동반한다.

비파열성 자궁외임신의 증상은 질 출혈, 복부 한쪽의 통증, 어깨 부위의 통증(내출혈이 있을 경우), 졸도(혈액 손실이 심각할 경우) 등이다. 융모성 성선자극호르몬hCG임신호르몬의 한 종류를 말한다.—옮긴이의 수치를 측정하는 혈액검사나 초음파검사, 혹은 둘 다를 통해 진단할 수 있다. 임신 초기에 발견되면 약물치료가 가능하며, 수술이 필요할 경우 난관을 보존하거나 절제하는 두 가지 방법이 있다.

파열성 자궁외임신의 특징에는 통증과 쇼크, 맥박이 약해지면서 빨라지고 얼굴이 창백해지며 혈압이 낮아지는 증상 등이 있다. 난관 제거뿐 아니라 수혈이 필요할 수 있다.

자궁외임신은 비교적 이른 시기에 발견되지만, 간혹 임신이 더 진행된 시점에 발견되는 경우도 있다. 수정란이 난관의 가장 좁은 부분에 착상된 경우는 징후가 뚜렷하게 나타나며, 치료가 이루어지지 않을 경우

■ 자궁외임신의 증상

자궁외임신의 두드러진 증상은 다음과 같다.

- 출혈: 보통 생리기간보다 더 적거나, 많은 양의 출혈이 있다.
- 복부통증: 갑자기 날카로운 칼로 찌르는 듯한 통증이 느껴질 수도 있고 지속적이며 덜 격렬한 통증이 느껴질 수도 있다. 대개 배의 한쪽에서 통증이 더 심하게 느껴진다.
- 어깨통증: 파열된 난관에서 나온 혈액이 복강 안에 고여 횡경막을 자극할 때 어깨에 통증이 올 수 있다.
- 심각한 혈액 손실로 기력 저하, 현기증, 졸도, 또는 맥박이 약해지거나 빨라지는 등의 증상이 나타날 수 있다.

매우 이른 시기, 즉 통상적으로 착상 6~8주 사이에 파열된다. 반면 수정란이 난관의 넓은 부위에 착상했다면 임신은 14주까지 진행될 수 있다. 어느 경우든 수정란이 대개 호두 한 알 크기 이상으로 자라지는 않는다.

난관임신은 난관이 파열되지 않고 임신 14주 이후까지 지속되는 것이 불가능한 반면, 복강임신은 매우 드문 경우이기는 하나 임신이 지속되어 태아가 생존할 수 있다. 이런 경우는 전체 복강임신의 5~25퍼센트에 해당하는데, 모체의 출혈이 위험수위에 이르고 아기의 건강 상태가 좋지 않으므로 대부분 임신을 종결시키게 된다. 이와 같은 아기들은 극심한 미숙아이며, 20주를 넘긴 태아의 20~40퍼센트는 양수 부족으로 압박 기형이 생긴다.

자궁외임신은 임신부의 건강에 심각한 위협이 될 수 있으며, 불임의 주요 원인이 된다. 난관 파열로 다량의 내출혈이 있을 경우 임신부의 생명이 위험할 수도 있다.

아래와 같은 경우에 해당하는 여성들은 자궁외임신의 가능성이 평균 이상으로 높다.

- 난관염을 앓은 적이 있는 경우 난관염은 클라미디아나 임질과 같은 성병, 골반염, 산후 자궁내막염, 인공유산 이후 감염 등으로 생길 수 있다. 난관염으로 난관의 점막상피가 손상될 경우 난관유착이 일어날 수 있으며, 난관유착이 일어나면 수정란이 난관을 지나 자궁강으로 진입하는 것이 어렵게 된다. 골반염의 병력이 있는 여성들은 임신할 경우 자궁외임신 가능성이 4분의 1 정도 된다.
- 난관이나 골반 수술을 받은 적이 있는 경우 수술을 받는 과정에서 난관의 점막상피가 감염되면 난관유착이 일어날 수 있다. 이는 불임이나 염증 치료를 위한 수술, 자궁외임신 치료를 위한 수술, 맹장 수술, 제왕절개수술 등의 과정에서 혈액이 난관 내부로 유입되었을 경우 발생한다.
- 난관 기형 선천성 난관 기형이 있는 여성들은 다른 여성들보다 자궁외임신의 위험이 더 높다.
- 호르몬 이상 프로게스테론이 부족할 경우 난관의 운동능력이 약화되어 수정란이 난관을 빠져나가지 못할 수 있다. 따라서 목적지인 자궁에 도달하지 못한 수정란이 난관에 착상하게 된다.*

* 클로미펜이나 인체폐경 성선자극호르몬(human menopausal gonacotropin, HMG, 성선자극호르몬의 일종으로 폐경 여성의 소변에서 정제한 호르몬을 말한다.—옮긴이) 같은 배란유도제도 호르몬 균형을 깨뜨려 수정란을 자궁까지 운반하는 난관의 운동능력을 저하시킬 수 있다.

- 흡연 하루에 30개비 이상의 담배를 피우는 여성들은 그렇지 않
  은 여성들보다 자궁외임신의 가능성이 다섯 배 높다. 과학자들에
  따르면, 니코틴이 에스트로겐 수치에 미치는 영향은 수정란을 자
  궁으로 이동시키는 난관의 수축 운동능력을 떨어뜨릴 수 있다고
  한다.

- 질 세정 조지아 주 애틀랜타의 에모리대학교와 질병통제센터
  Center for Disease Control가 실시한 연구에 따르면 질 세정이 자궁외
  임신 가능성을 높인다고 한다.

- 자궁 내 기구IUD를 삽입한 채로 임신한 경우 자궁 내 기구 사용자
  약 200명 중 한 명꼴로 자궁외임신이 일어난다. 자궁 내 기구는 자
  궁 안에서 임신이 되는 것을 막는 효과는 탁월하지만, 자궁외임신
  까지 막지는 못한다.

- 난관결찰 수술(난관을 묶는 수술) 후 임신이 된 경우 난관결찰 수술은
  성공률이 아주 높은 영구 피임법이지만, 극히 드물게 임신이 되기
  도 한다. 난관결찰 수술을 한 뒤 임신이 된 여성들은 자궁외임신이
  될 가능성이 매우 높다. 《뉴잉글랜드 의학저널 New England Journal
  of Medicine》의 최근 조사에 따르면, 난관결찰 수술 10년 후 자궁외
  임신이 될 수 있는 가능성은 임신 1000건 중 7.3건이라고 한다.

- 자궁외임신을 한 적이 있는 경우 자궁외임신의 병력이 있는 여성
  들은 다음 임신에서도 같은 경험을 할 가능성이 평균보다 높다.(일
  반 여성의 자궁외임신 위험률이 1퍼센트인 데 반해, 이 경우는 위험률이 12퍼센트에
  이른다.) 하지만 이 수치에 겁부터 먹을 일은 아니다. 자궁외임신을
  한 적이 있다 하더라도 이후에 같은 경험을 하지 않을 가능성은 88

퍼센트나 되기 때문이다.

포상기태의 증상과 원인

포상기태(포도송이기태, 임신성 융모성질환이라고도 한다.)는 건강한 배아 대신 비정상조직이 증식하는 것을 말한다. 임신 초기에 발생하는 일종의 유전자이상이 원인이라고 알려져 있다.

완전 포상기태의 경우는 태아 조직이 전혀 확인되지 않으며, 포도알 크기의 수많은 수포만 증식한다.(임신이 그대로 진행되면 이 세포들이 결국 정상 크기의 태반으로 자란다.) 불완전 포상기태는 수많은 수포와 함께 비정상적인 태아 조직이 확인된다. 아주 드문 경우지만(출산 2간 2000~10만 건 중 한 건에 해당), 태아와 포상조직이 쌍둥이처럼 발육을 계속해 매우 이른 조기진통으로 이어질 수도 있다.

포상기태는 드문 경우 암으로 발전하기도 한다. 이를 융모상피암이라고 하며, 조기에 발견된다면 거의 모든 경우 치료가 가능하다. 하지만 치료가 늦어지면 폐나 뇌 등 몸의 다른 부분으로 전이될 수 있다. 따라서 포상기태를 앓았던 여성들은 융모성 성선자극호르몬 수치를 자주 검사해 융모상피암의 진행 여부를 확인해야 한다. 포상기태 이후 6개월에서 1년까지 검사 결과가 정상이면 다시 임신을 시도해도 좋다.(포상기태를 앓았던 여성이 다시 임신하기까지 시간을 두고 기다려야 하는 까닭은, 정상 임신으로 인한 융모성 성선자극호르몬 수치 증가와 임신성 융모성질환으로 말미암은 융모성 성선자극 호르몬 수치 증가가 쉽게 구별되지 않기 때문이다.)

포상기태는 대부분 자연적으로 유산되지만, 일부의 경우 임신부가 다음과 같은 증상(아래 '포상기태의 증상' 을 참조하라.)을 보일 때까지 진행되기도 한다. 일단 포상기태로 진단이 되면 그 즉시 포상조직을 제거해야 하며, 자궁 내에 비정상조직이 남아 있지 않도록 세심한 제거가 요구된다.

포상기태를 유발하는 주요 위험요소로는 다음과 같은 것들이 있다.

- 포상기태를 앓았던 병력 포상기태 병력이 있는 여성들은 같은 경험을 할 가능성이 1.3~2.9퍼센트에 달한다.
- 포상기태 가족력 포상기태는 특정 가족 내에서 더 많이 발생하는 경향이 있다. 그래서 과학자들은 포상기태에 유전적 요인이 관련 있다고 보고 있다.
- 동남아시아인종 동남아시아 여성에게서 포상기태가 좀 더 흔히

포상기태의 두드러진 증상과 징후는 다음과 같다.

- 임신 제1삼분기 동안 질 출혈이 있다.
- 임신 시기에 비해 자궁이 지나치게 빨리 자라 배가 나온다.
- 난소가 커진다.(이는 초음파검사를 통해 알 수 있다.)
- 융모성 성선자극호르몬 수치가 지나치게 높아진다.(이는 혈액검사를 통해 알 수 있다.)
- 과도한 구역질과 구토, 고혈압이 있다. 이는 대개 호르몬의 수치 상승 때문이다.

나타난다.

유산의 증상

　유산—배아(임신 8주까지)나 태아(임신 9주 이후)가 임신 20주 이전에 자연적으로 죽는 것—은 가장 흔한 유형의 임신상실로, 정확히 확정된 임신 가운데 15~20퍼센트가 유산으로 이어진다. 연구자들은 사실 건강한 출산으로 이어지는 임신보다 유산으로 이어지는 임신이 더 많다고 보고 있다. 모든 임신의 50~75퍼센트가 유산으로 이어지지만, 그 가운데 대다수가 극히 임신 초기에 일어나기 때문에 여성들이 스스로 임신 사실을 인식하지 못하는 경우가 많다는 것이다. 연구자들은 유산의 75퍼센트가 임신 첫 8주간 사이(즉 마지막 생리의 첫날로부터 2주에서 10주 사이의 기간)에 일어난다고 추정한다.

　유산을 겪는 여성들 대다수는 출혈이나 그 밖의 다른 증상(48쪽 '유산의 증상'을 참조하라.)을 보인다. 다만 그것이 유산의 증상임을 인식하지 못하고 있다가, 다음 산전검사에서 의사나 조산사가 태아의 심장박동을 감지하지 못할 때 유산 사실을 알게 된다.*

　여성에게 아무런 증상 없이 유산이 되는 경우, 의학적으로 계류유산(태아가 죽었지만 임신부의 몸 밖으로 나오지 않은 것을 말한다. 유산 관련 용어에 대해서는

---

* 초음파검사로는 마지막 생리주기가 시작된 첫날로부터 6주가 되는 시점에서 태아의 심장박동을 잡아낼 수 있다. 반면 도플러 청진기로는 18~20주까지 태아의 심장박동을 감지할 수 없다.

유산의 특징적인 증상은 다음과 같다.

- 통증이 수반되지 않는 경미한 출혈이나 점상출혈이 있다.(그러나 임신 제1삼분기에 보이는 모든 출혈이 반드시 유산을 뜻하지는 않는다.)
- 복부통증이나 쥐어짜는 듯한 하복부통증, 허리통증을 동반하는 다량의 출혈—핏덩어리가 있는 경우와 없는 경우 모두—이나 지속적인 출혈이 있다.
- 통증이나 출혈 없이 질에서 수액이 쏟아져 나온다.(양막파열을 의미할 수 있다.)
- 입덧이나 유방동통 같은 임신증상들이 갑자기 모두 사라진다.

49쪽 '유산 분류표'를 참조하라.)이라고 한다.

유산의 원인

유산이 전체 임신 중 15~20퍼센트를 차지하는 가장 흔한 임신상실임에도, 유산의 원인과 가능한 치료법에 대해 의학적으로 밝혀진 바는 아직 그리 많지 않다. 이 장에서는 유산에 관해 밝혀진 최근의 과학적 성과들에 대해 살펴보고자 한다.

염색체이상 유산의 주요 원인은 염색체이상이다. 최근의 연구결과에 따르면 유산의 60퍼센트 정도가 배아의 발달과정에서 일어나는 비반

의학 전문가들은 유산의 종류를 아래와 같이 나눈다.

- 절박유산: 유산의 가능성이 있지만 반드시 유산으로 이어지는 것은 아닌 상태다. 절박유산 증상을 보이는 여성은 대개 질 출혈을 보이며, 약간의 통증이 수반될 수도 있다.
- 불가피유산: 자궁경관이 확장되기 시작해 이미 유산이 진행된 상태다.
- 불완전유산: 유산이 진행된 이후 임신부산물(태낭, 태아, 탯줄, 태반을 가리키는 의학용어) 일부가 자궁 안에 남아 있는 상태다. 즉 유산이 부분적으로 이루어진 것을 말한다. 대개 확장 소파수술(D&C)이나 흡입 소파수술(D&E)로 자궁 안에 남은 물질을 제거한다.
- 완전유산: 유산 과정에서 모든 임신부산물이 자궁 밖으로 나온 상태다.
- 계류유산: 유산이 되었지만 태아와 태반이 자궁 내에서 나오지 않은 상태다. 임신증상은 사라지기 시작하지만 유산의 전형적인 증상이 나타나지 않으므로 임신부가 유산 사실을 알아차리지 못한다. 산전검사에서 도플러 청진기나 초음파검사로 태아의 심장박동이 감지되지 않을 때 유산 사실을 알게 된다.[*]
- 조기유산: 임신 12주 이전에 일어나는 유산을 가리키는 말이다.
- 후기유산: 임신 12~20주 사이에 일어나는 유산을 가리키는 말이다.(이 시기의 유산은 임신 제2삼분기 상실, 태아사망이라고도 한다.)

[*] 가끔 계류유산이라는 용어 대신 '고사난자(枯死卵子)'라는 말을 쓰기도 하지만, '계류유산'이라는 말이 더 적절하다. '고사난자'는 옛말일 뿐 아니라 의학적으로도 정확한 용어가 아니다.

복적 유전자이상으로 발생한다고 한다. 이처럼 임의적인 유전자이상은 수정 이전에 발생하거나(난자 세포나 정자 세포에 결함이 있는 경우), 세포분열이 일어나는 임신의 최초 단계에서 발생한다. 이와 같이 임신 초기에 일어나는 염색체이상은 거의 모든 경우 유산으로 이어진다.(만일 유산이 일어나지 않는다면 선천적 기형아의 생존 출생률은 현재의 2~3퍼센트보다 훨씬 높은 12퍼센트까지 대폭 증가할 것이다.)

이와 같은 원인으로 유산을 겪은 부부들에게 반가운 소식이 있으니, 염색체이상으로 일어나는 거의 모든 유산은 임의적으로 발생한다는 것이다. 곧 다음 임신에서 유산할 가능성이, 다른 원인에 따른 유산보다 더 적다는 뜻이다.(하지만 만일 이런 종류의 유산을 반복적으로 겪고 있다면 드러나지 않은 유전적 문제가 원인일 수 있으며, 같은 문제가 이후 임신에서도 반복될 수 있다.)

모체질환 특정 종류의 질병은 유산의 가능성을 평균 이상으로 높일 수 있다. 다음과 같은 경우가 이에 해당된다.

- 낭창과 같은 면역체계이상
- 선천성 심장질환
- 중증 신장질환
- 조절되지 않은 당뇨병
- 갑상선질환
- 자궁 내 감염

이와 같은 질환 및 그 밖의 모체질환에 대해서는 3장 '사산에 대한 진실'에서 자세히 살펴보자.

호르몬 불균형 호르몬 불균형 또한 유산의 원인이 된다. 예를 들어 임신 초기에 만들어지는 황체에서 프로게스테론이 충분히 분비되지 않으면 자궁내막이 성장하지 못하며 따라서 임신이 지속되지 못하고 유산이 일어난다.* 황체기결함으로 알려진 이러한 현상은 재발성유산의 원인 중 3분의 1을 차지하는 것으로 알려져 있다.

황체기결함은 검사를 통해 진단할 수 있다. 혈액 내 프로게스테론 수치를 측정하는 방법과 생리주기의 후기(혹은 황체기)에 자궁내막생검을 실시하는 방법이 있다. 자궁내막생검은 자궁경관을 관통해 자궁 안으로 얇은 카테터 체내 물질을 측정하기 위해 쓰는 고무 또는 금속제의 가는 관을 말한다.—옮긴이를 집어넣어 자궁내막의 조직을 떼어내는 방식으로 이루어진다.

황체기결함 진단을 받았다면 프로게스테론 좌약이나 질 크림 처방을 받게 된다. 이는 배란기에 사용하기 시작해 임신 10~12주까지 계속 사용한다.(임신 10~12주가 되면 필요한 양의 프로게스테론을 형성하는 일을 태반이 맡는다.) 일부 의사들은 클로미펜(임신 첫 2~3주라는 중요한 시기에 프로게스테론의 형성을 도와주는 배란유도제)을 처방하기도 한다.

이 밖에도 유산을 일어나게 하는 호르몬 이상이 여러 가지 있다. 다낭성난소증후군PCOS이라고 알려진 호르몬 이상이 재발성유산과 관련이 있음을 보여주는 연구결과가 점점 많아지고 있다. 최근 영국에서 이

---

* 난포에서 난자가 빠져나가고 남은 조직이 노란색을 띠는 새로운 구조물로 변한 것을 황체라고 한다. 황체는 임신을 유지시키는 데 필수적인 프로게스테론을 분비하는 역할을 한다.

루어진 연구에 따르면 재발성유산을 겪는 여성 가운데 44~56퍼센트가 다낭성난소증후군을 앓고 있다고 한다. 다낭성난소증후군은 다모증 및 불규칙적인 생리주기(혹은 생리를 아예 하지 않는 것)가 주요 특징이다. 폐경 전 여성의 6~10퍼센트가 다낭성난소증후군을 경험하며, 일반 체중의 여성보다 과체중 여성에게 더 많이 나타난다. 또한 불임의 원인으로도 밝혀졌다.(불임에 대한 더 자세한 논의는 8장 '불임문제가 있습니까?'를 참조하라.)

Rh 질병(Rh 부적합증) Rh 부적합증은 모체의 혈액형이 Rh 음성이고, 남편의 혈액형이 Rh 양성일 때 일어난다. 전체 인구의 15퍼센트가 Rh 음성임을 감안한다면 이러한 조합이 일어날 가능성은 비교적 크다고 할 수 있다. 이는 백인의 경우이며 동양인의 Rh 음성 인구는 1퍼센트 미만이다.—옮긴이 Rh 양성인 태아의 혈액이 임신부의 혈류 안으로 유입될 경우, Rh 양성 혈액에 노출된 모체는 항체를 만들어낸다.(즉 생성된 항체가 태반을 통해 태아에게 유입되어 태아의 적혈구를 공격하게 된다. 이는 태아에게 빈혈을 일으킬 수 있으며, 현재의 임신과 이후의 모든 임신에서 잠재적으로 치명적인 질병들—통틀어 Rh 질병이라고 한다.—을 유발할 수 있다.)

Rh 부적합증은 한때 임신상실의 주요 원인이었지만, 지금은 Rh 양성 배우자를 둔 Rh 음성 임신부들이 분만이나 유산 후에 Rh 면역글로불린 주사(로감Rhogam과 같은 약물)를 맞기 때문에 대부분 예방된다. 보통 임신 28주째에, 그리고 임신 중 자궁내출혈의 징후가 보이거나 가능성이 의심될 경우(예를 들어 전치태반이나 태반조기박리가 일어난 경우, 양수검사 이후 등) 이 주사를 맞는다.(Rh 면역글로불린은 모체의 몸이 Rh 양성 적혈구에 항체를 만드는 것—이는 이후 임신에서 문제가 될 수 있다.—을 막아준다.)

Rh 면역글로불린은 탁월한 효능이 있지만, 두 가지 약점을 갖고 있다. 우선 이미 존재하는 항체는 제거하지 못한다는 것이고, 또한 모든 임신부에게 효과가 있는 건 아니라는 것이다.

만약 모체의 몸이 항체를 만들어내기 이전에(대개 앞에서 서술한 증상 이후 72시간 이내) Rh 면역글로불린이 투여되지 않을 경우, 모체의 몸에서 항Rh 항체가 만들어질 수 있다. 이런 경우 그 다음 임신에는 매우 집중적인 태아감시가 필요하다. 태아에게 심각한 빈혈이 생겨 분만 전이나 후에 수혈이 필요할 수 있다. 빈혈은 적절한 치료가 이루어지지 않을 경우 산소결핍과 심부전으로 발전해 사산이나 신생아사망을 야기할 수 있다. 또한 이것이 태아수종으로 발전할 경우(태아수종에 걸린 아기는 극심한 빈혈과 심부전으로 비대하게 붓는다.) 태아에 치명적일 수 있으므로 조기에 분만시킬 필요가 있다. 태아수종이 극심한 경우 아기는 사산되거나 태어난 직후에 죽을 수 있다. 태아수종이 심각하지 않은 경우 태아는 치료에 반응하기도 하지만, 치료(자궁 내 수혈) 자체에도 위험이 따른다.

면역체계이상 면역체계이상은 재발성유산의 5~10퍼센트의 원인이 된다고 알려져 있다. 면역체계이상이란 모체의 면역체계—박테리아나 바이러스 같은 외부 침입자가 인식될 경우 대항해 싸우도록 정교하게 고안된 프로그램—에 이상이 생겨 체내의 정상 세포를 공격하는 상태를 가리킨다.

항인지질항체증후군APA은 가장 흔한 면역체계이상 증상이다. 이는 몸이 인지질(신경 전달 기능을 하는 세포막의 주된 성분)을 이물질로 잘못 인식하는 경우 발생한다. 이렇게 잘못 인지되어 생성된 항체들은 태반혈관

안에 혈전을 만들어내는데, 이것이 모체에서 태아에게로 가는 산소와 영양의 공급을 막는다고 알려져 있다.

항인지질항체증후군을 갖고 있는 여성들은 유산의 위험성이 높을 뿐만 아니라 태아발육지연(임신의 각 단계에서 예상되는 태아의 성장이 지연되는 경우), 자간전증(치명적일 수 있는 임신증상 중 하나로 고혈압이 주요 특징임), 태반조기박리의 위험도 있다. 위 증상들 모두 태아의 죽음으로 이어질 수 있다.

항인지질항체증후군은 다행히 대부분 치료로 해결될 수 있다.《영국의학저널 *British Medical Journal*》(1997)의 한 연구에 따르면, 이 증후군을 갖고 있지만 어떤 종류의 치료도 받지 않은 여성은 임신상실의 확률이 90퍼센트였다. 하지만 임신 전이나 다음 임신 기간에 '베이비아스피린81밀리그램의 저함량 아스피린―옮긴이'을 날마다 하나씩 복용한 여성의 경우는 생존아 출생률이 42퍼센트, 아스피린과 헤파린(태아에게 영양을 공급하는 태반혈관의 혈액응고를 막는 혈전 용해제)을 모두 복용한 여성의 경우는 생존아 출생률이 71퍼센트인 것으로 나타났다.(또 다른 연구결과에 따르면 이 경우의 생존아 출생률은 75~93퍼센트로 더 높다.) 항인지질항체증후군을 헤파린으로 치료하는 경우 유일한 단점은 뼈가 약해질 수 있다는 것이다. 따라서 헤파린을 복용하는 여성은 칼슘과 비타민D를 충분히 섭취하고 지속적인 운동을 통해 뼈가 약해지지 않도록 해야 한다.

그러나 항인지질항체증후군의 모든 경우가 이처럼 쉽게 치료될 수 있는 것은 아니다. 이 증후군을 가진 일부 여성들은 항체의 활동을 억제하는 것으로 알려진 스테로이드제 프레드니손을 함께 복용해야 한다. 하지만 이 치료법은 임신부와 태아 모두에게 잠재적 부작용을 낳을 수 있어 논란이 되고 있다.

또 다른 치료법으로 정맥주사용 면역글로불린IVIg 투여가 있는데, 이는 유인자 역할을 하는 공여자 항체를 모체의 몸에 투여하는 것이다. 모체의 몸에 투입된 공여자 항체는 태반을 공격하는 해로운 항체들의 활동을 방해해 태반이 손상되는 것을 막는다. 이 치료법의 결정적인 약점은 가격으로, 임신부가 임신 기간에 정맥주사용 면역글로불린 투여를 받는 데 드는 비용은 1~3만 달러에 이른다.

동종면역요인 임신부 가운데 일부는 몸이 남편의 백혈구에 대항하는 항체를 만들어내는데, 이는 유산의 원인이 될 수 있다. 이 경우 여성에게 남편이나 제3자의 백혈구를 투여하는 치료법이 쓰인다. 이는 모체 내에서 태아를 거부하는 항체가 생기는 것을 막는다.

그 밖의 원인들 그 밖에 밝혀진 유산의 주요 원인은 아래와 같다.

- 자궁과 자궁경관의 해부학적 이상 자궁과 자궁경관의 특정한 해부학적 이상이 유산의 원인이 될 수 있다. 선천성 자궁기형은 재발성유산의 원인 중 약 10퍼센트를 차지한다고 한다. 자궁유착이나 자궁근종은 착상을 방해해 유산을 유발할 수 있다. 자궁경관무력증(어려운 의학용어 같지만 뜻은 간단하다. 임신했을 때 자궁경관이 너무 이른 시기에 열려 임신상실로 이어지는 경우를 말한다.)은 임신 제2삼분기 유산의 원인이 된다.
- 바이러스와 박테리아 감염 바이러스와 박테리아 감염은 유산의 주요 원인으로 알려져 있다. 다만 많은 경우 분명한 인과관계가 밝

혀져 있지 않다.

- 오락성 약물recreational drug과 알코올 섭취 임신 중 오락성 약물이나 다량의 알코올을 섭취한 여성은 유산할 확률이 높다.
- 유해물질 노출 특정 종류의 유해물질에 노출되면 유산 가능성이 높아질 수 있다. 피해야 할 물질로는 다량의 방사선, 드라이클리닝이나 사진 현상에 쓰이는 위험 화학물질, 세포독성(화학요법) 약물, 코카인, 알코올, 담배 연기, 적정량 이상의 카페인(《뉴잉글랜드 의학저널》에 따르면 하루에 커피 다섯 잔 이상) 같은 것들이 있다. 심지어 수돗물과 같이 무해한 것으로 여겨지는 물질도 아기의 성장에는 위험요소가 될 수 있다. 의학저널《역학疫學, Epidemiology》에 보고된 연구에 따르면, 하루에 수돗물을 다섯 잔 이상 마신 여성은 유산의 위험률이 좀 더 높아진다고 한다.(수돗물에는 1리터당 적어도 75마이크로그램의 트리할로메탄—물 속에 들어 있는 유해물질이 살균제로 쓰이는 염소와 반응해 생성되는 발암성 유기물질로, 태반과 배아를 손상시킨다고 알려져 있다.—이 들어 있다.)
- 임신부의 고령화 나이가 들수록 유산을 경험할 확률은 더 높아진다. 이십대 여성이 임신할 경우 유산 확률은 10퍼센트에 지나지 않지만, 사십대 여성의 경우 위험률은 약 50퍼센트에 이르는 것으로 알려져 있다.

재발성유산의 비밀을 풀다

과거에는 유산이 잇따라 세 번 일어나야지만 원인을 밝혀내기 위한 여러 검사가 이루어졌고, 그에 따라 '습관성유산'—근래에는 습관성유산이라는 말 대신 재발성유산이라는 말이 더 많이 쓰인다.—이라는 진단을 받을 수 있었다.

【표1】 재발성유산의 원인을 알아내기 위한 검사

의사는 유산이 재발하는 원인을 밝혀내기 위해 다음 중 하나 이상의 검사를 권장할 것이다.

검사유형	목적
혈액검사	유산을 유발할 수 있는 호르몬이나 면역체계에 이상이 없는지 알아본다.
임신부와 남편의 유전자 검사, 또는 유산된 태아의 조직을 통한 염색체 검사	임신부나 남편이 유산을 유발할 수 있는 유전자이상의 보인자인지 알아본다.
생식관 배양검사	염증 유무를 확인한다.
자궁내막생검(자궁내막의 조직을 소량 채취하여 분석하는 것을 말한다.)	자궁의 안쪽 면을 이루고 있는 자궁내막 조직이 배아가 착상해 자랄 만큼 적절한 환경인지 알아본다.
자궁난관조영술(자궁과 난관을 엑스레이로 촬영하는 것을 말한다.)	자궁과 난관이 막혀 있거나 여타 다른 문제가 있는지 알아본다.
자궁경검사(망원경 같은 기구를 질과 자궁경관을 거쳐 자궁 안에 삽입하여 자궁 안쪽을 검사하는 것을 말한다. 자궁내시경이라고도 한다.)	자궁과 난관이 막혀 있거나 다른 문제가 있는지 알아본다. 이 검사는 보통 자궁난관조영술이나 초음파자궁조영술을 할 때 이상한 점이 발견되면 실시한다.
초음파자궁조영술(자궁에 초음파를 쏘았을 때 컴퓨터 화면에 나타나는 반사상으로 자궁 안을 검사하는 것을 말한다.)	자궁에 구조적 문제가 없는지 확인하고, 유산을 유발할 수 있는 자궁근종이나 자궁유착이 있는지 알아본다.

현재 미국 산부인과의과대학교American College of Obstetricians and Gynecologists는 유산이 연달아 두 번 일어날 경우 필요한 검사를 받아볼 것을 권장한다. 특히 여성이 35세 이상일 경우에는 더욱 그렇다. 검사 시기가 이렇게 앞당겨진 이유는 분명하다. 한 여성이 아기의 죽음이라는 트라우마를 겪는 일을 될 수 있는 대로 줄이자는 것이다.(의료 전문가들이 뒤늦게나마 유산이라는 주제의 중요성을 자각하기 시작했다는 것은 반가운 일이다. 1장 '당신에게 대답해줄 누군가가 필요할 때'에서 언급했듯 여러 번 유산을 겪는 고통을 감내한 뒤에야 깊이 있는 진료와 검사를 받을 수 있는 현실에 많은 부부들이 매우 개탄하고 있다.)

만일 두 번 잇따라 유산했다면 다시 임신을 시도하기 이전에 산전 정밀 건강검사를 꼭 받아야 한다.(차후임신을 위한 준비에 대해서는 6장 '다음 임신을 시도해보기'에서 자세하게 다루겠다.) 의사는 유산의 원인을 알아내기 위해 몇 가지 검사를 실시할 것이다.

의사는 검사 결과에 따라 다음과 같은 치료법을 권장할 수 있다.

- 자궁근종 제거수술 및 자궁기형 치료수술 자궁내막에 포도알 크기 또는 그보다 작은 근종이 있을 경우, 그 밖에 자궁기형이 확인될 경우 실시한다. 재발성유산의 원인이 자궁의 구조적 문제일 경우 차후임신에서 건강한 아기를 출산할 확률은 70~85퍼센트 사이로 높아진다.
- 자궁경관봉합술 이는 자궁경관이 이른 시기에 열리는 것을 막기 위한 수술로, 자궁경관무력증 진단을 받은 경우 실시한다.
- 유산의 원인이 될 수 있는 염증을 치료하기 위한 항생제를 투여한다.

- 당뇨병이나 낭종 같은 만성질환을 집중 치료한다.
- 호르몬 요법 임신의 지속을 막는 호르몬 이상(황체기결함이나 다낭성난소증후군 등)이 있을 경우, 호르몬을 적정 수치로 회복해 자궁 안을 배아에 가장 친화적인 환경으로 만든다.
- 항인지질항체증후군과 같은 면역체계이상 치료 아스피린이나 헤파린, 프레드니손 복용, 항체 주입 등과 같은 치료법이 쓰인다.
- 동종면역요인에 대한 치료 아직 실험적인 치료법으로써 임신부의 몸에 남편의 백혈구를 투입하는 방법이 있다.

이와 같은 여러 가지 검사를 실시한다면 재발성유산의 원인을 밝혀 낼 수 있으리라고 생각하겠지만, 안타깝게도 문제는 그렇게 간단하지 않다. 재발성유산을 겪는 부부의 절반 정도는 아직 그 분명한 원인을 알지 못한다.

물론 여러 번의 유산이 각기 다른 이유로 일어나는 경우를 감안해야 한다. 예를 들어 첫 번째 유산은 모체의 임의적인 염색체이상으로 발생한 반면, 두 번째 유산은 원인이 밝혀지지 않은 경우가 있을 수 있다.

그러나 재발성유산에 관해 반가운 소식도 있다. 전에 유산했다 하더라도 원인이 밝혀지지 않은 경우는 그 다음 임신에서 건강한 아기를 낳을 확률이 52~61퍼센트에 해당한다. 이는 유산 경험이 없는 부부들이 건강한 아기를 낳을 확률인 75퍼센트에 비해서는 낮은 수치이지만, 건강한 아기를 품에 안을 꿈을 가진 수많은 부부들에게는 충분히 희망적인 소식이다.

3장

사산에 대한 진실

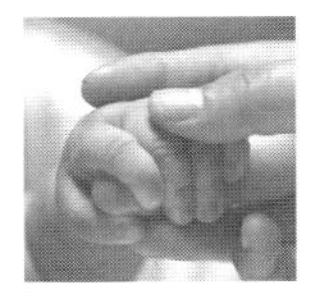

임신부 대부분은 임신 제1삼분기를 지나면서 유산의 위험이 가장 큰 시기를 넘겼다며 안도의 한숨을 내쉰다. 하지만 사산을 경험한 여성들은 아직 마음을 놓기에 이르다는 것을 알고 있다.

사산은 유산보다 훨씬 드물게 나타나지만, 전체 임신 가운데 약 1퍼센트를 차지하는 임신상실이다. 35세 이상, 15세 이하의 여성들에게 더 빈번하게 나타나는 경향이 있으며, 42주를 넘긴 임신과 다태임신한 배에 둘 이상의 태아를 갖는 임신을 말한다.—옮긴이, 남아를 임신한 경우 그 위험이 더 높다.

대개 임신부는 태아의 움직임이 느껴지지 않는 것을 알아챈 뒤, 혹은 정기적인 산전검사를 통해 도플러 청진기나 초음파로 태아의 심장박동이 감지되지 않을 때 사산임을 알게 된다.

사산의 약 60퍼센트는 원인이 밝혀지지 않은 것이지만, 나머지 40퍼센트의 주요 이유를 의사들은 다음과 같이 여덟 가지로 정리한다. 염색체이상, 모체의 질환, 감염, 태반이상, 자궁이상, 탯줄이상, 다태임신에 따른 합병증, 분만 중 사망 등이 그것이다. 이 장에서는 사산의 원인에 대해 살펴보는데, 먼저 사산의 원인을 밝혀내기 위한 검사로 어떤 것들이 있는지 다음 〔표1〕에서 자세히 살펴보자.

【표1】 사산의 원인을 알아내기 위한 검사[*]

검사명	검사 시기	검사를 통해 알 수 있는 것
유전적 양수천자 검사	분만 이전	양수에서 채취한 세포를 통해 태아사망 이후 2주까지 사인의 실마리를 얻을 수 있다. 분만 이후 태아조직에서 채취한 세포에서는 대개 이와 같은 정보를 얻을 수 없다.
양수 배양검사	분만 이전	양수 샘플을 검사해 사이토메갈로바이러스나 리스테리아균 같은 물질이 있는지 알아낼 수 있다.
혈액검사	분만 이전	당뇨나 매독, 톡소플라스마증, 인체 파보바이러스, 코카인과 같은 약물, 태아와 모체 간 출혈(태아의 혈액이 모체의 혈관으로 들어가는 것), 항체 이상 등으로 일어나는 사산을 막을 수 있다.
소변검사	분만 이전	사산의 원인이 되는 감염에 걸렸는지 알 수 있다.
태반 배양검사 및 태반검사	분만 이후	태반을 검사해 사산의 원인이 된 감염이나 이상 징후가 있는지 알아본다.[**]
부검	분만 이후	태아를 부검해 사산의 원인이 밝혀지는 경우가 가끔 있지만, 안타깝게도 태아가 사망하면서 부패하기 때문에 부검 이후에도 유용한 정보를 얻기는 어렵다.
사체 사진 촬영	분만 이후	염색체이상을 비롯해 사산한 아기에게 있는 여러 가지 문제를 진단하는 데 사진이 도움이 된다.

[*] 연구에 따르면, 분만 전후로 위 표에서 살펴본 일련의 검사들을 집중적으로 시행할 경우 사산의 원인 중 80~90퍼센트는 밝힐 수 있다고 한다. 즉 원인이 밝혀지지 않은 사산이 10~20퍼센트에 지나지 않을 수 있다는 뜻이다. 이는 현재 원인불명의 사산이 60퍼센트로 추산되는 것에 비하면 현저히 낮은 수치다.

염색체이상

유산의 원인으로 약 60퍼센트 정도를 차지하는 염색체이상은 사산의 원인으로도 큰 비중을 차지한다. 사산된 아기 중 6~13퍼센트, 정상적으로 태어난 아기의 2~3퍼센트가 염색체이상을 나타낸다. 아래 〔표2〕에 따르면 염색체이상은 사산과 신생아사망(생후 28일 안에 아기가 사망하는 것을 말한다.)의 주요한 원인이다.

【표2】 신생아 대 사산 및 신생아사망의 염색체이상 발병률 비교*

염색체이상	신생아 1000명당 발병률	사산 및 신생아사망 1000건당 발병률
21번 삼염색체 (다운증후군)	1.2	7.0
18번 삼염색체증	1.0	18.0
13번 삼염색체증	0.1	5.0
성염색체 이상	3.9	12.0
염색체구조 이상 —균형전위	1.9	3.5
염색체구조 이상 —불균형전위	0.5	5.0

** 이와 같은 검사는 일반 병리학자보다는, 이 분야에 더 전문적인 지식을 갖춘 태반 연구학자나 태아 또는 태반 병리학 전문가들에게 받는 것이 좋다.

* *Williams Obstetrics*, nineteenth edition by F. Gary Cunningham, M.D.; Paul C. MacDonald, M.D.; Norman F. Gant, M.D.; Kenneth J. Leveno, M.D.; and Larry C. Gilstrap III, M.D., Norwalk, Connecticut: Appleton and Lange, 1993.

모체질환

모체가 지닌 특정 질환은 사산의 가능성을 높일 수 있다. 임신이 되었을 때 임신부가 이미 특정 질환을 갖고 있는 경우도 있고, 임신 중에 병이 생기는 경우도 있다. 하지만 어느 쪽이든 임신부가 건강상의 문제가 있다고 해서 꼭 정상적인 출산이 불가능하다는 뜻은 아니며, 다만 건강한 아기를 낳을 가능성을 높이기 위해 보다 주의 깊은 치료가 필요하다는 것을 의미한다.

이제 사산과 관련된 모체의 질환으로는 어떤 것이 있는지 살펴보자.

당뇨병 당뇨병은 매우 흔한 임신합병증이다. 연구에 따르면 전체 임신 가운데 2~3퍼센트가 당뇨합병증을 보인다고 한다. 이 가운데 90퍼센트가 임신으로 발생한 경우이며, 약 10퍼센트가 임신 이전부터 병이 있던 경우에 해당한다.

임신 중에 혈당수치가 증가하는 것은 자연스러운 현상이지만, 당뇨병이 있는 모체와 태아에게는 문제가 된다. 인슐린은 혈당과 달라, 태반을 통과하지 못하기 때문에 태아의 혈당을 정상 수치로 내려주지 못한다. 이에 반응해 태아의 췌장이 높은 수치의 인슐린을 만들어내고, 이는 성장을 촉진해 아기를 비대하게 만든다. 이렇게 몸집이 커진 태아는 작은 태아에 비해 더 많은 산소와 영양분을 필요로 하는데, 이때 태반이 이를 충족시켜주지 못하면 아기가 사산될 수 있다.

당뇨가 있는 모체의 태아가 사산될 가능성이 더 높은 이유는 또 있다. 당뇨병이 있는 모체의 태아는 '임신 기간에 비해 과다체중(임신 주수에 따른 예정 체중에 비해 태아의 체중이 90 백분위수 이상인 경우를 말한다.)' 인 경향이 있어 견갑난산(태아의 어깨가 넓어 산모의 산도에 걸리는 상태를 말한다.)이나 태아 질식과 같은 분만 시 외상을 겪을 위험이 크다. 또한 높은 혈당수치가 폐의 정상적인 발달을 저해하기 때문에 폐가 미성숙할 수 있다. 당뇨가 있는 임신부는 요로감염—적절한 치료를 받지 않으면 자라나는 태아에 게도 전염될 수 있으며 조기진통의 원인이 될 수 있다.—이나 임신성 고혈압, 양수과다증(양수의 양이 지나치게 많은 상태를 말한다.)의 위험이 더 높 다. 마지막으로, 당뇨가 전혀 또는 제대로 조절되지 않은 모체에서 태 어난 태아는 선천성 기형이 있을 가능성이 네 배 이상 높으며, 사산의 위험도 그만큼 높아진다. 태아의 장기가 형성되는 임신 초기에 모체의 혈당수치가 높을 때 선천성 기형이 생길 수 있다.

당뇨가 있는 모체에서 태어난 아기가 흔히 보이는 태아기형으로는 골격 및 중앙 신경체계 결손, 선천성 심장기형, 위장관기형, 선천성 신 장기형 등이 있다. 이와 같은 기형은 임신 제1삼분기에 해당하는, 임신 된 날부터 임신 2개월까지의 당뇨 조절과 직접적으로 연관이 있다.

간질 간질이 있는 임신부는 유산 및 사산율이 평균 이상이며, 선천적 결손이 있는 아기를 낳을 가능성 또한 높다. 항경련약물을 복용하는 임 신부들에게는 특히 이런 위험이 더 크다. 그러나 안타깝게도 간질이 있 는 여성들은 임신 중에도 계속 항경련약물을 복용하는 것밖에 다른 선 택이 없다. 임신부가 약물복용을 중단하고 극심한 발작을 일으킬 경우 태아에게 미치는 위험은 훨씬 더 크다. 임신부가 극심한 발작을 일으킬 동안 태아가 산소를 공급받지 못해 유산이나 사산이 될 수 있기 때문이다. 이러한 약물의 가장 흔한 부작용은 태아의 발육부진, 구순열, 구개열 등이며, 아주 드문 경우 선천성 심장결손을 비롯한 심각한 발달이상이 나타날 수 있다.

간질을 앓고 있고 전에 사산한 적이 있는 여성은 차후임신에서 어떤 치료를 받아야 하는지 담당의사와 반드시 상의해야 한다. 현재 간질 약을 여러 가지 복용하고 있다면 비교적 낮은 용량으로 한 종류의 약만 복용하도록 바꾸는 것이 좋다. 이는 건강한 아기를 낳을 가능성을 높이는 데 도움이 된다.

고혈압 고혈압은 임신부의 심장과 동맥, 신장에 무리를 준다.(이 세 기관은 자라고 있는 태아의 요구를 충족하느라 이미 과도한 활동을 하고 있을 것이다.) 고혈압은 태반으로 가는 혈관을 좁혀 태반부전(태반이 태아가 필요로 하는 만큼의 영양과 산소를 공급해주지 못하는 것을 말한다.)을 유발할 수 있으며, 심한 경우 아기가 사산될 수 있다.

이전에 이미 고혈압으로 유산하거나 사산한 경험이 있다면, 다음 임신에서는 의사가 장기요양과 항고혈압 약을 복용하라고 권할 수 있다. 만일 혈압이 극심하게 높거나(160/105mmHg), 신장 및 심장질환과 같은 합병증이 있다면 병원에서는 임신 계획을 재고할 것을 권할 수도 있다. 태아뿐 아니라 임신부의 생명까지 위협하는 사태가 발생할 수 있기 때문이다.*

* 72쪽의 '자간전증' 부분도 참고하자. 과거에 고혈압으로 건강에 문제가 있었던 여성은 자간전증을 겪을 위험이 더 높다.

심장질환　전체 임신부 가운데 0.5~2퍼센트 정도가 심장질환을 갖고 있으며, 이들은 유산이나 사산, 조산의 가능성이 높다. 임신 중에는 심장에서 몸으로 퍼져나가는 혈액의 양이 크게 증가한다. 게다가 임신 제3삼분기부터는 날마다 심장이 내보내야 하는 혈액의 양이 임신 전보다 45퍼센트나 증가한다. 임신부가 이미 순환기 계통의 질병을 앓고 있다면 자궁으로 유입되는 혈류량이 심각하게 부족해 태아발육지연이나 임신상실로 이어질 수 있다. 혹은 아직 다 자라지 않은 아기를 미리 분만하는 조치가 필요할 수 있다. 승모판탈출증(심장판막이 수축과 이완에 맞추어 적절히 닫히지 않아 발생하는 병이다.)이 있는 임신부는 특별히 위험하다고 보지 않지만, 이보다 심각한 심장질환을 가진 임신부는 태아나 모체의 사망 가능성이 높다.

신장질환　신장질환 병력이 있는 여성은 유산과 사산, 조산의 위험이 더 높다. 이들은 임신 중에 고혈압 증세를 보일 수 있는데, 이는 태반에 손상을 주어 태아가 다치거나 사산으로 이어질 수 있다. 또한 신장염의 위험도 높아지는데, 이는 조산의 원인이 되며 태막에 염증을 일으킬 수 있다. 임신부의 신장이 임신으로 인한 부담을 견뎌내지 못한다면 임신부의 생명에 지장이 없도록 아기를 바로 분만시켜야 한다.*

간질환　경미한 간질환이나 중등고도中等高度의 간질환은 모체나 태아

---

* 신장이식 수술을 받은 환자 중 소변에서 단백질이 거의 검출되지 않고, 혈압이 정상이며, 2~5년간 신장이식 거부 반응을 보이지 않는다면 안심하고 아기를 가져도 좋다.

에게 특별한 위험을 주지는 않지만, 고도 이상의 바이러스성 간염이나 약물중독, 임신성 급성지방간(임신 1만~1만 5000건 중 한 건꼴로 보이는 드문 증상이다.) 등은 조산이나 분만 중 태아긴박증태아저산소증과 같은 말이다.—옮긴이은 물론, 모체나 태아의 사망으로 이어질 수 있다.

그 밖에 흔한 질병으로 임신성 간내담즙울체가 있는데, 이는 임신 500~1000건 중 한 건꼴로 영향을 미친다. 이는 간과 혈액 안에 담즙산이 쌓이는 것으로, 몸 전체가 심하게 가려운 것이 특징이다. 일부 연구에 따르면 임신부에게 간질환이 있는 경우 사산, 조기진통, 태아긴박증, 산후출혈로 이어질 확률이 현저히 높다고 한다. 이 경우 집중 태아 감시를 통해 태아의 폐가 충분히 형성된 뒤에 조기 분만시키는 것이 태아와 모체의 위험을 최소화하는 방법이다. 잉글랜드 버밍엄대학교의 연구에 따르면 이 질환은 진단되지 않았을 뿐, 원인불명인 사산의 4~5퍼센트를 차지할 것이라고 한다.

폐질환 미국 보건복지부에 따르면 임신한 여성 가운데 약 1퍼센트가 만성천식을 앓고 있으며, 임신 중 천식을 앓게 되는 경우도 1퍼센트에 해당한다고 한다. 심각한 천식을 앓고 있는 여성은 유산과 조기진통, 미숙아(2.5킬로그램 이하) 출산, 신생아 저산소증의 위험이 높다. 또한 임신 중 결핵을 앓게 된 여성 역시 이와 같은 위험에 노출된다. 모체의 호흡기가 태아와 임신 중인 자신의 몸을 지탱하기 위해 이미 과도하게 일하고 있기 때문이다.

부갑상선질환 부갑상선(갑상선 뒤에 있는 내분비 기관)은 체내의 칼슘 수치를 조절하는 데 중추적인 역할을 한다. 부갑상선 호르몬이 지나치게 많이 분비되는 부갑상선기능항진증이 있는 여성은 사산이나 신생아사망, 신생아 테타니증(칼슘 부족으로 생기는 심한 근육경련과 마비)의 위험이 높다. 다행히도 부갑상선질환으로 생기는 임신상의 문제는 매우 드물다.

겸상적혈구질환 겸상적혈구질환은 아프리카인과 카리브인, 동지중해인에게 나타나는 유전성 혈액질환이다. 이는 적혈구의 헤모글로빈에 영향을 주어 태반으로 들어가는 혈류를 막는데, 이로 말미암아 태아는 산소와 영양 부족으로 사망할 수 있다. 겸상적혈구질환이 있는 임신부는 감염의 위험 또한 매우 높으며, 임신성 고혈압 증세를 보일 확률이 그렇지 않은 여성들보다 높다. 만일 지난 임신에서 겸상적혈구질환으로 사산했으며 다음 임신을 준비하고 있다면, 담당의사는 임신부에게 다시 임신하기 전에 2~3주마다 수혈받을 것을 권장할 것이다.

전신홍반성낭창 낭창은 체내의 면역체계가 자기 몸의 결합조직과 기관을 공격하는 만성 자가면역질환이다. 낭창이 있는 여성은 사산 및 유산의 위험이 평균 이상인데, 연구자들에 따르면 이는 항카르디올리핀 anticardiolipin이라는 항체의 수치가 매우 높기 때문이라고 한다. 이 항체는 혈액응고 작용을 해, 태반으로 이어지는 혈관 내에 혈전을 만들어낼 수 있다. 낭창이 있는 여성은 또한 임신중독증, 헬프증후군(HELLP syndrome, 치명적일 수 있는 임신중독증의 하나다. 용혈현상, 적혈구 파괴, 간 효소 증가, 혈소판 감소 등이 특징이다.), 조기진통과 같은 여러 임신 관련 합병증을 겪을 수 있다. 임신부에게 낭창이 심각하게 진행되고 있으며 이것이 심장과 폐, 신장에도 영향을 미치고 있다면 의사들은 거의 모든 경우 임신을 미룰 것을 권한다.

자간전증(임신중독증) 임신 여성의 약 6~8퍼센트 정도가 이른바 자간전증을 경험한다. 주로 임신 중·후반기에 발생하는 자간전증은 손발이 붓고, 몸무게가 갑자기 늘며, 혈압이 오르고(140/90mmHg 이상), 소변 내 단백질 수치가 높아지고, 두통을 수반하는 증상을 보인다. 임신부가 19세 이하이거나 40세 이상인 경우, 첫 임신인 경우, 다태임신인 경우, 특정 임신합병증(Rh 부적합증이나 포상기태)을 앓고 있는 경우, 만성 고혈압이나 당뇨, 신장질환, 혹은 자간전증의 가족력을 가진 여성에게 나타난다. 이는 임신 2300건 중 한 건꼴로 일어나는 치명적인 증상인 자간증으로 발전할 수 있다.*

임신 중의 감염

특정 종류의 감염이 태반으로 유입될 경우 태아에게 치명적인 영향을 주어 사산이나 조기진통을 유발할 수 있다. 태어나기 전이나 태어난 직후 아기를 죽게 하는 대표적인 감염으로 어떤 것이 있는지 살펴보자.

사이토메갈로바이러스(CMV) 사이토메갈로바이러스는 가벼운 신체접촉

---

* 임신 관련 질병에 대해서는 13장 '고위험임신에 대처하기'에서 더 자세하게 설명하였다.

으로 감염될 수 있다. 대부분 태아에게 지속적인 영향을 미치지는 않지만, 일부의 경우에는 중증 장애나 사산, 신생아사망으로 이어진다. 임신부가 임신 중 처음으로 이 바이러스에 감염되었을 때 위험이 더 크며, 그 다음 임신에서는 이 바이러스가 태반을 통해 감염될 가능성은 적다. 사이토메갈로바이러스에 대한 백신이나 치료법은 아직 없다.

인체 파보바이러스 B19(제5병 Fifth disease, 발진성 전염병균 중 하나다.—옮긴이**)**
인체 파보바이러스는 아이들에게 흔한 감염이다. 아이든 성인이든 이 바이러스에 감염되어 나타나는 증상—주로 미열, 팔다리의 피부발진, 두통, 목이 따끔거림, 뺨이 붉어짐, 관절 통증 등—은 비교적 무해하나, 태아에게는 적혈구 생성을 막아 심각한 빈혈을 일으킬 수 있다. 이는 심부전, 유산 및 사산으로 이어질 수 있다.

리스테리아병 리스테리아균은 전체 인구의 약 5퍼센트가 보유하고 있는 박테리아의 일종으로, 보통 음식을 통해 전염된다. 임신 중 리스테리아균에 감염된 임신부는 특별한 증상을 보이지 않을 수도 있고, 고열을 비롯해 식중독에 걸렸을 때와 비슷한 증상을 보이며 심각하게 앓을 수도 있다. 리스테리아병은 유산과 사산, 조기진통으로 이어질 수 있으며, 신생아에게 폐렴이나 패혈증(박테리아성 혈액 감염), 수막염을 일으킬 수도 있다.

리스테리아병은 이처럼 잠재적인 위험이 크므로, 임신부들은 브리brie나 카망베르 같은 부드러운 치즈, 파테간 고기나 생선 등을 구운 요리—옮긴이, 익혀서 판매되는 닭이나 오리 등, 박테리아에 감염될 가능성이 매우 높은 제품은 피하는 것이 좋다.*

풍진(독일홍역) 풍진은 아이와 성인에게 나타나며 미열과 발진 정도의 증상만 보이는 비교적 가벼운 질병이지만, 임신부의 경우 특히 임신 제1삼분기에 걸리면 태아에게 해로우며, 심지어 치명적일 수도 있다. 풍진은 감염된 사람과의 접촉을 통해 발생한다. 잠복 기간은 약 2주 정도이며 5~7일쯤 이후에 발진 증상을 보이기 시작하므로 그 전에는 자신이 감염되었다는 사실을 알기 어렵다. 그렇기 때문에 임신 전에 기본적으로 이 질병에 대해 충분한 항체가 있는지 검사해야 한다. 어렸을 때 풍진을 앓았다면 이미 면역체계가 형성되어 있겠지만, 그래도 다시 검사를 통해 면역 여부를 확인하는 것이 현명하다. 풍진에 대한 면역력이 없다고 판단되면 임신을 시도하기 적어도 3개월 이전에 백신주사를 맞아야 한다.(그 다음에는 백신이 정상적으로 활동하는지 확인하기 위한 혈액검사를 받아야 한다.)

톡소플라스마증 톡소플라스마균은 보통 날고기나 덜 익은 고기를 먹거나, 혹은 고양이 배설물을 만졌을 때 감염된다. 임신 제1삼분기에 감염되었을 경우 가장 위험하기는 하지만, 톡소플라스마균이 뇌수종이나 안구질환, 유산, 사산, 조기진통, 신생아사망의 원인이 될 수 있다고 알려져 있는 만큼 전체 임신 기간에 조심해야 한다. 그러나 톡소플라스마

---

* 한 번 리스테리아균에 감염되면 체내에 일정 정도의 면역체가 형성된다. 따라서 리스테리아병으로 아기를 잃은 적이 있다면 그 이후로는 같은 이유로 임신상실을 겪지는 않을 것이다.

증의 합병증으로 태아를 잃은 경험이 있다면 체내에 면역체계가 형성되어 있을 것이므로 다음 임신에서는 같은 이유로 아기를 잃지 않을 것이다.

성병 성병은 임신 중에, 혹은 분만할 때 태아에게 감염될 수 있다. 클라미디아나 매독, 헤르페스에 걸렸을 경우 조기진통 같은 임신합병증을 비롯해 사산의 확률이 평균보다 높다. 매독은 또한 태아에게 골구조 손상, 신경계 이상, 폐부전, 비장부전, 간부전, 췌장부전과 같은 선천성 결손을 유발하는 것으로 알려져 있다. 태아가 에이즈 바이러스 HIV 양성 반응을 보이는 모체를 통해 HIV에 감염될 위험은 약 30~40퍼센트다. 최근의 연구에 따르면, 모체가 임신 중 지도부딘에이즈 치료제다.─옮긴이을 복용할 경우 감염될 위험을 8퍼센트까지 감소시킬 수 있다고 한다.

태반이상

태반은 임신 기간에 자라는 태아의 생명을 지탱해주는 바탕이 된다. 태반은 태아에게 산소와 영양, 항체를 공급하고, 태아가 섭취하고 남은 물질을 모체에 되돌려주며, 임신을 지속시키는 호르몬을 만들어낸다. 태반에 생긴 이상이 원인이 되어 사산이나 신생아사망으로 이어지는 경우는 전체 사산 및 신생아사망 가운데 15~25퍼센트로 알려져 있다.

태반에 생길 수 있는 이상으로는 다음의 세 가지가 가장 흔하다.

태반부전 이름에서 알 수 있듯이 태반부전은 태반이 태아에게 필요한 만큼의 영양과 산소를 공급해주지 못하는 것을 뜻한다. 이러한 증상은 두 번째 이후의 임신보다 첫 번째 임신에서 일어나는 경우가 더 많다. 이는 태반이 충분히 발육되지 않은 경우, 제대로 기능하지 않는 경우, 태아의 성장에 맞추어 자라지 못하는 경우, 모체가 고혈압을 비롯해 순환기 계통의 활동을 저해하는 질병에 걸려 있을 경우 등에 발생한다. 또한 태아가 빠르게 성장함에 따라 필요한 산소와 영양이 많아지는 임신 28주 이후에 가장 잘 발생한다. 안타깝게도 태반부전이 일어나고 있음을 미리 알 수 있는 징후는 거의 없다.

그러나 이전에 태반부전으로 아기를 잃은 경험이 있는 여성이라면 그 이후 임신에서 더욱 집중적인 검사를 받게 될 것이다. 초음파검사를 더 자주 받고, 일반적인 태아심박검사(비수축검사)를 비롯해 탯줄과 태반의 혈류를 측정하는 혈류검사를 받을 수 있다.

태반조기박리 태반조기박리는 태반의 부분이나 전체가 태반과 자궁내벽 사이에서 출혈이 발생해 자궁내벽에서 분리되는 것을 말한다. 이는 태아에게 산소와 영양이 공급되는 것을 막거나, 공급되는 양을 감소시킨다. 태반조기박리는 임신 150건 중 한 건꼴로 일어난다. 두세 번의 출산 경험이 있는 임신부, 임신성 고혈압이나 만성 고혈압이 있는 임신부, 이전에 태반조기박리를 경험한 임신부, 임신 중 복부에 타격을 받은 임신부, 흡연자인 임신부(흡연은 전체 태반조기박리의 원인 중 40퍼센트를 차지한다.), 코카인을 복용하는 임신부, 이전에 양막파열을 경험한 임신부에게서 많이 발생한다.

부분박리는 임신한 동안 간헐적인 출혈이 나타나는 증상이 있으며, 완전박리는 모체와 태아의 생명 모두에 위협이 될 수 있는 응급상황이다. 이전 임신에서 태반조기박리를 경험했다면 다음 임신에서 재발할 가능성은 8분의 1 정도가 된다.(모든 임신 여성에게 태반조기박리의 가능성이 100~200명 중 한 명꼴이라는 점과는 사뭇 대조적이다.) 안타깝게도 집중적인 태아감시를 해도 태반조기박리를 미리 알아내기는 어렵다.

전치태반 전치태반은 임신 여성 200명 중 한 명꼴로 나타나며, 출산 경험이 여러 번 있는 여성일수록 자주 발생한다. 이는 태반이 자궁 아랫부분에 착상해 자궁경관을 부분 또는 전체적으로 막는 상태를 말한다. 임신 말기에 자궁 하절부가 늘어나기 시작하면서 태반이 자궁내벽에서 분리될 수 있으며, 이에 출혈이 동반될 수 있다. 자궁경관이 열림에 따라 자궁내벽에서 태반이 분리되는 현상이 지속되면 태아에게는 산소공급이 끊어지고, 임신부는 출혈의 위험에 놓인다.

연구자들이 밝혀낸 전치태반의 위험요인들로는 다음과 같은 것이 있다. 이전에 전치태반으로 자궁내막에 상처가 났을 경우, 인공 임신중절을 한 경험이 있는 경우, 제왕절개수술 경험이 있는 경우, 출산횟수가 많은 경우, 자궁 내 공간이 적은 임신의 경우, 고혈압이나 당뇨, 자궁근종 같은 질환을 앓고 있는 경우, 다태임신의 경우, 흡연자나 오락성 약물복용자인 경우, 임신부가 40세 이상인 경우 등이다. 전치태반으로 사산한 적이 있는 여성은 그 다음 임신에서는 태반의 위치를 확인하기 위해 초음파검사를 받게 된다. 초음파검사 결과 다시 전치태반인 것으로 밝혀지면 임신 37주 즈음(보통 양수검사를 통해 태아의 폐가 충분히 자랐음을 확인하는 시점이다.)에 제왕절개수술을 하게 될 것이다.

자궁이상

자궁이상은 사산의 원인이 되며, 일부의 경우 조기진통을 일으켜 충분히 성장하지 않은 태아가 태어날 수 있다.(조기진통에 대해서는 4장 '영아사망에 대한 진실'에서 더 자세하게 다룰 것이다.) 자궁이상이 있는 모체의 태아는 태내에서, 혹은 분만 중에 죽는다. 그렇지 않은 경우에는 태어난 직후 죽게 된다.

주요한 자궁이상으로는 다음과 같은 것이 있다.

자궁경관무력증 근육조직과 결체조직이 적절한 비율로 결합해 탄탄한 링을 이루는 자궁경관이 너무 이른 시기에 열리는 자궁경관무력증은 임신 제2삼분기의 태아사망 중 약 15퍼센트의 원인이 된다. 자궁경관무력증으로 태아가 죽을 위험이 가장 높은 시기는 임신 16~24주 사이다. 자궁경관무력증을 겪을 가능성이 높은 여성은 다음과 같다. 이전에 여러 번 유산하고 확장 소파수술D&C을 받은 여성(반복적인 자궁경관 확장은 근육조직과 결체조직 섬유를 약화시켜 탄력을 잃게 하기 때문이다.), 인공 임신중절을 포함해 임신 제2삼분기 태아사망을 여러 번 경험한 여성, 전에 고위험 겸자분만을 한 적이 있거나 태아가 거대하여 조기분만한 경험이 있는 여성, 다태임신한 여성(태아의 과체중으로 자궁경관이 이른 시기에 열릴 수 있다.), 자궁경관의 암세포나 전암前癌세포암으로 진행될 수 있는 세포를 말한다.─옮긴이를 제거하기 위해 자궁경관 원추형생검술을 받은 적이 있는 여성, 자궁경관에 선천적 이상이 있는 여성, 어머니가 임신 중 유산방지제인 디에틸스틸베스트롤DES을 복용한 여성(디에틸스틸베스트롤을 복용한 여성 가운데 일부의 경우 딸에게 자궁결손이 발생한다는 사실이 나중에 밝혀졌다.) 등이다.

대개 자궁경관무력증의 첫 번째 증상은 조기양막파열로, 출혈을 동반할 수 있다. 그 뒤 짧고 비교적 고통이 없는 분만이 이어지게 된다.

이전에 자궁경관무력증을 경험했다면 그 다음 임신에서는 임신 초기에 검사를 받게 된다. 이는 자궁경관이 열리거나 얇아지기 시작했는지를 확인하기 위한 것이다. 임신 14~16주가 되면 아기가 태어날 준비가 될 때까지 자궁경관이 열리지 않게 하기 위해 자궁경관의 끝을 묶어주는 자궁경관봉합술을 받게 된다.(자궁경관봉합술을 받는 동안 전신마취나 척추마취를 받는다.) 수술은 비교적 간단하다. 병원에서는 대개 수술을 받은 뒤 조기진통이나 감염이 발생하지 않도록 침상안정과 약물처방을 권장한다. 제왕절개수술을 받을 계획이라면 이후에도 계속 봉합을 풀지 않는다.(자궁경관의 봉합을 풀지 않았다고 해서 이후 임신하는 데 문제가 되지는 않는다.) 정상분만을 할 예정이라면 진통이 시작되기 전이나 진통 초기에 봉합을 풀게 된다.(봉합을 풀지 않은 채로 진통이 오래 지속되어서는 안 된다. 자궁이 파열될 수 있기 때문이다.) 자궁경관봉합술의 성공률은 85~90퍼센트다.

자궁근종 자궁근종은 자궁 내벽에 부드러운 근육조직이 뭉쳐 생기는 양성종양이다. 근종은 팥알 크기만큼 작은 것도 있고 오렌지나 포도알만큼 큰 것도 있다. 이는 폐경 전 여성의 약 20퍼센트가 경험하는 아주 흔한 질병이며, 임신에 아무런 영향을 미치지 않는 경우도 있다. 그러나 특히 근종의 수가 많거나 그 크기가 클 경우에는 임신상실을 유발할 수 있다. 임신 중에 에스트로겐 수치가 높아지면서 근종 역시 급속도로 자라기 때문에, 자라난 근종이 자궁 내부를 일그러뜨려 배아의 적절한 착상을 막고 태아에게 공급되는 혈액을 방해할 수 있다. 또한 산모에게 조기진통을 유발할 수도 있다. 자궁근종은 나이 든 여성이나 아프리카 및 인도 서부 계통의 여성에게서 더 잘 나타난다.

전에 자궁근종으로 사산한 적이 있다면 의사는 다음 임신을 시도하기 전에 자궁 내 근종을 제거하는 수술을 권할 것이다. 이 수술 과정에서 생긴 반흔조직이 자궁내벽을 약화시켜 다음 임신 때 자궁파열이 일어날 수 있는 위험이 다소 존재한다. 다행히 이러한 위험은 매우 적지만, 수술 여부를 결정할 때 이 점에 대해 의사와 반드시 상의해야 한다.

자궁기형 태어날 때부터 자궁이 기형인 여성은 정상적으로 임신을 지속시키기 어려운 경우가 많다. 예를 들어 자궁이 둘로 나뉜 여성(쌍각자궁), 혹은 자궁이 둘로 나뉘지는 않았지만 가운데 막이 있는 여성(중격자궁)은 자궁 내에 태아가 자랄 공간이 충분치 않을 수 있다. 이는 태아가 생명을 유지할 수 있을 만큼 충분히 자라기도 전에 산모의 조기진통을 유발할 수 있다. 또한 태반이 자궁의 일부에만 착상해 원활한 혈액공급이 이루어지지 않아 태반부전이 일어날 위험도 더 높다.

자궁기형은 임신 4~6개월 사이에 가장 많은 문제를 일으킨다. 안타깝게도 자궁기형은 임신 이전에 감지하기 어려운 경우가 많다. 임신 제2삼분기에 임신상실을 겪은 적이 있는 여성은 다음 임신을 하기 전에 자궁난관조영술—자궁 안으로 조영제를 주입하여 엑스선 촬영을 하는 검사법—을 받게 될 수 있다. 이 검사 결과 자궁에 구조적 문제가 있는 것으로 드러나면 교정 수술을 받는 것이 좋다.

다만 안타까운 점은, 이런 종류의 수술이 모두 성공적이지만은 않다는 것이다. 게다가 큰 상처가 생길 경우 수정란이 자궁에 착상하는 데 방해가 되기도 한다. 또한 많은 경우는 아니지만 다음 임신 중에 반흔 조직이 파열될 위험도 있다. 일부 의사들은 태아가 충분히 자랄 만큼 자궁이 늘어날 수도 있기 때문에 수술하지 않고 다음 임신을 시도해보라고 권장하기도 한다. 중격자궁이나 쌍각자궁을 교정하는 수술을 받지 않고 다시 임신하기로 했다면 조산의 가능성을 염두에 두어야 한다. 이는 고위험임신 전문의를 찾아가야 하며, 최첨단 기술의 신생아 집중 치료시설이 있는 병원에서 분만해야 한다는 뜻이다.

탯줄이상

탯줄은 임신 중 태아와 산모를 이어주는 생명선이다. 탯줄을 통해 태아에게 산소와 영양이 공급되고, 또한 태아에게서 나온 노폐물이 밖으로 빠져나온다. 어떤 식으로든 태아에게 산소와 영양을 공급하는 데 장애가 생긴다면 태아는 죽게 된다.

정상 탯줄은 동맥 두 가닥과 정맥 한 가닥이 합쳐져서 만들어진다. 일부의 경우 동맥 한 가닥과 정맥 한 가닥만으로 이루어진 탯줄을 가지고 건강한 아기가 태어나기도 하는데, 이러한 아기에게는 치명적인 선천적 결손이 있을 수 있다. 동맥 두 가닥과 정맥 한 가닥은 워튼 젤리

Wharton's Jelly라는 두꺼운 젤리 같은 물질에 싸여 있다. 워튼 젤리는 탯줄 안의 혈관을 보호하거나 눌리는 것을 막는 역할을 한다. 워튼 젤리가 너무 얇은 탯줄은 눌리거나 꼬이거나 매듭이 생기기 쉬우며, 이는 사산의 원인이 될 수 있다.

탯줄이상이 사산으로 이어지는 대표적인 경우는 다음과 같다.

- 단일탯줄동맥 정상 탯줄은 동맥 두 가닥과 정맥 한 가닥으로 이루어져 있지만, 전체 임신 가운데 1퍼센트의 경우 탯줄동맥이 하나뿐이다.(이는 태아에게 특정 종류의 이상이 있을 수 있다는 뜻이다.) 단일탯줄동맥은 자궁 내 발육지연이나 조산을 유발할 가능성이 크며, 정상탯줄인 경우보다 사산율이 두 배나 높다.

- 직선탯줄 직선탯줄(건강한 탯줄은 전화선처럼 구불거림이 있다.)은 워튼 젤리가 부족할 경우 생기며, 이는 탯줄이 눌리는 것을 비롯해 여러 가지 탯줄사고를 유발할 수 있다.

- 탯줄부착이상 탯줄은 보통 태반 중앙이나 그 주위에 붙게 되는데, 때때로 태반이 아니라 양막(양수로 가득 채워진 커다란 주머니)에 부착되는 경우가 있다. 이는 보통 탯줄난막부착으로 알려져 있다. 탯줄난막부착은 전체 임신의 약 1퍼센트로 상당히 흔한 편이지만, 사산으로까지 이어지는 경우는 매우 드물다. 보통은 양막이 파열될 때 태반의 혈관이 분리되면서 사산이 일어난다.

- 전치혈관 전치혈관은 탯줄난막부착으로 탯줄 혈관이 자궁경관을 가로지를 때 일어나는 매우 드문 증상이다. 이 경우 혈관을 보호할 워튼 젤리가 전혀 없기 때문에 양막이 파열될 때 혈관이 아기의 무

게에 눌리거나 파열되기 쉽다. 이는 그 즉시 태아긴박증이나 태아 사망으로 이어질 수 있다.

• 탯줄탈출 탯줄탈출은 분만 중 탯줄이 아기보다 먼저 질 안, 혹은 질 밖으로 나오는 것을 말한다. 이는 태아의 머리가 산도에 충분히 진입하지 않았는데 양막이 파열될 경우 발생한다. 탯줄탈출은 두 가지 이유로 위험하다. 우선 분만 중 아기의 머리가 산모의 골반을 누르면서 탯줄이 눌릴 수 있기 때문이고, 탯줄의 젤리 같은 부분이 공기와 닿아 딱딱해지면 태아에게 혈액공급이 끊길 수 있기 때문이다. 대부분의 경우 자궁수축이 일어나는 동안 태아 심박 수의 변화를 관찰함으로써 탯줄탈출을 감지할 수 있다. 대개 응급 제왕절개수술이 이루어진다. 탯줄탈출은 둔위분만분만 시 태아의 머리보다 엉덩이 쪽이 먼저 나오는 것을 말한다.─옮긴이이나 탯줄이 평균 55센티미터보다 지나치게 길 경우 더 자주 발생한다.

• 탯줄결절 탯줄결절탯줄에 매듭이 생기는 것을 말한다.─옮긴이은 아기가 자궁 안에서 돌아다닐 때 일어날 수 있다. 진결절(위결절의 반대말로, 위결절은 단순히 탯줄 안에 있는 혈관이 뭉친 것이다.)은 전체 임신 중 약 1퍼센트에 해당하며, 그 가운데 아기에게 문제를 일으키는 경우는 6퍼센트 정도다. 이 경우 진결절이 아기에게 산소공급을 방해해 사산을 유발할 수 있다. 진결절은 특히 단일양막 쌍태아(태아 둘이 같은 양막 주머니에 들어 있는 경우다.) 임신이나 탯줄이 지나치게 길 경우 잘 나타난다.

• 탯줄을 목에 감고 있는 경우 건강한 아기도 목에 탯줄을 감고 태어나는 경우가 많다. 그러나 극소수의 경우, 특히 탯줄이 태아의

목을 여러 번 감고 있을 경우는 태아사망이나 분만 중 태아긴박증 같은 탯줄사고로 이어질 수 있다. 이런 종류의 탯줄사고는 출산 이전에 감지되거나 예방할 수 있다.

- 탯줄 꼬임 아기가 자궁 안에서 움직이면서 탯줄이 다소 꼬이는 것은 흔히 일어나는 일이지만, 드문 경우 탯줄이 꼬여 모체에서 태아에게로 가는 산소공급이 막히기도 한다.
- 탯줄협착 탯줄협착은 탯줄의 특정 부분에 워튼 젤리가 부족할 때 생긴다. 그 결과 모체에서 태아에게 산소를 공급하는 데 어려움이 생길 수 있다.
- 양막대증후군 양막조직이 끈처럼 뭉쳐져 태아의 몸 전체나 혈류 일부를 막는 양막대증후군은 태아의 사지기형을 초래할 수 있는데, 이와 같은 양막대가 탯줄에 형성될 경우 태아에게로 전해지는 산소를 막아 태아사망을 야기할 수 있다.

다태임신에 따른 합병증

다태임신을 한 여성들은 한 명 또는 그 이상의 태아를 잃을 위험이 더 높다. 다태임신의 경우 대다수의 임신상실이 임신 제1삼분기에 일어나지만, 임신 제2삼분기나 제3삼분기, 혹은 아기의 출생 직후에도 일어날 수 있다.

다태임신을 한 여성은 태반조기박리, 탯줄사고(이는 특히 태아 둘이 같은 양막 주머니 안에 있을 때 잘 일어난다.), 쌍태아간 수혈증후군(쌍태아 가운데 한 아기가 다른 아기보다 훨씬 빠른 성장률로 자라 태아 한쪽 내지 둘 모두의 죽음을 야기하는 것이다.) 등으로 하나 및 그 이상의 태아를 잃을 수 있다. 또한 임신성 고혈압, 자간전증, 양수과다증, 자궁 내 발육지연, 조산, 선천적 결손이 있는 아기의 출산 등 다양한 임신합병증이 발생할 위험도 높다.

연구에 따르면 다태임신의 0.5~1퍼센트 정도에서는 적어도 한 아기가 사망한다고 한다. 특히 두 태아가 같은 양막 주머니에 들어 있을 때 사고율이 더 높다.

분만 중 사망

대부분의 사산을 살펴보면 태아는 분만이 시작되기 전에 죽지만, 가끔 분만 도중에 죽는 경우도 있다. 분만 중 태아가 필요한 만큼 산소를 공급받지 못하면 태아긴박증이 일어날 수 있다. 진통이 오래 지속되며 자궁수축이 지나치게 자주 오는 경우, 태반이나 탯줄에 문제가 있는 경우, 그 밖에 태아의 건강 상태가 좋지 않은 경우(대부분 선천적 이상으로 인함) 일어날 가능성이 더 크다. 태아긴박증이 발생할 경우 태아는 충분한 산소를 공급받지 못해 산혈증(혈액 내 산과 염기의 평형이 깨져 산성이 된 상태다.)이나 심장박동수 이상을 보일 수 있으며 치료하지 않으면 사망할 수 있다.

양수에서 태변이 발견되는 것 역시 태아가 태아긴박증을 앓고 있다는 표시일 수 있다. 태아긴박증에 걸린 태아의 몸은 산소공급을 뇌로 집중시킨다. 그 결과 다른 부위의 근육이 이완되어, 태아의 장에서 태

변—태아의 첫 변—이 양수로 배출되는 일이 발생한다. 태아긴박증을
예측할 수 있는 또 다른 징후로는 비정상적으로 빠르거나 느린 태아 심
장박동, 자궁수축과 관련된 태아심박률 감소, 시간 경과에 따른 평균
심박률 감소 등이 있다. 심각한 태아긴박증은 태아를 다치게 할 수 있
으며 최악의 경우 사망으로 이어질 수 있다.

지금까지 분만 이전에 일어날 수 있는 태아사망에 대해 살펴보았다.
다음 장에서는 아기가 태어난 이후에 일어나는 사망 중에서 신생아기
및 영아기에 일어나는 사망에 대해 알아보자.

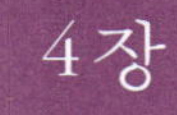

4장

영아사망에 대한 진실

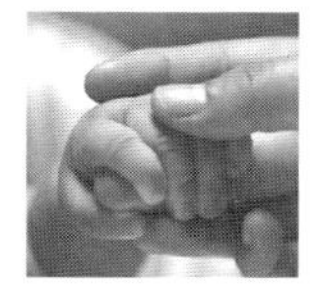 해마다 많은 부부들이 힘겨운 출산 끝에 건강한 아기를 품에 안는 기쁨을 맛보지만, 모든 출산이 행복한 결말로 이어지는 것은 아니다. 지금까지 신생아 의학이 눈부시게 발전한 것을 생각한다면 믿기 어렵겠지만, 해마다 미국에서 태어난 신생아 약 400만 명 가운데 1퍼센트 미만, 즉 1000명의 아기 중 7.25명은 첫돌을 맞지 못하고 죽는다.

이 장에서는 영아사망의 주요 원인을 자세히 살펴보고, 영아사망을 막을 수 있는 방법이 있다면 무엇인지 알아보려고 한다.

생후 1년 사이에 일어날 수 있는 일

현재의 의료과학이 최첨단 장비를 자유자재로 사용할 수 있는 단계에 이르렀지만, 그래도 여전히 풀지 못하는 문제는 남아 있다. 아기가 심각한 기형 및 치명적인 질병을 가지고 태어나거나, 생후 1년 사이에 이런 문제가 나타날 경우에는 고도의 훈련을 받은 전문의라고 해도 아기의 생명을 구할 방법을 알지 못한다.

아기가 태어난 뒤 1년 동안 일어날 수 있는 문제들을 살펴보면, 그렇게 많은 아기들이 건강하게 태어난다는 사실이 더욱 경이롭게 느껴질 정도다. 부록 1에는 1997년 한 해 동안 미국에서 일어난 영아사망 2만 8045건의 원인이 정리되어 있다.

신생아기에 일어나는 사망의 원인

미국 국립보건통계센터 National Center for Health Statistics에 따르면 영아 사망은 신생아기(생후 28일까지)에 가장 많이 일어난다. 1997년, 미국에서 일어난 2만 8045건의 영아사망 중 1만 8524건의 사망이 신생아기에 일어났다.

생후 첫 달이 왜 영아들에게 가장 위험한 시기인지는 어렵지 않게 알 수 있다. 10개월 동안 모체에 의존해 생명을 유지하던 아기는 태어나면 갑작스레 자신의 신체체계에 의존해 살아남아야 한다. 아기의 대부분은 자궁 밖의 삶에 놀랍도록 잘 적응한다. 폐는 공기로 채워지고, 여러 가지 신체체계가 만들어진 쓰임새에 맞게 작동하기 시작한다. 하지만 모든 일이 이렇게 순조롭게 진행되는 것은 아니다. 아기가 심각한 선천적 결손이나 질환으로 생후 며칠, 혹은 몇 시간을 넘기지 못하고 죽는 경우가 있기 때문이다.

다음 〔표1〕에서 볼 수 있듯이 선천적 기형은 신생아기에 일어나는 1만 8524건의 영아사망 중 거의 25퍼센트의 원인이 된다. 임신 및 출산 관련 합병증, 호흡 이상, 감염, 영아돌연사증후군SIDS 역시 생후 첫 달 동안 일어나는 영아사망의 주요 원인이다.

신생아기 이후 영아사망의 원인

아기가 일단 신생아기를 지나면(즉 생후 28일 이후) 사망률은 현저하게 줄어든다. 영아돌연사증후군은 이 기간에 발생하는 사망의 가장 주요

【표1】 생후 28일 동안 일어나는 영아사망의 주요 원인

원인	수치	퍼센트
1. 선천적 기형	4,476	24.2
2. 단기 임신과 상세불명의 저체중 관련 질환	3,867	20.9
3. 모체의 임신합병증	1,237	6.7
4. 호흡곤란증후군	1,226	6.6
5. 태반, 탯줄, 양막합병증	946	5.1
6. 주산기 임신 29주~ 생후 1주까지의 기간을 말한다.—옮긴이 감염	737	4.0
7. 자궁 내 저산소증 및 태아질식	422	2.3
8. 신생아출혈	336	1.8
9. 분만 시 외상 태아가 산도를 통과할 때 받은 강한 압박이나 겸자 사용 등으로 신체에 손상을 입는 것을 말한다.—옮긴이	182	1.0
10. 영아돌연사증후군	182	1.0

출처: *National Vital Statistics Reports*, vol. 47, no. 19, June 30, 1999.

한 원인이다. 이 시기에 일어나는 사망의 다른 주요 원인들로는 선천성 기형, 사고 및 부작용, 또는 흔치 않은 경우이기는 하지만 폐렴이나 독감이 있다.(92쪽 표2 '생후 28일 이후 발생하는 영아사망의 주요 원인'을 참조하라.)

【표2】 생후 28일 이후 발생하는 영아사망의 주요 원인

원인	수치	퍼센트
1. 영아돌연사증후군	2,809	29.5
2. 선천성 기형	1,702	17.5
3. 사고 및 부작용	678	7.1
4. 폐렴 및 독감	324	3.4
5. 영아살해 및 법적 개입	281	3.0
6. 패혈증	196	2.1
7. 기관지염 및 모세기관지염	105	1.1
8. 악성종양	82	0.9
9. 수막염	77	0.8
10. 호흡곤란증후군	75	0.8

출처: *National Vital Statistics Reports*, vol. 47, no. 19, June 30, 1999.

지금까지 신생아기 및 영아기에 일어날 수 있는 문제들을 개략적으로 살펴보았다. 이제 신생아 및 영아사망의 원인에 대해 더 자세하게 알아보자.

선천성 기형

미국 국립보건통계센터에 따르면 생후 1년간 발생하는 사망의 주요

【표3】 1997년 영아사망의 주요 원인 *

원인	수치	퍼센트
1. 선천성 기형	6,178	22.0
2. 조산 및 저체중	3,925	14.0
3. 영아돌연사증후군	2,991	10.7
4. 호흡곤란증후군	1,301	4.6
5. 임신합병증 관련 이상	1,244	4.4
6. 태반, 탯줄, 양막합병증	960	3.4
7. 사고	765	2.8
8. 주산기감염	777	2.7
9. 폐렴 및 독감	421	1.6
10. 자궁 내 저산소증 및 태아질식	452	1.5

출처: *National Vital Statistics Reports*, vol. 47, no. 19, June 30, 1999.

원인은 선천성 기형이다. 실제로 1997년 한 해 동안 미국에서 태어난 388만 894명의 신생아 중 6178명이 선천성 기형으로 죽었다.(표 3 '1997년 영아사망의 주요 원인'을 참조하라.) 사망의 원인이 되는 선천성 기형으로는 무뇌증·척추갈림증·뇌수종 같은 신경관결손, 심장 및 여타 호흡기계

* 신생아의 약 4퍼센트는 선천성 기형을 갖고 태어난다. 선천성 기형은 아기의 건강에 거의 영향을 미치지 않는 경미한 이상에서부터 생명에 지장을 주는 것까지 여러 형태가 있다. 특정 종류의 기형은 산전검사(즉 알파태아단백질검사, 초음파검사, 양수검사, 융모막 융모 생검법 등)를 통해 진단되지만, 모든 경우가 다 진단되는 것은 아니다.

결손, 호흡기계와 소화계, 비뇨생식기계 및 근골격계 이상, 다운증후군
과 같은 염색체이상 등이 있다.

신경관결손

'신경관결손'은 척수와 뇌의 기형을 가리키는 말이다.(임신 후 15~25일 사이, 기관이 처음 형성되기 시작할 때의 뇌와 척수를 합쳐 '신경관'이라고 한다.) 1997년 한 해 동안 500명 이상의 아기들이 신경관결손으로 사망했다. 그중 344명은 무뇌증을 비롯한 여타 기형으로 죽었고, 48명은 척추갈림증으로, 146명은 선천적 뇌수종으로 죽었다.

신경관결손의 기본적인 유형으로는 아래의 세 가지가 있다.

- 무뇌증 무뇌증은 임신 첫 2~3주 동안에 형성되어야 하는 뇌의 윗부분과 아랫부분 대부분이 형성되지 않은 것을 말한다. 일부의 경우 두개골 또한 기형이며, 머리 윗부분의 모양이 이상할 수 있다. 무뇌증 태아는 일부의 경우 유산되거나 사산된다. 살아서 태어나도 출산 직후 몇 시간이나 며칠 안에 죽는다.
- 척추갈림증 척추갈림증은 척주脊柱 안에 있는 추골이 척수 주변에서 제대로 닫히지 않는 것을 말한다. 어떤 경우는 척수의 일정량이 몸 밖으로 튀어나오기도 한다. 그 결과 결손이 일어난 추골 아래가 마비될 수 있다. 척수 결손이 척주 윗부분에 일어난 경우 호흡근이 기능할 수 없다.
- 뇌수종 뇌척수액이 뇌 안에 쌓이는 것을 말한다. 뇌척수액의 압

력으로 뇌조직이 부어오르고 두개골의 연골이 밀려나기 때문에 아기의 머리가 점점 커진다. 뇌수종에 걸린 태아는 사산되거나 유산되며 태어난 직후 죽기도 하지만, 생존하는 경우도 있다. 염색체이상이나 척추갈림증을 가진 아기들에게 많이 발생하며, 톡소플라스마증 같은 감염에 의해서도 발생할 수 있다. 미숙아의 뇌실내출혈 또한 뇌수종의 원인이 된다. 드문 경우(특히 태아가 남자아이일 경우) 유전될 수 있다.

위험요소　신경관결손은 부모에게 신경관결손 가족력이 있을 때 더 잘 나타난다. 유럽인 및 스칸디나비아인종에서 더 잘 나타나며, 아프리카인이나 아프로─카리브 혈통에서는 잘 나타나지 않는다.

척추갈림증이나 무뇌증의 아기를 낳은 적이 한 번 있는 부부는 앞으로 임신할 때 아기가 이와 같은 병에 걸릴 가능성이 25분의 1 정도 된다. 이런 종류의 신경관결손을 가진 아기를 낳은 적이 두 번 있는 부부는 같은 일이 일어날 가능성이 7분의 1 정도 된다.

뇌수종이 있는 아기를 낳은 적이 한 번 있는 대부분의 부부들은 다음 임신에서 태아가 또 뇌수종에 걸릴 가능성은 평균보다 높지 않다.

예방과 치료　연구에 따르면 임신을 하기 전 2~3개월 동안이나 임신 기간에 엽산을 적절히 섭취하면 신경관결손을 가진 아기를 낳을 확률이 50~70퍼센트 줄어든다고 한다. 가임기의 모든 여성에게 날마다 적어도 0.4밀리그램의 엽산 섭취를 권장하지만, 특히 신경관결손을 가진 아기를 낳은 적이 있으며 가까운 시기에 임신을 계획하고 있는 여성이라면, 매일 권장량의 열 배인 4밀리그램의 엽산을 섭취하는 것이 좋다.

신경관결손으로 아기를 잃은 적이 한 번 이상이라면, 다음 임신에서는 산전검사를 받는 것이 도움이 될 수 있다. 대부분의 심각한 신경관결손은 알파태아단백질검사나 양수검사, 초음파검사를 통해 분만 이전에 감지할 수 있다.(이러한 태아검사의 장점과 단점에 대해서는 11장 '산전검사에 대하여' 에서 자세히 논의하겠다.)

심장 및 여타 순환기계 기형

1997년 미국에서 태어난 아기 가운데 1760명이 선천적 심장기형으로 죽었다.

심장은 놀랍도록 복잡한 기관으로, 당연히 신생아의 생존에 직결된다. 심장은 처음 만들어질 때 배아 안의 텅 빈 관으로 시작해 둘로 나뉘고, 다시 둘로 나뉘어 네 개의 방으로 이루어진다.

좌심형성부전증후군HLHS과 같은 심장기형이 있는 아기는 자궁 안에 있는 동안에는 잘 자라지만, 태어나면 2~3일 안에 죽는다. 이것은 아기의 순환기계가 자궁 안에 있을 때와 태어났을 때 서로 다르게 기능하기 때문이다. 심각한 심장기형이 있는 아기의 신체체계는 모체 밖에서 삶을 유지해야 하는 변화에 잘 적응할 수 있도록 만들어지지 않았다.

선천적인 심장결손으로는 다음과 같은 것들이 있다.

• 좌심형성부전증후군 좌심형성부전증후군은 치명적인 선천적 심장기형으로 발생빈도가 가장 높다. 이 증후군을 보이는 아기들은

좌심실이 매우 작고 덜 발달되어 있기 때문에 심장을 통해 폐로 들어갔다가 몸 전체로 전해지는 동맥혈의 양이 매우 적다. 이 증후군을 가진 아기들은 태어난 직후에는 건강해보이지만, 충분한 산소를 공급받지 못해 태어난 지 하루나 이틀 만에 죽는다.

- 대혈관전위 대혈관전위 역시 매우 흔한 선천적 심장결손이다. 이는 폐에 혈액을 공급하는 일을 하는 폐동맥과 몸 전체에 동맥혈을 공급하는 대동맥이 서로 뒤바뀌는 것을 말한다. 우리가 보통 알고 있는 것(대동맥은 좌심실에서, 폐동맥은 우심실에서 나오는 것)과 정반대로, 폐동맥과 대동맥이 서로 뒤바뀐 위치에서 나오기 때문에 몸은 두 개의 분리된 순환기계로 나누어지게 된다. 폐동맥과 폐정맥이 좌심실·좌심방을 계속해서 순환하므로 태아의 다른 기관에 동맥혈이 공급되지 못한다. 대혈관전위를 보이는 아기는 응급수술을 통해 생명을 건지는 경우도 더러 있지만, 대개는 태어난 직후 죽는다.
- 폐동맥판막폐쇄 우심형성부전증후군이라고도 하는 폐동맥판막폐쇄는 아기의 폐에 혈류가 차단되는 것을 뜻한다.
- 삼첨판폐쇄 삼첨판폐쇄는 우심방과 우심실 사이에 길이 전혀 없어 혈액이 통과하지 못하는 기형이다.
- 팔로4징후Fallot's tetralogy 팔로4징후는 아기의 심장에 구멍과 협착이 있어 폐에 혈류가 도달하지 못하는 기형이다.

위험요소 심장결손이 있는 아기를 한 번 낳은 적이 있는 여성은 심장결손이 있는 아기를 또 낳을 가능성이 2~3퍼센트 정도 된다. 임신부가 심장병을 앓고 있는 경우 심장결손이 있는 아기를 낳을 가능성은 5퍼센트까지 올라간다.

예방과 치료 차후임신에서 태아의 선천적 심장기형을 예방할 수 있는 경우는 한 가지뿐이다. 즉 태아가 모체의 배 속에 있을 때 특정 종류의 기형발생 물질(태아에게 심장결손을 일으키는 것으로 알려진 약물)이나 그러한 질병에 노출된 경우에만 예방이 가능하다. 이 밖에 모든 심장결손은 예방이 불가능하다.

심장결손을 가진 아기를 낳은 적이 한 번 있다면 다음 임신에서는 태아 심장초음파라는 특별한 초음파검사를 받게 될 것이다. 이 검사를 통해(임신 약 21주에 실시한다.) 자라는 태아에게 심장기형이 있는지 알아낼 수 있다.

하지만 모든 심장기형이 태아 심장초음파검사로 감지될 수 있는 것은 아니다. 일부 심장기형은 출생 이후 아기의 순환기가 완전히 기능하기 시작해야만 분명히 진단될 수 있다. 또한 수술로 교정할 수 있는 심장기형이 있는 것과 달리 수술이 불가능하거나, 다른 심각한 선천적 결손이나 염색체이상과 결합되어 있는 경우도 있다. 더욱이 아기들은 위험한 심장수술을 받기에는 너무 어리거나 건강 상태가 좋지 않아 고된 수술을 견디지 못하고 죽기도 한다.

기타 선천적 기형

호흡기계와 소화계, 비뇨생식기계 및 근골격계의 선천적 기형으로 인한 영아사망은 심장 및 순환기계의 선천적 기형으로 인한 영아사망

만큼 많지는 않다. 하지만 이런 문제 역시 언급하지 않고 넘어갈 수 없는 까닭은 해마다 상당수의 아기들이 이로 인해 목숨을 잃기 때문이다.(부록 1을 참조하라.)

모두는 아니지만, 이러한 기형의 일부는 출산 이전에 감지될 수 있다. 또한 일부의 경우에는 수술을 통해 태아나 신생아의 생명을 살릴 수도 있다. 예를 들어 배꼽탈장, 횡경막탈장, 요로폐쇄 등은 수술을 통해 교정이 가능하다.

반면 안타깝지만 아기의 기형이 너무 많이 진전되어 손을 쓸 수 없는 경우도 있다. 예를 들어 포터증후군 같은 경우 태아는 양쪽 콩팥이 없고 폐가 다 만들어지지 않은 상태로 태어난다. 자궁 밖에서 살 만큼 충분한 준비를 갖추지 못하고 나온 이러한 아기들은 태어난 뒤 하루나 이틀 만에 호흡부전으로 죽는다.

염색체이상

모든 일이 계획대로 된다면 아기는 두 개씩 짝지어진 염색체 스물세 쌍, 즉 모두 합해 46개의 염색체를 갖게 된다. 한 쌍의 염색체는 어머니와 아버지에게 각각 하나씩 물려받은 염색체로 이루어진다. 하지만 자연의 뜻에 거스르는 일이 생기면 아기는 비정상적인 수치의 염색체(즉 45개나 47개 또는 49개)를 갖거나 결함이 있는 염색체(염색체의 일부가 없어지거나 추가되는 등의 구조적 이상)를 지니게 된다.

염색체이상을 가진 대부분의 아기들은 임신 첫 2~3주 사이에 유산된다. 2장과 3장에서 언급했듯이 연구자들은 임신 제1삼분기에 이루

【표4】 영아에게서 나타나는 염색체이상 발생률

염색체이상	1000명의 아기 당 대략적인 비율(명)
상염색체 삼염색체증	
21번 삼염색체증	1.0
18번 삼염색체증	0.1
13번 삼염색체증	0.1
합계	1.2
성염색체이상	
남성	2.6
여성	1.3
합계	3.9
염색체 구조 재배열	
정배수체(균형)	1.9
홀배수체(균형)	0.5
합계	2.4

출처: *Williams Obstetrics*, nineteenth edition, by Cunningham et al. Norwalk, Connecticut: Appleton and Lange, 1993.

어지는 유산의 약 절반 이상이 염색체이상에 따른 것이라고 본다. 그러나 심각한 염색체이상을 가진 아기라고 해서 모두 임신 초기에 죽는 것은 아니다. 일부는 살아서 태어나지만, 다만 심장이나 신장, 소화기계를 비롯한 여타 기관들의 문제로 태어난 직후 죽게 된다.

염색체이상의 대표적인 유형으로는 다음과 같은 것들이 있다.

① 상염색체 삼염색체증(상염색체가 세 개인 경우)

- 13번 삼염색체증(파타우증후군)　13번 삼염색체증은 13번 상염색체가 하나 더 있는 것을 말한다. 이는 심장, 장기 및 비뇨생식기의 심각한 기형 또는 정신장애를 낳는다. 13번 삼염색체증을 가진 아기들 대부분은 유산되거나 사산되며, 살아서 태어난 아기들 대다수는 생후 1년을 넘기지 못하고 죽는다. 이는 신생아 1만 명에 한 명꼴로 나타난다.

- 18번 삼염색체증(에드워드증후군)　18번 삼염색체증을 가진 아기들은 18번 염색체가 하나 더 있다. 이는 심장과 신장 결손, 심각한 정신장애를 낳는다. 18번 삼염색체증을 가진 아기들은 대부분 사산되거나 유산되며, 살아서 태어난 아기들 대다수도 생후 1년을 넘기지 못하고 죽는다. 이는 신생아 1만 명에 한 명꼴로 나타난다.

- 21번 삼염색체증(다운증후군)　다운증후군으로 더 잘 알려진 21번 삼염색체증은 21번 염색체가 하나 더 있는 것을 말한다. 다운증후군은 대개 생명에 위협이 되지는 않지만, 심장이나 위장관계 등의 선천성 결손을 갖고 태어나는 경우가 많으며, 때문에 이러한 결손에 따른 합병증으로 사망할 위험이 높다. 다운증후군은 신생아 1000명에 한 명꼴로 나타난다.

② 성염색체이상

성염색체이상은 대개 X염색체나 Y염색체가 몇 개 더 있거나 없을 경우에 나타난다. 성염색체가 더 있어서 생기는 염색체이상으로는 대표적으로 클라인펠터증후군이 있다. 이 증후군이 있는 남자아이는 X염색체의 수가 두 개 이상이며, 불임과 간혹 경미한 정신지체증상을 보인다. 그러나 염색체가 없는 경우인 터너증후군만 유산과 연관이 있는 것으로 알려져 있으며, 그 외의 일반적인 성염색체이상은 사산이나 신생아사망의 위험과는 관계가 없다.

③ 염색체 구조 재배열

이는 염색체의 일부가 없어지거나, 염색체 안에서 유전자가 비정상적인 순서 및 위치로 배열된 것을 말한다. 태아에 미치는 영향은 이상이 있는 염색체가 어떤 염색체인지, 이상이 있는 부분이 얼마나 큰지에 따라 달라진다. 일부 임신이 정상적으로 진행되기도 하며, 사산이나 유산으로 끝나는 경우도 있다. 이러한 이상은 유전적인 요인으로 발생하기도 하고, 자연적으로 일어나기도 한다.

위험요소 염색체이상(특히 삼염색체증)을 가진 아기를 낳을 위험은 임신부의 나이가 많을수록 증가한다.

일단 수치만 보면 겁이 날지 모르지만, 통계를 객관적으로 받아들이자. 40대에 출산하는 수많은 여성들이 건강한 아기를 낳는다. 사실 45세의 여성이라 할지라도 염색체가 정상인 아기를 낳을 가능성은 충분히 높다.(95퍼센트)

그러나 염색체이상에서 나이가 유일한 위험요소인 것은 아니다. 특정 종류의 염색체이상은 가족 내에서 유전된다. 즉 어떤 이들은 날 때부터 여러 가지 이상 염색체를 만들어낼 소질을 물려받는 것이다. 어떤 종류의 염색체이상은—염색체 균형전위—유전 물질의 양은 정상이지

【표5】 다운증후군을 비롯해 기타 염색체이상이 있는 아기를 낳을 위험

임신부의 나이	다운증후군의 위험	모든 종류의 염색체이상의 위험
20	1/1667	1/526
21	1/1667	1/526
22	1/1429	1/500
23	1/1429	1/500
24	1/1250	1/476
25	1/1250	1/476
26	1/1176	1/455
27	1/1111	1/455
28	1/1053	1/435
29	1/1000	1/417
30	1/952	1/384
31	1/909	1/384
32	1/769	1/323
33	1/625	1/286
34	1/500	1/238
35	1/385	1/192
36	1/294	1/156
37	1/227	1/127
38	1/175	1/102
39	1/137	1/83
40	1/106	1/66
41	1/82	1/53
42	1/64	1/42
43	1/50	1/33
44	1/38	1/26
45	1/30	1/21
46	1/23	1/16
47	1/18	1/13
48	1/14	1/10
49	1/11	1/8

출처: *Merck Manual*(미국 제약회사 Merck사가 간행하는 의학정보자료—옮긴이), sixteenth edition.

만 배분이 알맞게 이루어지지 않아('전위') 일어난다. 그리하여 염색체 일부에는 유전 물질이 너무 적은 반면 다른 일부에는 유전 물질이 너무 많은 결과가 생긴다.

예방과 치료　염색체이상을 예방하는 것은 불가능하지만, 특정 종류의 염색체이상은 분만 이전에 감지될 수 있다. 따라서 부모에게 임신을 조기에 종결시킬 것인지 계속 진행시킬 것인지를 결정할 선택권을 줄 수 있다.＊ 이와 관련해서는 산전검사의 장단점을 다룬 11장 '산전검사에 대하여'에서 더 자세히 살펴볼 것이다.

조산 및 저체중

조산은 영아사망의 주요 원인 중 하나다. 1997년 한 해에만 무려 3925명의 아기가 조산으로 죽었다. 안타깝게도 조산의 문제는 더 심각해지고 있다. 미국 국립보건통계센터에 따르면 조산아의 수치는 1981년 이후로 20퍼센트 이상 증가했다고 한다.

조산아, 곧 임신 37주를 채우지 못하고 나오는 아기는 전체 신생아의 약 7퍼센트 정도다. 이러한 아기들은 호흡곤란증후군(이 증후군에 대해서는 111쪽에서 더 자세히 살펴볼 것이다.), 뇌실내출혈, 감염 등 조산관련 합병증을 겪을 위험이 있다.

＊ 이는 미국의 경우이며 우리나라는 이와 같은 선택권이 주어지지 않는다.—옮긴이

위험요소 어떤 여성들은 조산할 가능성이 특히 높다. 다음과 같은 경우가 이에 해당한다.

- 임신부가 20세 이하이거나 35세 이상일 때
- 자궁경관 원추형생검술(자궁경관의 일부 조직을 원추형으로 떼어내는 것)을 받은 적이 있는 여성
- 다태임신의 경우(이 경우 진통은 보통 32~34주 사이에 시작된다.)
- 태아에게 심각한 선천적 기형이 있는 경우
- 만삭 전 양막파열PPROM 임신 37주 전에 양막이 터지는 것을 말한다.—옮긴이 이나 전치태반, 태반조기박리를 경험한 적이 있는 여성
- 자궁경관무력증, 자궁근종, 자궁기형, 양수과다증 진단을 받은 여성
- 임신한 동안 유산방지제인 디에틸스틸베스트롤을 복용한 어머니에게서 태어난 여성
- 요로감염이나 기타 다른 감염을 갖고 있을 경우(열의 유무는 상관없음)
- 생활습관이 건강하지 못한 여성(음식 섭취가 양호하지 않은 여성, 스트레스를 많이 받는 여성, 흡연자, 불법 약물복용자 등)
- 조산의 원인이 될 수 있는 건강 상태가 전부터 지속되어온 경우(당뇨병, 신장질환, 심혈관 질환 등)
- 전에 조산한 적이 있는 여성(조산한 경험이 한 번 있는 여성은 다음 임신에서 조산할 확률이 15퍼센트로, 이는 전에 조산한 적이 없는 여성보다 세 배 높은 수치다. 조산한 적이 두 번 이상인 경우는 위험도가 32퍼센트로 올라간다.)

안타깝게도 조산의 절반 이상은 아직 그 원인이 밝혀지지 않고
있다.

예방과 치료 모든 조산을 예방하는 것은 불가능하지만, 안전하게 만기
에 출산할 수 있는 가능성을 높이는 방법은 있다.

- 조산을 유발하는 것으로 알려져 있거나 짐작되는 성병감염균(마
이코플라스마, 유레아플라스마 및 기타 세균성질염을 일으킬 수 있는 세균)을 피
한다.
- 요로감염에 걸렸을 경우 즉시 치료한다.
- 체온이 너무 높아지는 일이 없도록 하며, 무엇보다 높은 열로 약
물처방을 받는 일이 없도록 한다.(임신 기간 중 임신부의 높은 체온은 자궁
을 자극해 수축이 시작되게 할 수 있다.)
- 다치지 않도록 조심하고 안전벨트를 너무 세게 매지 않는다.
- 임신 기간 중 건강한 생활습관을 유지한다.(금연을 실천하고, 불법 약물
을 복용하지 않는다.)

조산한 경험이 있는 임신부라면, 담당의사는 이번에 더욱 집중적
인 태아감시를 할 것이며, 또 조산할 가능성이 있는지 알아보기 위
해 다음의 네 가지 검사 중 일부를 실시할 것이다.

- 세균성질염 선별검사 연구결과에 따르면 세균성질염(비릿한 냄새가
나며 우윳빛이 도는 묽은 분비물이 나오는데, 이는 질 내의 혐기성세균에 의해 만들어

지는 것이다.)을 앓고 있는 여성은 조기진통, 조기양막파열, 또는 조
산의 위험이 높다.

• 태아 피브로넥틴 정량검사fFN　임신 24~34주 사이에 실시하는 태
아 피브로넥틴 정량검사는 자궁경관세포진검사와 비슷하다. 양막
이 아직 파열되지 않았으며, 자궁경관이 3센티미터 이상 열리지
않은 임신부에게 실시한다.

• 타액 에스트리올 검사SalEst　타액 에스트리올 검사는 타액검사다.
임신 22~36주 사이에 실시하며 고위험임신으로 여겨지는 임신부
(즉 다태임신한 경우나 전에 조기진통을 겪은 적이 있는 임신부를 말한다.)에게 조
산의 가능성이 있는지 확인할 수 있다. 이 검사는 조기진통 여부를
예측하는 데는 매우 정확하지만, 조산 여부는 그만큼 정확하게 진
단하지 못한다.

• 자궁경관 길이 측정　담당의사는 내진이나 초음파검사로 자궁경관
의 길이를 측정할 수 있다. 자궁경관의 길이가 평균보다 짧은 여성
들은 조기진통의 위험이 더 높기 때문이다.

영아돌연사증후군SIDS

영아돌연사증후군은 모든 검사를 실시했지만 영아가 갑작스럽게 사
망한 원인을 밝혀낼 수 없는 경우를 말한다. 영아돌연사증후군은 생후
1개월에서 1년 사이의 아기가 사망하는 주요 원인으로, 살아서 태어나
는 아기 약 1000명당 한 명의 목숨을 앗아간다. 1997년 미국에서 태어

난 아기 중 2991명이 영아돌연사증후군으로 죽었다.

과학자들은 지금도 영아돌연사증후군의 수수께끼를 풀기 위해 열심히 연구하고 있다. 일부 연구자들은, 영아돌연사증후군으로 죽은 아기들의 70퍼센트가 일종의 뇌 이상을 갖고 있었다는 최근의 연구결과를 바탕으로, 뇌 이상이 영아돌연사증후군에서 중요한 영향을 미치는 것으로 보고 있다. 또 다른 연구자들은 순환기계 질환과 생화학적 불균형, 신진대사의 문제, 또는 과잉 면역체계 역시 영아돌연사증후군의 원인이 될 수 있다고 보고 있다. 안타깝게도 아직은 영아돌연사증후군에 대해 알려진 것이 거의 없기 때문에, 이 정체불명의 증후군으로 아기를 잃은 가슴 아픈 일을 당한 부모에게는 대답 없는 물음들만 남게 되었다.

위험요소 영아돌연사증후군의 위험요소로는 조산(특히 출생 시 체중이 2킬로그램이 안 되는 아기들의 경우), **다태임신**, 신생아의 비정상적이거나 불규칙적인 **호흡 양상**(특히 아기가 몇 초 동안 숨을 쉬지 않다가 다시 숨을 쉬는 것을 주기적으로 반복할 때, 이는 무호흡증으로 알려진 증상이다.), 신생아의 경미한 감기(영아돌연사증후군으로 죽은 영아의 3분의 1은 죽기 2~3일 전 콧물을 흘리거나 가벼운 재채기를 한다.), 임신 중 산모의 흡연 및 약물복용(특히 헤로인이나 메타돈, 코카인을 복용했을 때), 영아돌연사증후군으로 아기를 잃은 적이 있는 경우 등이 있다.

이 밖에 알아두어야 할 위험요소로는 다음과 같은 것들이 있다.

- 성별 남자 아기는 여자 아기보다 영아돌연사증후군으로 죽을 가능성이 더 높다.
- 인종 흑인이나 아메리카인디언 아기는 백인 아기보다 영아돌연사

증후군으로 죽을 위험이 훨씬 더 높다.(흑인 아기들은 두세 배 더 높고, 아메리카인디언 아기들은 세 배 더 높다.)

- 나이 영아돌연사증후군의 위험이 가장 높은 기간은 생후 1~4개월 사이다. 아기가 영아돌연사증후군으로 죽을 위험은 생후 6개월 이후부터는 급격하게 떨어지며, 일단 1년을 넘기면 사실상 없어진다.
- 계절 영아돌연사증후군은 1년 중 다른 기간보다 겨울에 더 많이 발생한다.
- 임신합병증의 병력 캘리포니아 오클랜드의 카이저재단연구소 Kaiser Foundation Research Institute의 연구자들은 태반조기박리나 전치태반이 영아돌연사증후군의 위험을 두 배로 높인다는 것을 발견했다. 그들은 이와 같은 태반 관련 질환이 태아의 신경체계에 영향을 주어 영아돌연사증후군을 일으킨다고 추측하고 있다.

예방과 치료 1992년 미국 소아과학회 American Academy of Pediatrics가 '뉘어 재우기 Back to Sleep' 운동을 시작한 이후로 영아돌연사증후군으로 아기가 사망한 건수는 42퍼센트 줄어들었다. 이 운동은 아기를 엎어 재우지 않고(영아돌연사증후군의 상당수가 아기가 엎어져서 잠을 자는 자세와 관련이 있다.) 등을 대거나 옆으로 뉘어 재우는 것이 중요함을 강조한다.(엎어져서 자는 아기가 영아돌연사증후군의 위험이 높은 이유는 무엇일까? 호주 시드니대학교의 연구자들은 아기가 배를 바닥에 대고 자면 침을 삼키는 것이 더 어렵기 때문이라고 추측한다. 침을 잘 삼키지 못하면 입이나 목에서 나온 분비물이 고여 있다가 기도로 들어갈 수 있으며, 이는 심장박동이 느려지고 호흡이 멈추는 반사작용을 일으킬 수 있다는 것이다.)

아기가 영아돌연사증후군으로 죽을 위험을 줄이기 위해 가장 중요한 것은 아기를 가장 안전한 자세(즉 등을 대고 누이는 것)로 재우는 것이다. 이에 더해 영아돌연사증후군의 위험을 최소화할 수 있는 또 다른 방법들을 소개한다.

- 아기가 잠자는 환경이 안전한지 확인하라. 아기가 눕는 이불은 푹신한 것보다는 딱딱한 것이 좋고, 아기 침대나 요람, 일반 침대 등 아기가 자는 곳에는 베개를 비롯한 부드러운 침구를 치워야 한다. 부드러운 침구는 질식의 위험을 높이거나 아기의 머리 주변에 과도한 양의 이산화탄소가 고이게 할 수 있다.(일부 연구자들은 산소의 부족 또는 과도한 이산화탄소 흡입이 영아돌연사증후군을 유발할 수 있다고 본다. 아기가 호흡 장애를 일으키는 호흡기 감염에 걸렸을 경우, 혹은 아기가 배를 대고 엎어져 자거나 담요를 덮고 잘 때 내뱉은 공기를 다시 들이마실 경우 이러한 일이 일어날 수 있다.)
- 임신 중 담배를 피우지 말고, 아기가 태어난 뒤에 간접흡연하는 일이 없도록 조심하라. 간접흡연은 아기가 영아돌연사증후군으로 사망할 가능성을 두 배나 높이며, 임신 중에 담배를 피운 여성이 낳은 아기는 영아돌연사증후군으로 사망할 가능성이 세 배나 높다.
- 임신 중 카페인 섭취를 조절하라. 뉴질랜드의 연구자들은 최근, 임신 중에 카페인을 다량 섭취한 임신부의 아기가 영아돌연사증후군으로 죽을 가능성이 두 배 더 높다고 보고했다. 그들에 따르면 임신부가 하루에 커피를 네 잔 이상(카페인 400밀리그램) 마시면 아기가 영아돌연사증후군으로 죽을 위험이 높아진다고 한다. 연구자들은 카페인의 각성 효과가 아기에게 '부적절한 호흡 충동'— 필요한 산소의 양이 갑작스럽게 많아지는 것을 아기가 충당하지

못하는 것을 뜻한다.—을 유발한다는 이론을 내놓았다.*

- 아기의 체온이 너무 올라가게 하지 마라. 연구결과에 따르면 옷을 많이 껴입은 아기들이 영아돌연사증후군으로 죽을 가능성이 더욱 높았다.

- 모유 수유를 하라. 일부 연구결과에 따르면 모유 수유를 한 아기들은 젖병을 물린 아기들보다 영아돌연사증후군으로 죽을 위험이 더 낮다고 한다. 하지만 아기에게 고무젖꼭지를 물리는 것을 두려워할 필요는 없다. 최근 영국의 한 연구는 고무젖꼭지 사용은 영아돌연사증후군의 위험도를 높이는 것과는 무관하다고 발표했다.

- 적절한 산전검사를 받아라. 산전검사를 아주 적게 받거나 아예 받지 않은 임신부가 출산한 아기들이 그렇지 않은 아기들보다 영아돌연사증후군으로 죽을 가능성이 더 높은 것으로 드러났다.

호흡곤란증후군RDS

호흡곤란증후군은 신생아와 미숙아가 겪는 심각한 호흡 문제를 가리킨다. 미국에서는 1997년 한 해 동안 1301명의 아기가 호흡곤란증후군으로 사망했다.

---

* 하지만 카페인이 영아돌연사증후군의 위험요인일 수 있다는 것에 모두 동의하는 것은 아니다. 최근 스웨덴의 한 연구팀은 임신 중 카페인 섭취는 영아돌연사증후군 위험률 증가와는 무관하며, 그보다는 다량의 알코올 섭취—하루 다섯 잔 이상—가 위험할 수 있다고 보고했다.

호흡곤란증후군은 보통 표면활성물질—아기가 숨을 쉴 때 폐 안에 있는 허파꽈리들이 찌그러지거나 서로 달라붙는 것을 막아주는 미끄러운 액체를 말한다.—이 부족해 발생한다. 조산아는 조산이 예상되지 않은 것이었다면(즉 조산이 일어날 징후가 없었기에, 자궁에 스테로이드제를 투여해 아기의 폐를 빠르게 성숙시키지 못했다면) 필요한 양의 표면활성물질을 갖추지 못하고 태어났을 가능성이 매우 크다.

호흡곤란증후군과 관련될 수 있는 특정 종류의 질병으로는 다음과 같은 것들이 있다.

- 폐렴 폐렴은 폐 속의 허파꽈리가 감염되는 것을 말한다. 대개 태아가 자궁 안에 있는 동안이나 분만 중에(특히 아기가 태변을 흡인했을 경우), 혹은 인공호흡 장치에 있는 동안(특히 인공호흡 장치에 장기간 있는 경우는 더욱 위험하다.) 감염되었을 때 발생한다. 아기가 폐렴에 걸리면 허파꽈리에 액체가 가득 차 산소교환 능력에 저해된다.
- 지속성 폐동맥고혈압 또는 태아 순환지속증 이는 아기의 폐혈관 내 압력이 태어난 이후에도 떨어지지 않아 폐혈관의 혈류량이 제한되는 경우 발생한다. 태변을 흡인한 아기, 심각한 호흡곤란증후군 또는 급성감염 증상을 보이는 아기, 분만 중 산소부족을 겪은 아기에게서 나타날 가능성이 높다. 이러한 증상을 보이는 아기는 건강 상태가 더욱 나빠지고 산소부족을 겪게 되며, 적절한 치료를 받지 못하면 결국 심부전을 앓게 된다.
- 기관지폐이형성증 이는 오랫동안 인공호흡 장치에 의존했던 아기에게 나타날 가능성이 크다. 기관지폐이형성증을 보이는 아기들은

정상적으로 발달하지 못한 폐와 기관지를 가지고 있다. 폐 손상이 있으며, 체내의 혈관으로 산소를 공급하는 폐 기능이 떨어진다. 아기의 심장은 체내 기관에 부족한 산소량을 채우기 위해 지나치게 활동해야 하므로, 심부전이 나타날 수 있다.

• 뇌실내출혈 뇌실내출혈은 분만 중에 일어난 혈압 변화로 아기 뇌의 혈관이 터져 혈액이 중앙 뇌실(뇌척수액으로 차워진 공간)이나 뇌로 흘러들어가는 것을 말한다. 뇌실내출혈은 심각한 미숙아와 분만 중 산소결핍을 겪은 아기들에게 많이 나타난다. 전체의 10퍼센트 정도는 뇌손상이나 사망으로 이어진다. 호흡곤란증후군의 합병증으로 동반되는 경우가 많으며, 뇌수종과 동반되기도 한다.

미숙아와 호흡곤란증후군의 위험이 있어 보이는 아기들은 대개 아래에 소개하는 치료들 중 하나 이상의 치료를 받는다.

• 산소공급 후드 아기 위에 산소 후드를 씌워 산소(경우에 따라 따뜻하고 습기가 충분한 공기)가 아기의 폐에 주입될 수 있도록 한다.
• 비강배관 아기에게 비강배관(처방된 양의 산소를 공급하는 플라스틱 관)을 연결한다.
• 지속적 양압기CPAP 지속적 양압기는 산소와 측측한 공기가 인두와 성대, 기관氣管을 지나 폐에 이르게 하는 장치다.
• 인공호흡기 아기에게 인공호흡기를 연결해 혼자서 숨을 쉴 수 있을 때까지 인공호흡기가 아기를 대신해 호흡하게 한다.
• 합성 표면활성물질 아기에게 합성 표면활성물질(표면활성물질은 만삭

아의 폐에는 충분히 있지만, 미숙아의 폐에는 부족한 경우가 많다.) 치료를 받게 한다. 합성 표면활성물질은 만성폐질환, 인공호흡기 의존증, 망막 질환 및 출혈 같은 합병증을 예방하거나 그 위험을 줄여주며, 아기가 병원에서 보내는 시간을 단축시킬 수 있다.

- 액체환기 아기에게 태어나기 전에 경험했던 것과 비슷한 '수중' 환경을 만들어주기 위해 아기의 폐에 액체를 주입한다.
- 일산화질소 폐에서 발생할 수 있는 혈관수축 이상을 막고자 아기에게 산소와 함께 일산화질소를 주입한다.*

위험요소 미숙아들은 호흡곤란증후군을 비롯한 여타 호흡기계 질환을 앓을 위험이 매우 높다.

예방과 치료 호흡곤란증후군을 피하는 가장 좋은 방법은 조산을 피하는 것이다. 임신의 마지막 2~3주까지 아기의 폐는 아직 충분히 자라지 않는다. 임신부가 34주 이전에 분만할 위험이 높다면 스테로이드 주사를 맞아 분만 전에 아기의 폐가 충분히 자랄 수 있도록 해야 한다.

* 이 밖에 영아사망의 원인이 되는 호흡 관련 이상으로 호흡부전이 있다. 아기의 건강 상태가 좋지 않아 숨을 쉬지 못하는 경우도 있고, 분만 중 경험한 태아긴박증으로 호흡반사가 약화된 경우도 있다.(출생 이후 시작되어야 하는 호흡반사는 분만 중의 산소부족으로 약화될 수 있다.) 일부의 경우 호흡부전을 겪는 아기의 호흡을 소생시키려는 시도는 실패로 끝나기도 한다. 아기가 회복되어 스스로 숨을 쉴 수 있는지 확인하기 위해 인공호흡 장치를 연결했을 때 간혹 아기 스스로 숨을 쉬지 못하는 경우가 있다. 이때 부모는 인공호흡 장치를 언제 꺼야 할지 결정하는 가슴 아픈 선택을 해야 한다.

주산기 합병증

미국에서는 1997년 한 해 동안 주산기에 일어나는 합병증으로 1만 2935명의 아기들이 목숨을 잃었다. 이러한 문제들로는 산모의 임신합병증(임신성 당뇨, 자간전증 등), 태반과 탯줄, 양막 관련 이상, 진통 및 분만 중의 합병증, 태아발육지연과 영양실조, 분만 시 외상, 자궁 내 저산소증 및 저산소증(아기가 자궁에 있는 동안, 혹은 분만 중에 산소부족을 겪는 것을 말한다.), 자궁 내 감염이나 분만 중의 감염, 신생아기의 감염, 출혈, 주산기 황달 등이 있다.

임신 및 분만에 관련된 합병증에 대해서는 2장과 3장에서 자세하게 살펴보았으므로 여기서는 다시 언급하지 않기로 한다. 대신 신생아기에 일어날 수 있는 감염의 위험성에 대해 살펴보자.

모체의 항체는 신생아가 감염에 걸리지 않도록 보호하는 역할을 하지만, 모든 종류의 항체가 태반을 통해 전달되는 것은 아니다. 따라서 신생아는 분만할 때와 분만한 뒤에 감염의 위험에 놓일 수 있다. 양막이 파열된 시점과 진통이 시작된 시점 사이에 현저한 간극이 있는 경우 분만할 때 감염의 위험이 높아진다. 특히 18~20시간이나 그 이상의 시간차가 있는 경우 그렇다. 일단 양막이 파열되면 세균이 질을 거쳐 자궁 안으로 들어가 임신부의 자궁내막(양막염)이나 타반(태반염)을 감염시키고, 아기에게는 패혈증이나 폐렴을 유발할 수 있다. 두 경우 모두 아기의 생명에 치명적일 수 있다.

다음 소개하는 감염은 영아사망으로 이어질 수 있는 것들이다.

- B형 연쇄상구균 B형 연쇄상구균GBS은 신생아에게 나타나는 태아 감염 중 가장 흔한 원인이다. 임신부 10~30퍼센트가 질이나 직장 안에 B형 연쇄상구균을 갖고 있으며, 신생아의 5퍼센트가 이 균에 감염되어 죽는다. 이 균은 신생아의 패혈증과 폐렴, 일부 경우에는 뇌수막염을 유발할 수 있다. B형 연쇄상구균은 분만할 때나 분만한 직후에 아기에게 옮겨질 수 있다. B형 연쇄상구균을 가진 모체에서 태어난 아기 가운데 B형 연쇄상구균에 감염되는 아기는 5퍼센트도 안 되지만, 미숙아나 임신 주수에 비해 체구가 작은 아기, 제대로 기능하지 못하는 면역체계를 가지고 태어난 아기들은 감염의 위험이 높다. 미국 소아과학회는 임신부들에게 35~37주 사이에 B형 연쇄상구균 검사를 받아볼 것을 권하며, 검사를 받지 못했는데 위험요인을 갖고 있는 임신부(즉 검사를 받기 전에 진통에 들어간 산모)에게는 진통 중에 항생제를 투여한다.(이에 대해서는 13장 '고위험임신에 대처하기'를 참조하라.)

- 헤르페스 헤르페스에 감염된 산모는 조기진통에 들어갈 확률이 높다. 더욱이 분만 중에 헤르페스에 감염된 아기들은 뇌 또는 뇌막에 치명적인 균에 감염될 수 있으며, 경우에 따라서는 태아수종을 앓을 수도 있다.(태아수종은 심부전으로 이어질 수 있다.) 모체가 처음으로 헤르페스에 감염된 경우나 분만 중에 개방성 상처피부나 점막의 손상과 함께 내부조직까지 손상된 경우를 말한다.—옮긴이를 입은 경우 아기가 헤르페스에 감염될 가능성이 매우 높다. 두 경우 모두 제왕절개술을 권유받을 것이다.

- 에이즈 HIV 양성반응을 보이는 모체에서 태어난 아기는 HIV바

이러스에 감염될 위험이 30~50퍼센트 정도로 높다. 이 위험은 임신부가 임신 중에 지도부딘이라는 약을 복용할 경우 8퍼센트로 줄어든다.

- 리스테리아 3장에서 언급했듯이 리스테리아균(리스테리아의 원인)은 전체 인구 가운데 약 5퍼센트가 가지고 있으며 흔히 음식을 통해 전염되는 세균의 일종이다. 리스테리아에 감염된 아기들은 결핵, 패혈증, 뇌수막염 등을 일으킬 수 있다.

- 수두 분만하고 5일 내에 수두에 걸린 임신부는 아기에게 수두균을 감염시켰을 위험이 있다. 신생아의 신체체계가 바이러스에 대항하지 못해 뇌수막염이나 뇌염 같은 치명적인 합병증으로 발전될 수 있다.

- 태변흡인 증후군 산모가 진통을 시작하기 이전 아기가 태아긴박증을 경험할 경우 태변이 양수로 흘러나오게 된다. 산소부족으로 아기에게 호흡반사와 가쁜 호흡을 일으키면 아기가 태변을 흡인할 수 있으며, 이는 폐에 영구적인 손상을 준다. 태변은 폐를 막아 산소가 혈관으로 전달되지 못하게 할 수 있으며, 폐 안에 염증을 일으킬 수도 있다. 또한 아기의 폐에 구멍이 뚫려 공기가 아기의 가슴으로 빠져나오는 치명적인 증상인 기흉을 유발하기도 한다.

- 뇌수막염 뇌수막염은 뇌를 둘러싸고 있는 얇은 막에 염증이 생기는 질병이다. 이것은 영아에게 치명적일 수 있으며, 1997년 한 해 동안 미국에서 일어난 영아사망 가운데 46건의 원인이 되었다.

- 패혈증(패혈성 쇼크) 패혈증은 몸 전체에 심각한 염증 반응이 나타나는 상태다. 이는 혈관허탈혈액의 수분이 혈관 밖으로 새어 나오는 것이다.—

옮긴이이나 혈압 저하, 심할 경우 심부전으로도 이어질 수 있다.

- 괴사성 장염 괴사성 장염은 대장과 소장의 내벽에 염증이 생기는 질병으로, 장의 혈액공급이 감소되어 장세포가 죽게 된다. 시간이 지나면 아기의 위가 부풀어 오르고 장에 수많은 구멍이 생긴다. 죽음으로도 이어질 수 있는 이 증상은 아주 이른 시기에 태어난 미숙아와 저체중아, 저산소증을 경험한 아기, 호흡곤란증후군·패혈증·저혈당증을 겪은 아기, 선천성 심장질환을 가진 아기에게서 가장 잘 나타난다.

위험요소 극단적인 조산이나 저체중, 나쁜 건강, 그 밖의 다른 요소들 때문에 보통 이하의 건강 수준으로 태어난 아기들은 분만 이전이나 분만할 때 염증에 걸릴 위험이 높다.

예방과 치료 감염에 관련된 영아사망을 최소화하는 열쇠는 바로 예방이다. 영아사망을 일으키는 주요 감염인 B형 연쇄상구균은 무엇보다 예방이 중요하다. 미국 질병통제센터에 따르면, 모든 임신 여성이 임신 35~37주 사이에 B형 연쇄상구균 선별검사를 받아 보균자로 밝혀진 임신부가 진통 중 항생제를 투여받을 경우, 생후 첫 1주간 나타나는 B형 연쇄상구균 발병률이 75퍼센트까지 감소한다고 한다.

지금까지 살펴보았듯이 영아사망으로 이어질 수 있는 위험요소들은 출산 이전에서 신생아기에 이르기까지 다양하다. 예방이나 교정할 수 없는 문제가 많이 있지만, 최근 신생아의학 분야에서 중요한 돌파구들이 발견되면서 아기의 죽음을 겪은 부모에게 새로운 희망을 주고 있다.

여기까지 출생 이전 및 이후 아기의 사망 원인을 살펴보았다. 이제 다음 임신을 계획할 때 중요한 요소에 대해 알아보자. 그 가운데 가장 어려운 문제, 즉 다시 임신하려는 노력을 시작하기에 '적절한 때'가 언제인지 결정하는 방법부터 알아보도록 하자.

5장

다시 임신할 준비가 되었습니까?

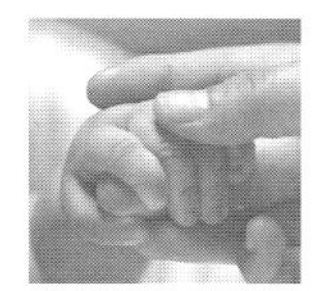다시 아기를 가지려는 노력은 어느 정도 기다렸다가 시작하는 게 좋을까? 이 물음에 정답은 없다. 어떤 부부는 몸이 회복되는 즉시 다시 아기를 갖고 싶어하는 반면, 아기를 잃어버린 슬픔을 추스르고 다음 임신을 위한 마음의 준비를 하기까지 긴 시간이 필요한 부부도 있다.

이 장에서는 다시 임신하려는 노력을 언제 시작하면 좋을지 결정할 때 고려해야 하는 심리적인 부분에 대해 살펴본다.(차후임신을 유지할 수 있을 만큼 몸이 준비되었는지를 알아보는 문제에 대해서는 6장 '다음 임신을 준비하기'에서 살펴보겠다.) 우선 임신부 자신의 감정이 어떠하며, 또 남편의 감정은 어떤지, 차후임신의 시기에 대해 부부가 의견을 달리할 때는 어떻게 해야 하는지 등에 대해서 살펴보자. 그 다음에는 휴식기를 갖지 않고 곧바로 차후임신에 돌입하는 것의 장단점에 대해서 알아보겠다. 마지막으로, 다시 임신할 준비가 되었다고 다른 사람들에게 말했을 때 돌아올 수 있는 주변의 반응에 대해 살펴보며 이 장을 마무리하겠다.

다시 아기를 가지려고 할 때의 심리

다시 임신할 생각을 하는 것만으로도 머리가 어지럽다고 해서 놀랄 것은 없다. 당신의 마음속에서는 아마도 즐거움부터 걱정, 속수무책의 공포에 이르기까지 수만 가지 감정이 넘쳐날 것이다.

다시 임신할 생각을 하기 시작할 때 어떤 감정들이 밀려들 수 있는지 알아보자.

두려움과 불안 걱정의 목록에는 끝이 없어 보일지도 모른다. ‘임신이 잘 안 되면 어떡하지? 만일 임신이 되면 어떡하지? 내가 이렇게 걱정하는 것을 의사가 이해해줄까? 새로 태어난 아기를 보면서 죽은 아기가 생각나면 어쩌지? 아기가 새로 태어나서 죽은 아기를 잊어버리게 되면 어쩌지? 생각하기도 싫은 일이지만 아기가 또 죽으면 어쩌지? 아기가 또 죽으면 남편과의 관계도 힘들어지지 않을까? 목숨을 걸고 운명을 거스르는 것보다 그냥 ‘지금 이대로’의 삶이 행복하다고 받아들여야 할까?’ 이것은 다시 임신할 생각을 할 때 머릿속에 떠오를 수많은 생각 중 일부에 지나지 않는다.

절망 당신이 원래 아주 낙관적인 사람이라 해도 이런 일을 겪고 나서 부정적인 생각이 드는 것은 전혀 이상한 일이 아니다. 최근에 겪은 일을 통해, 삶이 자신에게 친절하지 않을 수도 있음을 뼈저리게 깨달았기 때문이다. 당신은 아마 자신이 건강한 아기를 품에 안을 수 있는 가능성은 잘해야 아주 조금, 아니면 아예 없을 거라고 굳게 믿고 있을 것이다.

낸시는 딸아이가 사산되고 나서 느낀 이런 절망감을 생생히 기억하고 있다. “다음에 성공적으로 임신이 된다고 해도 그 아이 또한 잃게 되는 것은 아닐까 덜컥 겁이 나더군요. 정말이지 어찌할 수 없는 절망감이 밀려들었어요. 다음에는 이런 일이 일어나지 않을 거라고 주위에서 아무리 말해줘도 내 귀에는 들어오지 않았어요. 내가 첫아이를 그렇게 잃게 되리라고는 상상도 못했는데, 그런 일이 실제로 일어났잖아요. 다시 이런 일이 일어나지 않을 거라는 믿음을 그 누구도 줄 수 없었어요.”

죄책감 또 아기를 갖고 싶어하는 스스로에 대해 죄책감을 느낄 수도 있다. 그렇게 하는 것이 마치 죽은 아기를 '배신'하는 것과 같은 기분이 드는 것이다. 이 죄책감을 해소하지 않고서는 다시 아기를 갖는 생각을 하는 것조차 어려웠다는 부부도 있다.

양막대증후군으로 첫 아들을 잃은 트레이시는 묘지에 가서 한참 동안 아기와 이야기했던 날을 회상했다. "(한참 동안 마음을 털어놓고 나니) 내가 세상 그 누구보다 그 아이를 사랑했고, 무슨 일이 일어나도 그 아이가 내 사랑스런 첫아기라는 사실에는 변함이 없으리라는 걸 아기가 이해했다는 확신이 들었어요."

둘째 아기를 사산한 사라 역시 다음 임신을 계획하기 전에 죽은 아기에 대한 추억을 정리하는 시간을 가졌다.

좌절과 분노 다시 임신할 생각으로 이런저런 걱정에 잠겨 있는 자신을 보며 좌절감과 분노를 느낄 수도 있다. 이전의 임신과 출산이 계획대로만 되었다면 지금쯤은 건강한 아기를 품에 안고 있을 거라는 생각이 드는 것이다. 임신이라는 긴 과정을 다시 거쳐야만 하며, 게다가 자신이 그토록 간절히 바라는 결말을 반드시 보게 된다는 보장 또한 없다는 사실에 화가 날 수도 있다.

억울함 아무 어려움도 없이 건강한 아기를 낳을 수 있는 사람들을 보며 억울한 마음이 들 수도 있다. 계획에 없던 임신을 하고 임신중절을 고려하는 이웃, '단번에' 임신이 된 대학 동창, 지금 임신 중인 사촌 등 모두가 얄밉게 느껴질 수 있다.

　네 번째 임신에서 유산하고 다섯 번째 임신은 사산으로 끝난 마리는 원치 않는 임신 때문에 인공 임신중절을 해야 할지 고민하는 친한 친구를 이해하기 어려웠다. "나는 아직도 사산과 유산의 아픔에서 벗어나지 못해 힘들어하고 있는데, 나에게 어떻게 하면 좋겠냐고 물어보는 그 친구가 뻔뻔스러워 보이기까지 하더군요."

무력감　자신이 삶에서 아무런 통제력이 없다는 생각에 무력감이 느껴질 수 있다. 지금 자기에게 가장 중요한 일 한 가지, 바로 건강한 아기를 안아보는 것에 대해 스스로 아무런 권한이 없다는 사실에 화가 날 수 있다.

　마릴린은 유산을 경험한 뒤 평생 그 어떤 때보다도 많은 기도 시간을 가졌다고 했다. 또한 차후임신을 위한 몸과 마음의 준비를 시작하며 스스로 삶에 대한 통제력을 가지려 노력했다고 한다. "삶 전반에 대해 내가 너무 나약하고 할 수 있는 것도 별로 없다는 무력감이 들더군요. 그래서 앞으로 일어날 일에는 육체적으로, 감정적으로, 그리고 영적으로도 더 준비해야겠다고 생각했죠."

자신은 부적당하다는 느낌　차후임신을 고려할 때 스스로 자격이 없다는 느낌을 갖게 되는 것은 지극히 자연스러운 일이다. 《텅 빈 요람, 아픈 마음》의 저자 데버러 데이비스 박사에 따르면 이러한 감정이 많은 여성에게 문제가 된다고 한다. "다시 임신할 생각을 하면 자기 몸에 대해 느꼈던 배신감이 되살아날 수 있다. 건강한 아기를 임신하거나 낳을 능력이 자기 몸에 있다는 믿음을 갖기 힘들 수도 있다. 심지어 성욕이 아예 없어질 수도 있다. 자기 몸을 불편하게 느끼는 것이다. 꼭 성적인 의미가 아니라도 누군가 몸에 손을 대는 것 자체가 싫을 수 있다. 확장 소파수술이나 치료적 유산임신으로 모체의 건강과 생명이 위험할 때 행하는 임신중절 수술이다.—옮긴이, 외상성 분만을 경험했을 경우 이러한 감정이 더욱 강하게 느껴진다. 몸에 해로운 영향을 남긴 그 수술에서 아직 회복되지 않은 것이다."

기뻐하기를 꺼리는 마음 다시 아기를 가질 수 있다는 생각, 즉 자신에게 행복을 줄 대상을 다시 가질 수 있다는 생각에 기뻐하면서도 한편으로는 그런 기쁨을 누리는 것이 꺼려질 수 있다. 그렇게 기뻐하는 것이 징크스가 되어 건강한 아기와 만나는 데 '부정이 타는' 것은 아닐까 하는 염려 때문이다.

날마다, 아니 순간순간 여러 가지 감정이 뒤섞여 머릿속이 복잡하더라도 놀라지 말자. 데이비스 박사에 따르면 다시 임신을 하겠다는 생각으로 행복감에 빠졌다가 이내 겁에 질리기를 되풀이하는 것은 조금도 이상한 일이 아니라고 한다. "특히 이런 경험을 한 초기에는, 다시 임신하는 것에 대해 이처럼 복잡하고도 고통스러운 감정을 갖는 것이 정상이다. 이런 감정은 아기를 잃은 슬픔을 추스르는 정상적인 과정에 속한다."

데이비스 박사에 따르면 스스로에게 슬퍼할 시간과 기회를 주는 것이 이런 감정을 해소하는 데 도움이 된다고 한다. "슬퍼함으로써 비로소 치유될 수 있다. 스스로에게 슬퍼할 시간을 주지 않으면, 마음속의 쓰라림과 불안함은 계속될 것이다. 또한 부정적인 감정을 억누르면, 부정적인 감정을 표출함으로써 얻을 수 있는 마음의 평화와 희망을 누릴 기회가 없어진다. 불안과 절망감, 부당하다는 느낌과 죄책감을 충분히 느낄 때 비로소 당신을 고통 속에 붙들어놓는 그 감정에서 벗어날 수 있을 것이다."

하지만 데이비스 박사는 이러한 감정이 깨끗하게 사라지는 것은 불가능하다고 지적한다. "그런 감정은 사라지지 않는다. 다만 줄어들 뿐이다. 고통이 너무 심해서 다음 임신을 생각조차 할 수 없다면, 죽은 아기에 대해 생각하는 시간을 더 갖도록 하라. 앞으로 갖게 될 아기에 대해 생각하기보다는 죽은 아기에게 집중하는 시간을 더 가져보라."

자신에게 물어보아야 할 질문들

차후임신을 위한 노력을 시작할지 아직 결정하지 못했다면 다음과 같은 질문을 스스로에게 던져보자

슬퍼할 시간을 충분히 가졌는가?

슬퍼하는 데는 많은 감정이 소모된다. 스스로 원하는 것보다 더 많이 시간을 들이고 마음을 쏟아야 할지도 모른다. 아기가 죽은 지 얼마 지나지 않았다면, 아마 감정적으로 매우 힘든 시기를 보내고 있을 것이며 차후임신을 생각하는 것은 시기상조일 수 있다.

카세트테이프를 빨리 감듯 인생의 이 부분을 급히 지나가고 싶은 마음이 간절하겠지만, 그렇게 서둘러 빠져나가면 반드시 부작용이 생긴

다. 이것은 데지래가 딸아이를 잃고서 얻은 교훈이기도 하다.(10개월을 채우고 나온 데지래의 아기는 선천성 심장질환 및 기타 기형의 합병증으로 죽었다.) "캐서린이 그렇게 죽자 당장이라도 다시 아기를 가져야겠다는 생각이 들었어요. 그러면 슬픔을 잊을 것 같았거든요. 지금은 그게 실수였다는 걸 알지요. 캐서린의 죽음을 받아들이고 슬퍼할 시간을 나 자신에게 주어야 했어요. 하지만 난 캐서린의 첫 번째 생일이 돌아오기도 전에 두 번이나 유산했고, 그 이후에도 한 번 더 유산을 했죠. 이렇게 아기를 셋이나 더 잃은 상태에서 그제야 캐서린의 죽음을 대면하고 슬퍼하려니 감당이 안 되더군요. 결국 나는 6개월 동안 공황발작에 시달린 끝에 심리상담을 받으면서 슬픔을 받아들일 수 있게 되었어요."

마릴린은 데지래와 달리, 유산을 경험한 후 다시 임신하기까지 짧은 휴식 기간을 가졌다. 그 시간 동안 충분히 슬퍼할 수 있었고, 아기를 갖는 것이 자신에게 얼마나 큰 의미가 있는지 돌아볼 수 있었다. "아기가 유산되었을 때 말할 수 없이 슬펐지요. 단지 나와 남편을 생각해서가 아니었어요. 이 아름다운 세상을 보지도 못하고 눈을 감은 우리 아기 때문이었죠. 그렇게 슬퍼하면서 나는 깨닫게 되었어요. 이 세상에 한 생명이 나온다는 것 그 자체로 기적이라는 것을요. 한 생명이 배 속에서 10개월 동안 온전한 사람의 모양을 갖추어 탈 없이 이 세상에 나온다는 것 자체가 그 아이의 평생에서 가장 놀라운 일이라는 것을 말이죠."

불임문제가 있다면 어떻게 대처할 것인가?

다시 임신을 하기로 결정한 부부에게 임신 능력에 문제가 있다는 소식은 가장 듣고 싶지 않은 말이겠지만, 슬픔에 빠져 있는 어떤 부부에게는 실제로 이러한 이중의 슬픔을 떠안아야 하는 일이 생긴다.

킴은 사산으로 딸을 잃은 지 1년쯤 지나고 나서 자신의 임신 능력에 문제가 있음을 알고 더욱 깊은 슬픔에 빠졌다. "아기를 잃고 슬퍼하는 부부에게는 다시 임신을 하려고 노력하는 과정 자체가 롤러코스터에 탄 듯 힘겨운 일이에요. 마치 한 달이 지날 때마다 생명 하나를 잃는 기분이 들었지요."

아기를 잃은 슬픔에 불임문제로 좌절과 고통까지 더해지는 상황을 감당할 자신이 없다면, 조금 더 기다려보는 것이 좋다. 전에 임신이 되었으므로 다시 쉽게 임신이 될 거라는 생각도 들겠지만, 꼭 그렇다는 보장은 없다.

아기가 다시 죽는다면 어떻게 대처하겠는가?

만에 하나 차후임신에서도 원치 않는 일이 생겼을 때 잘 대처할 수 있을 만큼 마음의 준비가 되었는지를 스스로 잘 알고 있는 것이 중요하다.

첫아기를 양막대증후군으로 잃고 그 뒤에 다시 유산을 경험한 트레이시는, 마음 아픈 일을 다시 겪을 수도 있다는 가능성에 대해 곰곰이 생각해보고 임신 계획을 결정했다. "나로서는 아기를 또 갖고 싶은 마음이, 이번에도 또 잃으면 어쩌나 하는 두려움보다 더 컸던 것 같아요. 아기를 갖고 싶은 마음이 정말 간절해서 설사 또 같은 아픔을 겪는다 해도 받아들이겠다는 생각이 들었을 때, 이제 내가 준비가 되었다는 것을 알 수 있었죠."

첫 임신에서 산전검사 결과 아기가 다운증후군이라는 것을 알고 임신중절을 선택한 캐런 역시 두려움에 용기 있게 맞섰다. "앞일에 대한 두려움보다 믿음이 더 크다면, 다시 임신할 준비가 된 거예요."

차후임신으로 생길 스트레스에 건강하게 대처할 준비가 되었는가?

어렵게 임신에 성공했다고 해서 걱정이 끝나는 것은 아니다. 오히려 여러 가지 걱정이 생겨날 것이다. 즉 다시 임신을 하게 되면 인생에서 가장 가슴 졸이는 40주를 보내게 될 것인 만큼, 스스로 스트레스에 건강하게 대처할 준비가 되어 있어야만 한다.

낸시는 아직 감정의 기복을 견뎌낼 자신이 없다고 판단되었기에 임신 계획을 미루기로 결정했다. "내 아들 제이콥이 죽고 6개월이 지나니 그제야 좀 정신이 들더군요. 하지만 아직 그 감정의 롤러코스터에 다시 오를 엄두는 나지 않았어요. 좀 더 안정을 취하면서 그냥 나 하나만 생각하고 싶었지요. 어둡고 슬픈 시간을 이제 막 빠져나와 조금씩 좋은 기분을 느끼고 있었기 때문에, 그 기분을 좀 더 유지하고 싶었어요."

새로운 아기를 원하는 것인가, 아니면 죽은 아기를 되찾고 싶은 것인가?

데이비스 박사에 따르면 아기를 잃고 슬픔에 빠진 많은 부모가 새로운 임신을 계획하는 것이 혹시 죽은 아기의 '빈자리를 채우'려는 노력은 아닌지 걱정한다고 한다. 데이비스 박사는 그들에게 다음과 같은 조언을 들려준다. "물론 전에 가졌던 아기가 죽지 않았다면 새로운 아기를 가질 계획을 짤 일도, 혹은 배 속에 갖게 될 일도 없었겠지만, 새로이 아기를 갖는 것이 꼭 죽은 아기의 빈자리를 '대신'하기 위한 것은 아니다. 이것은 그저 당신이 원하던 대로 하나의 가정을 이루고자 하는 노력일 뿐이다. 전에 죽은 아기와 새로 태어난 아기를 실제로 혼동하는 '아기대체증후군'이 아닌 이상 걱정하지 않아도 된다. 아기대체증후군은 다시 임신했을 때 죽은 아기가 배 속에 있다고 믿거나, 죽은 아기만이 가장 훌륭하다고 여겨 새로 태어난 아기도 꼭 그와 같기를 바라는 것을 말한다."

아기의 죽음을 겪은 어떤 부부들은 차후임신을 계획하기 전에, 아기의 죽음을 받아들이는 시간을 충분히 가진 것이 좋았다고 말한다. 마릴린은 다시 임신하기 위한 노력을 시작하기까지 2~3개월의 휴식을 가진 것이 무척 도움이 되었다고 회상했다. "다시 임신을 계획하기까지 3개월 휴식기를 갖는 것이 어떻겠냐고 조언해준 의사에게 감사해요. 우리 부부가 다시 희망을 갖기까지 적어도 그 정도의 시간은 필요했거든요. 그보다 더 일찍 임신 노력을 시작했더라면 우리 부부는 아마 마음속에 건강하지 못한 기대를 품고 있었을 거예요. '이번엔 무슨 일이 있어도 실패해서는 안 돼.' 라든지 '죽은 아기의 빈자리를 새로운 임신으로 채우자.' 같은 것 말이죠."

낸시 역시 차후임신 계획을 짜기 전에 아기의 죽음을 슬퍼할 시간을 충분히 가져 큰 도움이 되었다고 했다. "아기를 안아보고 싶은 마음이 너무 간절해서 가슴이 아팠지만, 그래도 나는 알고 있었어요. 내가 지금 원하는 건 제이콥 하나뿐이라는 것을요. 다른 아기, 그러니까 나의 또 다른 아기를 품에 안고 있는 내 모습을 상상할 수 있을 때까지는 시간이 필요했어요. 그것은 곧 '이제 됐다.'는 생각이 들 때까지 마음껏 슬퍼하도록 나를 내버려두겠다는 뜻이었지요."

데이비스 박사는 새로운 임신은, 아기를 잃은 몇몇 부모가 기대하듯, 슬픔을 치유해줄 기적의 명약이 아님을 강조한다. "다시 임신을 한다고 해서 슬퍼할 필요가 없어지는 것이 아니다. 어떤 아기도 지금 당신이 그리워하고 있는 그 아기를 대신하지는 못한다. 새로 생긴 아기가 당신 가슴속의 그 빈자리를 완전히 채워줄 거라고 기대해서는 안 된다."

또 임신하는 것에 대해 남편이나 아이들은 어떻게 생각하는가?

다시 임신을 하게 되면 주변의 도움이 많이 필요할 것이다. 그렇기 때문에 남편이나 아이들도 당신처럼 아기를 또 갖고 싶어 하는지를 확인하는 것이 중요하다. 만일 그들이 자신의 감정을 충분히 소화해낼 시간을 갖지 못했다면 또 가슴 아픈 일을 겪을지도 모른다는 두려움이 큰 부담이 될 수 있다.

제니퍼는 아기가 죽고 나서 곧바로 다시 임신을 하고 싶었지만, 제니퍼의 남편은 준비가 되어 있지 않았다. 제니퍼의 남편에게는 임신을 다시 시작하기 전에 마음속의 두려움을 충분히 느낄 만한 시간이 필요했다.

"딸아이가 유산된 직후, 남편과 나는 아기를 다시 갖는 것에 대해 의견이 달랐어요. 난 태어나서 처음으로, 엄마가 된다는 게 얼마나 큰 의미가 있는 것인지를 깨달았지요. 얼른 한 아이의 엄마가 되어 그 기분을 날마다 느끼고 싶었어요. 하지만 남편은 아직 두려워하고 있었어요.

마침 내가 풍진 항체가 없다는 진단을 받았기 때문에(이것은 유산과는 무관했어요.) 일단 백신 치료를 받고, 아기를 갖는 문제는 그 이후에 더 이야기하기로 했지요.

어느 날 남편이 직장에서 돌아오더니 이렇게 말하더군요. 자기는 지금까지 두려운 마음으로 큰일을 결정해본 적이 없고, 지금은 아직 시작할 때가 아닌 것 같다고요. 그래서 결국 뜻을 모으기를, 일단 백신이 내 몸속에서 다 빠져나가면 그때부터 아기 갖는 노력을 해보기로 했지요. 또 하나, 만일 다음에 생기는 아기도 죽게 되면, 그때는 아기 갖는 것을 포기하자고 분명히 해두었어요. 우리 부부 모두 마음으로든 머리로든 그 이상은 감당할 수 없을 것 같았으니까요."

줄리 부부 또한 탯줄이 목에 감겨 첫아기를 사산한 뒤 비슷한 경험을 했다. 줄리는 다시 임신하기를 원했지만, 남편은 아직 준비가 되어 있지 않았다. "아기를 품에 안고 집으로 데려오고 싶은 마음이 간절했어요. 엄마로서 내가 실패했다는 기분도 들었죠. 브라이언이 죽은 게 내 잘못이 아니라는 것을 잘 알면서도 그랬어요. 다시 기회를 잡고 싶었죠. 남편은 처음엔 다시 아기를 갖지 말자고 했어요. 겁이 난 것 같았어요. 새로운 아기가 태어나 브라이언을 잊을까봐 걱정도 되고요. 물론 그런 일은 절대로 있을 수 없지만, 남편의 두려워하는 마음은 이해가 되었어요. 그래서 남편도 준비가 될 때까지 기다렸지요. 감사하게도 그리 오래 기다릴 필요는 없었어요."

캐시 부부는 아이들이 동생을 얼마나 기다리는지 잘 알고 있었기 때문에 다시 아기를 갖기로 결정했다. "다시 아기를 갖기로 마음먹은 결정적인 계기는 우리 아이들이었어요. (유산이 되어) 죽은 동생을 정말 보고싶어 했지요. 그래서 나는 건강하게 임신에 성공해 무사히 아기가 태어나는 모습을 아이들에게 꼭 보여주고 싶었어요."

임신하려는 노력을 언제 다시 시작할지 배우자와 의견이 엇갈린다면 걱정하는 서로의 마음에 진심으로 귀를 기울여보자. 이는 각자가 갖고 있는 희망뿐 아니라 두려움까지 나눈다는 뜻이다. 그렇게 하다보면 예를 들어, 아내는 남편이 임신이나 출산 과정에서 아내에게 무슨 일이 일어날까봐 걱정하고 있다는 것을 알 수도 있고, 그저 다시 임신하겠다는 아내의 '집착'을 부담스러워하고 있다는 것을 알 수도 있다.

때로는 남편이나 아내가 임신을 미루자고 고집할 때 그것은 그저 자신의 두려움이 더 진지하게 받아들여지기를 바라며 그러한 마음을 들여다볼 시간이 더 필요하다는 신호일 수도 있다. 그 누구도 다른 사람의 감정을 자기 시간표에 끼워 맞출 수는 없다. 그러한 시도는 오히려 역효과를 낳을 뿐이다. 데이비스 박사가《텅 빈 요람, 아픈 마음》에서 지적했듯, "그저 마음을 비울 때, 상대는 필요로 하는 위로를 얻을 수 있다."

다시 아기를 가지려는 노력, 언제쯤 시작하면 좋을까?

이 장 첫머리에서 말했듯이 임신 노력을 다시 시작해야 하는 '적절한' 때는 없다. 어떤 부부는 의사나 조산사의 허락이 떨어지기가 무섭게 곧바로 시작하고 싶어하는가 하면, 좀 더 천천히 진행하고 싶어하는 부부도 있다.

다음 [표1]에서 보듯이 휴식기를 갖지 않고 곧바로 임신 노력을 시작하는 것에는 분명한 장단점이 있다.(차후임신의 시기를 결정하는 일의 신체적 요소에 대해서는 6장 '다음 임신을 준비하기'에서 자세히 살펴보겠다.)

이제 다시 아기를 갖고자 노력할 시기를 정하는 데 많은 부부가 고민하는 주제에 대해 살펴보자.

곧바로 다음 임신을 준비하는 부부들

아기를 잃은 많은 부모들이 곧바로 다음 임신을 준비하는 이유는 다음과 같다.

- 다시 아기를 갖고 싶은 마음이 강하다.
- 건강한 아기를 낳기 전까지는 삶이 일시적인 정지 상태에 있는 것 같다고 생각한다.
- 기대감에 차서 기다리는 대상을 다시 갖고 싶어한다.
- 서두르지 않으면 부모가 되는 기회를 영영 잃을지도 모른다고 걱정한다.

아기를 다시 갖고 싶은 강한 마음 낸시와 남편 레스는 딸아이가 사산된 분만실을 채 떠나기도 전에 아기를 다시 갖고 싶다는 데 뜻을 같이했다. "우리 삶에 다시 아기라는 존재가 들어오기를 둘 다 간절하게 바라고 있었어요. 나는 그 순간을 평생 잊지 못할 것 같아요. 레스가 칼리를 안고 말했죠. '아가야, 정말로 예쁘구나. 우리랑 같이 행복하게 지낼

【표1】 차후임신의 시기를 결정하는 감정적 요소

	장점	단점
바로 다음 임신을 준비할 때	• 임신 노력을 빨리 시작하는 만큼 아기 역시 빨리 가질 수 있다. • 아기를 잃은 슬픔에서 벗어나 집중할 대상이 생긴다.	• 슬퍼할 시간을 충분히 갖지 못한 채 다음 임신의 스트레스에 직면하게 된다. • 가족과 친구들이 당신에게 감정적인 지지가 더 이상 필요하지 않다고 생각할 수 있다. • 아기를 가지려는 노력을 너무 이르게 시작할 경우 임신상실의 가능성이 커질 수 있다.(임신상실 이후 2~3개월의 휴식기를 갖지 않을 경우를 말한다.)
시간을 두고 기다릴 때	• 아기의 죽음을 슬퍼할 시간을 충분히 가질 수 있다. • 가족이나 친구들에게 감정적인 지지를 충분히 받을 수 있다. 바로 임신 노력을 시작할 경우 그들은 당신이 슬픔을 모두 '털어버렸다.'고 생각할 수 있다. • 다음 임신을 늦추는 데 따른 건강상의 이점이 있다.(이에 대해서는 6장을 참고하라.)	• 자신의 가임능력 및 살아 있는 아기를 낳을 가능성에 대해 걱정하는 시간이 그만큼 길어진다. • 생체시계는 계속 가고 있다. 따라서 휴식기를 오래 가질수록 불임이나, 임신상실, 염색체이상이 있는 아기를 낳을 위험도 그만큼 높아진다.

수 있었는데, 왜 그렇게 가야만 했니.' 그리고 곧 나를 돌아보며 말했어요. '우리 다시 해보자. 아기가 있다는 게 어떤 건지 정말 알고 싶어.' 나는 기다릴 것도 없이 그러자고 했어요. 우리는 칼리에게 작별인사를 하기도 전에 다시 아기를 갖기로 결심했던 셈이지요."

로르도 다섯 번의 임신상실을 겪은 뒤 다시 아기를 가져야겠다고 결심했다. "다시 아기를 갖고 싶은 갈망이 정말 강했지요. 비록 깊이 좌절하고 있었고 겁도 많이 났지만, 내 마음 깊은 곳에서는 다시 아기를 가져보자는 마음이 일어났어요. 아기를 갖고 싶다는 소망이 두려움보다 더 컸던 거예요. 남편도 나만큼이나 간절했어요. 다만 다섯 번이나 아기를 잃고 나니 나를 걱정하기 시작했죠. 한 번 아기를 잃을 때마다 우울증도 겪었고, 건강도 더 나빠졌으니까요. 그래서 지금은 이번 여섯 번째가 마지막 시도라고 생각하고 있어요. 설마 이번에도 아기를 잃게 되지는 않겠지요."

캐시는 건강한 출산에 어려움이 많음을 알고 있지만 그래도 여전히 아기를 갖고 싶은 마음이 강하다. 캐시는 첫아기가 미숙아로 태어나 폐기형에 따른 합병증으로 죽었고, 둘째 아기는 유산되었으며, 불임의 가족력도 있지만, 아기를 갖고 싶은 마음이 '전보다 더 확고해졌다.'고 말한다. "임신하고 아기를 낳는다는 게 어떤 건지 잘 알아요. 정말 꼭 다시 아기를 갖고 싶어요."

삶이 일시 중단된 것 같은 심리　아기를 잃은 어떤 부부들은 다시 아기를 갖기 전까지는 삶이 '일시 정지'되어 있는 것 같다고 느끼기 때문에 곧바로 다시 아기를 갖고 싶어한다. 갑작스런 자간전증 발병에 따른 태반조기박리로 첫아기를 잃은 셰리가 그런 마음이었다. "다시 아기를 갖자는 결정을 내린 이유는 우리 부부의 불안한 마음이 컸기 때문이지요. 삶이 이대로 정체되어 있는 것만 같았어요. 남편과 나는 10개월의 임신 기간에 아기에 대한 기대감으로 한껏 부풀어 있었거든요. 그런데 둘만 쓸쓸하게 집으로 돌아오게 된 거죠. 정말 허탈했어요. 우리가 기대했던 것은 그런 게 아니었어요. 아니, 사실 기대와는 정반대의 일이 벌어진 거죠. 우리 인생에 새로 태어난 아기를 만나는 기쁨이 아니라 감당하기 어려운 슬픔만 남아 있었으니까요."

다시 기대감에 차고 싶은 욕구 아기의 죽음을 경험한 부부들 중에는 다시 행복감을 느끼고 싶어서 곧바로 아기를 가지려는 경우가 많다. 죽은 아기에 대한 깊은 슬픔을 느끼면서도, 다시 임신을 하면 이 견디기 힘든 시기를 버틸 이유가 생기리라고 굳게 믿기 때문이다.

지금의 첫아이와 둘째 아이 사이에 유산과 사산을 한 번씩 경험한 페트라 부부는 바로 이런 이유로 곧바로 다시 아기를 갖고 싶었다. "아마 아들을 잃은 그 상실감을 견디기 위해서 다시 임신을 해야 한다고 믿었던 것 같아요."

몰리 역시 삶의 기쁨을 되돌려줄 무언가가 필요하다는 비슷한 심정이었다. "다시 임신을 하는 것이 그 무엇보다도 (주체할 수 없는 슬픔을) 치유하는 역할을 한다고 생각해요. 한 번 '임신상실'을 겪고 나서 다시 임신한다는 건 정말 겁나는 일이지요. 하지만 적어도 희망 하나는 생기는 거잖아요."

다시는 아기를 갖지 못할지도 모른다는 두려움 아이를 한 번 유산한 마릴린은 의사가 권유한 3개월의 휴식 기간이 끝나자마자 곧바로 다음 임신을 위한 노력을 시작했다. 마릴린은 다시는 아기를 가질 수 없을지도 모른다는 두려움, 혹은 만기를 채운 건강한 아기를 낳을 수 없을지도 모른다는 두려움이 너무 커서 임신에 대한 집착이 생겼다고 말했다. "그 '휴식 기간' 동안, 전에는 한 번도 하지 않았던 생각이 나를 졸졸 따라다니면서 괴롭히더군요. 나는 왜 아기를 잃어야만 했고 다른 여자들은 왜 아무 문제 없이 아기를 잘 낳을까 하는 생각을 떨칠 수 없었어요. 심지어 내가 '자기 아기'를 낳아주지 못해 남편이 날 떠나는 건 아닐까 하는 생각까지 들었지요. 남편은 절대 그럴 리 없다며 나를 안심시켜주었지만요. 내 아기가 유산되어야만 했던 이유가 뭔지 정말 알고 싶었어요. 내게 유전적으로 문제가 있는 것인지, 혹시 이런 일이 일어난 심각한 이유가 있는 것은 아닌지, 별생각이 다 들었지요."

사산으로 아기를 잃은 로라 또한 이와 비슷한 두려움을 느꼈다. 하지만 로라의 경우 바로 다시 아기를 가져야 한다는 압박감은 나이 때문이었다. "내 마음을 가장 무겁게 한 것은 다름 아닌 나이였어요. 첫아기를 사산했을 때가 서른아홉 살이었고, 지금은 마흔한 살이죠. 나이 때문에 느끼는 부담감이 너무 심해요. 마흔세 살, 마흔다섯 살에도 첫 임신을 하는 여자가 있다는 것을 모르는 건 아니지만, 한 번 아기의 죽음을 겪어보니 언제 무슨 일이 일어날지 모른다는 생각이 들어요."

페트라 역시 비슷한 이유로 바로 아기를 가져야겠다고 생각했다. "난 사산된 아들을 생각하며 슬퍼할 겨를도 없이 바로 다시 임신 준비에 들어갔어요. 그때가 이미 마흔세 살이었는데, 날마다 돌아가는 생체 시계를 생각하니 불안감이 밀려들더군요."

기다리기로 결정하는 부부

임신상실로 아기를 잃고 다시 임신을 하기까지 시간을 두고 기다리는 쪽을 택하는 부부는 대개 다음과 같은 이유를 가지고 있다.

- 차후임신을 시작하기 전에 충분히 슬퍼할 시간을 갖고 싶다.
- 차후임신에 대한 불안과 두려움, 비관이 감당할 수 없을 정도로 크다.
- 임신의 시기에 영향을 주는 다른 요인이 있다.

충분히 슬퍼할 필요 많은 부부들이 그러하듯 태미 역시 곧바로 다시 아기를 가질 준비가 되어 있지 않았다. 태미는 조산으로 죽은 아들 애덤을 생각하며 혼자만의 시간을 갖고 싶었다. "처음으로 임신상실을 겪고 나서, 내게 무엇보다 가장 중요했던 것은 바로 슬픈 감정을 처리하는 것이었어요. 그때 내 감정 상태로 미루어볼 때 다시 아기를 가질 생각을 한다는 것은 무리였지요. 내 머릿속엔 온통, 그 작은 몸으로 너무 일찍 세상에 나와 눈을 감아버린 애덤에 대한 생각뿐이었거든요. 애덤의 죽음을 미처 슬퍼하지도 않은 채 이 모든 걸 너무 빨리 잊어버리면 그 아이에게 갚지 못할 빚을 지는 것 같았어요." 이는 사실 태미가 자신에게 감정의 빚을 남기고 싶지 않은 것이기도 했다.

아기가 또 죽을지 모른다는 두려움 캐시는 아기가 유산으로 죽었을 때 이제 다시 아기를 갖는 일은 없을 거라고 생각했다. 다시 유산할지도 모른다는 두려움이 너무 컸기 때문이다. "유산의 원인이 밝혀지지 않은 상태였기 때문에, 나로서는 이런 일이 또 일어날 것만 같았어요. 내게 뭔가 잘못된 게 있다는 생각이 들었고, 아기가 죽는 모습을 다시 보고 싶지 않은 나로서는 또 아기를 가질 엄두가 나지 않았어요. 하지만 남편 브래드는 하루라도 빨리 다시 아기를 갖고 싶어 했어요. 나처럼 또 이런 일이 일어날 거라고는 생각하지 않았던 거죠. 생리가 다시 시작되었을 즈음에는 나도 이제 다시 노력해봐야겠다는 마음이 들었어요. 결국 우리 부부는 진심으로 아기를 원하고 있었으니까요. 계속 미루기만 하다가는 아예 하나도 가질 수 없게 될 수도 있겠다는 생각도 들었고요."

특정한 날이 지나기까지는 다시 아기를 갖고 싶지 않은 마음 어떤 여성은 특정 날짜(원래 출산예정일이라든지 아기의 생일이나 기일)가 돌아오면 다시 아기를 갖고 싶은 마음이 강해지는 반면, 그와 반대로 이러한 기념일이 여러 번 지나야 임신 계획을 세우기 시작하는 여성도 있다.

심각한 조산으로 태어나자마자 아기가 사망한 낸시는 원래의 출산예정일이 지나기까지는 아기를 갖는 생각을 하지 않기로 했다. "원래 예정일을 지나고 나니까 마음이 안정되면서 다시 임신할 준비가 되더군요."

다른 요인들 때로는 현실적인 문제가 임신 계획을 세우는 데 영향을 줄 수 있다. 돌봐야 할 자녀가 있는 경우도 있고, 경제적인 문제가 영향을 주기도 하며, 때로는 의학적인 이유로 시간을 두고 기다려야 할 때도 있다.

차후임신을 미루게 하는 요소들로는 다음과 같은 것들이 있다.

- 이미 자녀가 있다면 차후임신을 계획할 때 아이와 관련한 부분을 고려해야 한다. 예를 들어 쌍둥이 자녀를 두고 있는 그레첸은 차후임신을 계획할 때 아이들을 돌보는 문제를 고려해야만 했다.

- 과거의 출산력 때문에 이번 임신이 고위험임신에 속하는 경우라면 임신을 지속하는 동안 드는 비용을 감당할 수 있는지를 계산해봐야 한다. 그렇지 않으면 경제적인 문제에 부딪힐 수 있다. 재너에게는 차후임신의 시기를 결정할 때 경제적 요인이 가장 중요한 문제였다. "만일 임신을 하면 상당 기간 병원에 입원해 있어야 한다는 점을 생각해야만 했어요."

- 의학적인 이유로 차후임신을 미뤄야 하는 경우도 있다. 예를 들어 제니퍼는 산전검사를 한 결과 풍진에 대한 면역력이 약해졌다는 것을 알게 되었다. "다시 백신주사를 맞아야 했어요. 그리고 다시 임신하려면 3~6개월을 기다리라는 의사의 주의를 들었지요. 우리는 백신이 몸에서 완전히 빠져나가기까지 6개월을 기다리기로 했어요. 그래야 백신 때문에 생길 수 있는 문제에서 자유로울 수 있을 테니까요." 마찬가지로 임신 도중 치료가 쉽지 않은 질병이 있을 경우에는 치료를 미리 받아야 하므로 차후임신을 늦추기도 한다. 그래서 차후임신을 준비하기에 앞서 임신 전 건강검사를 받는 것이 좋다.*

---

* 차후임신을 계획하기 전에 고려해야 하는 신체적 요인에 대해서는 6장 '다음 임신을 준비하기'에서 자세히 살펴보자.

직관을 따르라

다시 아기를 갖기 좋은 때가 언제인지 정하는 데 고려해야 할 요소가 너무 많다고 생각할 수도 있겠지만 사실 가장 믿을 수 있는 것은 마음의 소리를 따르는 것이다. 유산을 두 번 경험한 마릴린의 말이다. "다시 아기를 가져도 좋은 때가 언제인지는 사실 부부 자신이 가장 잘 알 거라고 생각해요. 내가 아는 부부 가운데 유산하고 난 뒤 한 달 있다가 다시 아기를 갖는 노력을 시작한 부부가 있어요. 건강한 아기를 임신해서 무사히 잘 낳았지요. 또 유산을 한 번 겪고 상심이 너무 커서 다시는 아기를 갖지 않겠다고 한 부부도 있어요. 유산으로 인한 상처가 너무 커서 그때의 경험을 떠올릴 만한 일은 하지 않기로 결정한 거죠. 이 두 부부 모두 자기에게 최선이라고 생각되는 결정을 한 거예요."

건강한 둘째를 낳기 전에 두 번 연달아 유산한 신시아도 마음속 가장 깊은 곳에서 느껴지는 감정에 따르는 것이 중요하다고 말한다. "만일 의식적으로 아기를 가져야겠다는 생각이 든다면 그건 어쩌면 아직 때가 아니라는 뜻일지 몰라요. 누군가를 사랑하게 되는 것과 비슷하지요. 어떻게 해서 누군가를 좋아하게 되는지 그건 늘 명확하지 않잖아요. 하지만 막상 사랑에 빠지면 그냥 알게 되지요. 그와 똑같다고 생각해요. 다시 아기를 가질 준비가 되면 자연스럽게 노력을 시작하게 돼요. 복잡할 거라곤 전혀 없어요."

계획하지 않고도 임신이 되는 경우

가끔은 임신 계획을 세울 시간조차 없는 경우도 있다. 리사는 유산한 지 17일 정도밖에 지나지 않았는데 다시 임신이 되었다는 사실을 알고 깜짝 놀랐다. "다시 아기 가지려는 노력을 시작할지 결정을 못한 상태였어요. 그런 이야기는 아예 꺼내지도 못하고 있었지요. 남편과 나는 유산에 너무 큰 충격을 받아서 또 그런 아픔을 겪을지도 모르는 모험을 할 엄두가 나지 않았거든요."

건강한 아기를 안아보고 싶은 갈망이 리사에게 없는 것은 아니었지만, 이렇게 금방 다시 임신이 되자 기쁘면서도 혼란스러웠다. 무엇보다 대개 의사들이 권장하듯 2~3개월의 휴식기를 갖지 않고 바로 임신이 된 것이 가장 걱정스러웠다. "다시 임신했다는 걸 알고 제일 먼저 든 생각이 '혹시 고위험임신은 아닐까?' 하는 걱정이었어요. 의사에게 '그렇지 않다.'는 대답을 듣고 싶었어요. 이번에는 건강한 아이를 낳을 거라고 믿고 안심하기 위해서 말이죠. 하지만 다른 한편으로는 당장 병원에 입원해 24시간 보호를 받고 싶더군요." 리사는 담당의사가 이번에는 건강한 아기를 안아볼 가능성이 크다고 확실히 말했음에도 '말로 다 표현하는 것이 불가능할 만큼 많은 걱정'에 시달렸다고 기억했다.

다시 아기를 가질 거라고 사람들에게 말하기

일단 다시 아기를 갖기로 뜻을 모았다면, 이 소식을 다른 사람에게 알릴 준비가 되었는지도 결정해야 한다. 어떤 부부들은 이 소식을 아무에게도 알리고 싶어하지 않은 반면, 또 어떤 이들은 가까운 친구나 친척들에게 알려 될 수 있는 대로 많은 지지와 격려를 받고 싶어한다.

제니퍼 부부는 다시 아기를 갖기로 결정하고 이를 가족과 친구들에게 알리기로 했다. 아기가 분만 중에 죽었을 때 많은 이들이 함께 마음 아파해준 것을 기억하고 있었기 때문이다. 제니퍼가 이 소식을 가족과 친구들에게 알리자 대체로 좋은 반응이 돌아왔지만, 한 가지 아쉬운 점이 있었다. "다시 아기를 갖기로 했다고 하니까 다들 너무 좋아해주고 격려해주었어요. 사실 우리 부부가 다시는 아기를 갖지 않겠다고 할까봐 많이들 걱정하고 있었더군요. 하지만 다시 아기를 갖기로 결정했다니까 이제는 우리 첫아기 사만다 이야기는 꺼내지 말아야겠다고 생각하는 것 같았어요. 우리 부부는 여전히 사만다에 대해 이야기하고 있고, 사람들에게도 사만다에 대해 이야기하는 것을 좋아해요. 그런데 이젠 아무도 묻지 않아요. 다들 마치 사만다가 세상에 존재하지 않았던 것처럼 행동해서 슬퍼요. 사만다는 정말이지 내 일부였어요. 내게는 늘, 지금 내 곁에 없는 사만다의 빈자리가 있지요. 나는 사람들이 사만다를 계속 기억해주었으면 좋겠어요."

아기를 다시 갖겠다는 계획을 알렸을 때 제니퍼만큼 긍정적인 경험을 하지 못하는 부부도 있다. 조디의 어머니는 조디가 다시 아기를 갖겠다고 하자 먼저 걱정부터 했다. 다시 임신을 하면 조디의 건강이 안 좋아질까 염려가 되었던 것이다. 리사는 다시 아기를 갖겠다는 소식에 부모님이 별로 좋아하지 않는다는 것을 알게 되었다. 그레첸의 할머니는 그레첸이 다시 아기를 가지려 한다고 말하자 눈물을 흘렸다. 기쁨의 눈물이 아니라, 만에 하나 그레첸이 아기를 다시 잃게 되면 자신도 또 마음고생할 거라는 걱정에서 흘리는 눈물이었다. 그레첸은 처음에는 할머니의 반응에 화가 났지만, 그것은 할머니가 그만큼 자신을 사랑하기 때문임을 깨닫게 되었다. "할머니의 반응에 화난 마음을 푸는 데는 시간이 좀 걸렸어요. 할머니가 또 상심할까봐 내가 걱정하고 할머니를 위로해야 한다는 건 조금 이상하잖아요? 사실 아기의 죽음으로 가장 힘든 건 누구보다 나와 남편이니까요. 하지만 할머니의 그런 반응을 보면서 아기의 죽음이 얼마나 많은 이들에게 영향을 미쳤는지 깨닫게 되더군요."

어떤 이들은 임신에 성공하기까지는 다시 아기를 갖기로 했다는 결정을 알리지 않기도 한다. 아기를 갖겠다는 소식을 전했을 때 지지와 격려를 받지 못할 것을 알기 때문이다. 수지와 로르가 바로 그런 경우였다.

"우리 부부는 아기 이야기는 아예 꺼내지 않아요. 묻는 사람이 몇 명 있었지만 말이죠." 여러 차례 임신상실을 겪은 수지의 말이다. "처음에 아기가 죽었을 때 우리 부부는 임신 계획에 대해 아예 말을 하지 않기로 했어요. 다시 아기를 가질 거냐고 사람들이 물으면 그냥 아니라고 하기로 했죠. 그 이후로 임신상실을 네 번 더 겪었어요. 지금도 사람들에게 굳이 알리지 않는 쪽이 편하지만, 앞으로는 그렇게 물어오는 사람이 우리를 격려해줄 것 같다는 느낌이 들면 사실대로 말하려고 해요. 지금까지는 아기를 가지려고 노력하고 있다고 누구에게도 말한 적이 없어요."

"아무에게도 말하지 않았어요. 계속되는 유산에 가족들도 지쳐 있었기 때문에, 가족들이 뭐라고 할지 별로 듣고 싶지 않았어요. 아마 나를 지지하는 말을 하지는 않았을 거예요. 친구들도, 비록 입 밖으로 그런 말을 꺼낸 적은 없지만, 다시 임신을 한다고 하면 아마 내가 미쳤다고 생각했을 거예요.” 지금의 건강한 첫아기를 낳기 전에 임신상실을 다섯 번 경험한 로르의 말이다.

어떤 사람은 아기를 가질 거라는 계획을 아이에게까지 숨기기도 하지만, 또 어떤 사람은 아기를 갖고자 하는 엄마 아빠의 계획을 아이에게도 터놓고 알리는 것이 좋다고 생각한다. 생후 8일 된 둘째 딸이 개심술을 받다가 죽은 로라도 그 생각에 동의한다. “내가 다시 아기를 가지려 노력하고 있을 때 큰딸 엘리자베스는 이제 막 네 살이었어요. 엘리자베스에게 굳이 알릴 생각은 아니었는데, 아이가 한 번도 아니고 자주, ‘동생 언제 만들어줄 거예요?’라고 묻더군요. 그때마다 대답해줄 말이 필요했어요.

새로 아기가 태어날 때까지 내내 그 질문에 대답해야 한다고 생각하니, 아이에게도 엄마 아빠가 동생을 만들려고 노력하고 있다고 알려주는 게 낫겠다는 생각이 들었어요. 그때 마침 엘리자베스가 봄에 꽃씨를 한 줌 심었기에 씨 뿌리는 비유를 써서 설명해주었지요. 꽃씨를 한 움큼 심어도 그 가운데에 일부만이 싹을 틔운다고 말이에요.”

결국 로라 부부의 정원은 아름다운 열매를 거두어들였다. 엘리자베스의 건강한 동생이 태어난 것이다.

6장

다음 임신을 준비하기

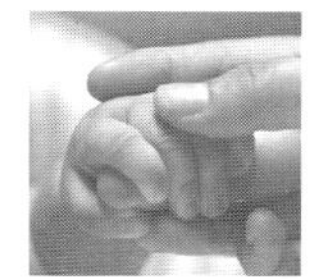

이전 세대의 여성들은 생리를 적어도 2개월 정도는 하지 않아야 산부인과 의사를 찾아가 임신 여부를 진단받았다. 요즈음은 대개 그보다 훨씬 더 이른 시기에 의사를 찾아가며, 아기를 갖는 노력을 시작하기도 전에 의사를 찾는 여성들 역시 많아지고 있다.

이 장에서는 차후임신을 시작하려면 어떤 준비가 필요한지 알아본다. 우선 이전 임신상실 때 진찰받은 의사 및 조산사에게 다시 진료 받는 일의 장단점과, 다른 의사 및 조산사를 찾는 것의 장단점에 대해 살펴보자. 그 다음 임신 준비의 일환으로 미리 산전검사를 받는 일의 중요성에 대해 살펴볼 것이다. 마지막으로는 유전 검사의 장단점에 대해 알아봄으로써, 임신을 준비하는 부부 스스로가 유전 관련 검사를 하는 것이 좋은 선택일지 결정하는 데 도움을 주고자 한다.

다른 의사에게 진료받아야 할까?

바꾸느냐, 바꾸지 않느냐, 그것이 문제다! 유산이나 사산, 영아사망의 아픔을 겪은 모든 여성들이 고민하는 문제가 있다. 바로, 차후임신을 앞두고 전에 진료받은 의사나 조산사를 다시 찾아갈지, 아니면 다른 의료인을 찾을지를 결정하는 것이다.

같은 의사를 찾아가는 것

임신상실로 이어진 지난번 임신에서 자신을 진료했던 의사를 다시 찾는 여성들은 보통 다음의 이유를 갖고 있다. 자신의 아픔을 이해받을 수 있으며, 의사가 자신의 출산력을 알고 있기에 될 수 있는 대로 최상의 진료를 받을 수 있다고 생각하기 때문이다.

리사는 아기가 사산된 이전 임신에서 자신을 진료했던 의사에게 다시 진료를 받기로 했다. 의사가 리사의 아픔에 깊이 공감하며 그녀가 얼마나 힘들어했는지를 이해해주었기 때문이다.

"나를 담당한 의사는 훌륭할 뿐만 아니라 인간적으로도 정말 좋은 사람이었어요. 우리 부부에게 인생에서 가장 힘든 시기였던 유산 후 회복기에, 그리고 다시 아기를 가지려고 노력하는 동안에도 마음을 많이 써주었어요. 우리 부부가 어떤 심정이며 얼마나 노력하고 있는지 잘 알기 때문에, 이번에도 그 의사를 찾아갔지요. 이번 임신 동안에도 우리 부부가 될 수 있는 대로 스트레스를 적게 받도록 최선을 다해주었어요. 가정용 도플러 청진기를 주어서 집에서도 아기의 심장 소리를 확인할 수 있었지요. 또 임신 기간 내내 매주 진료를 받았고, 한 달에 한 번씩 초음파검사도 받았어요. 담당의사는 우리 부부가 이 임신을 심리적으로도 잘 대처해나가고 있는지 또한 늘 확인해주었지요. 아마 의사에게 이보다 더 세심한 배려를 받을 수는 없을 거라 생각해요."

낸시도 아들의 출생과 죽음을 함께 지켜봐준 조산사의 깊은 연민과 공감에 감동을 받았다. "그 조산사는 제이콥이 죽고 처음 2~3개월 동안 매주 우리 집에 들러 내 상태를 확인해주고 갔어요." 낸시는 이전 임신이 산부인과적으로 복잡한 경우가 아니었기 때문에(아기가 죽은 원인이 임신 관련 합병증이 아니라 유전적 대사이상 때문이었으므로) 다시 임신이 되었을 때에도 새로운 의사를 찾지 않고 그 조산사를 찾아갔다.

르네 역시 다른 의사를 찾아가야겠다는 생각은 조금도 들지 않았다. 전에 가진 아기가 사이토메갈로바이러스 감염(보통 배 속의 아기에게는 해가 없지만, 경우에 따라 심각한 선천적 기형이나 사산, 신생아사망으로 이어질 수 있는 바이러스 감염이다. 자세한 내용은 3장 '사산에 대한 진실'과 10장 '아기를 위한 가장 건강한 선택'을 참조하라.)으로 죽기는 했지만, 전에 자신을 진료한 의사에게 전적인 믿음이 있었기 때문이다. "내 아들이 죽은 것이 의사 때문이라고 생각하지는 않아요. 임신 기간에 사이토메갈로바이러스 감염은 감지되지 않았거든요. 의사는 나와 아기에게 최선의 선택을 했을 거예요." 르네가 힘주어 말했다.

둘째 아이를 사산으로 잃은 사라의 경우, 다음 임신 때에도 같은 의사에게 찾아간 것은 이와는 다른 이유에서였다. 자신이 받은 진료의 질 때문이 아니라, 말하자면 확실한 결론을 얻고 싶은 마음 때문이었다. "전과 '똑같은' 방식으로 해서 이번에는 '성공'하는지 알고 싶었어요. 말하자면 뭐가 잘못되었는지를 더 정확히 알고 싶었던 거지요." 사라가 말했다.

세릴은 남편 톰이 다른 의사를 찾아가보는 것이 어떻겠냐고 제안했지만, 같은 의사에게 진료를 받는 쪽을 택했다. "에단이 죽고 톰은 다른 의사에게 가보는 것이 어떻겠냐고 했지요. 의사에게 나쁜 감정이 있어서가 아니라, 너무 아픈 경험을 한 그 건물에 다시 가는 게 괴롭다면서요. 하지만 나는 같은 의사에게 진료를 받고 싶었어요. 전에나 지금

이나 세심하게 진료하고 진심으로 대해주거든요. 내가 어떤 점 때문에
두렵고 불안해하는지 잘 헤아려주죠. 어떤 질문을 해도 늘 받아주고요.
결국 우리 부부는 그 의사에게 가기로 결정을 했어요. 비록 톰이 진료
실에 나와 함께 들어가는 횟수는 제한하기로 타협했지만요."

다른 의사를 찾아가는 것

하지만 아기의 죽음을 경험한 여성들 가운데는 전에 진료받은 의사
나 조산사를 찾아가고 싶어하지 않는 사람도 있다. 임신 시기와 아기
가 사망한 뒤에 받은 의료의 질에 만족하지 못해서 꼭 다른 의사를 찾
아가겠다는 경우도 있고, 단순히 자신의 아픈 경험을 함께한 의사에게
다시 진료를 받는 것이 너무 고통스럽고 겁이 나서 그렇게 선택하는
이도 있다.

신디는 사산이라는 트라우마를 경험하기 이전부터 다른 의사를 찾아
가겠다고 마음먹었다. "그 의사는 본인의 비자 신청서를 작성하면서,
내 아기가 어떻게 나올지를 설명해주더군요. 게다가 개인적인 전화까
지 받는 거예요!" 결국 신디는 친절하고 배려심 많은 다른 의사를 찾았
고, 그 의사에게 양수검사를 받는 동안 배 속의 아기가 죽었다는 사실
을 알게 되었다.

킴 역시 딸아이가 사산되고 난 이후의 과정에서 자신의 아픔을 전혀
공감해주지 않은 의사에게 환멸을 느껴 다른 의사를 찾기로 했다. "다
음 임신을 또 그 의사에게 맡기는 건 고사하고, 사산한 이후의 6주 동
안 그 진료실에 다시 들어가는 것도 힘들더군요. 사산이 확실해지고 난

다음 날 병원에서 이 의사를 만났는데 글쎄, '괜한 일로 고생하지 않게 되었으니 다행입니다.'라고 하는 게 아니겠어요? 이 의사는 우리 같은 일을 당한 부부를 어떻게 대해야 할지 전혀 모른다는 생각이 들었지요." 킴을 1차 진료했던 의사가 다른 의사를 추천해주었고, 사산 사실을 알게 된 바로 다음 날 그 의사를 찾아갔다. "새 의사는 우리 부부의 마음을 아주 잘 이해해주었어요. 남편과 나는 바로 그 자리에서 그 의사에게 진료를 받기로 결정했지요."

딸아이를 사산한 낸시는 자신이 깊은 고통을 겪고 있을 동안 냉정하고 무감하게 대했던 담당의사 대신, 사산의 현장에 같이 있었던 여의사를 찾아가기로 했다. "칼리를 낳을 때 처음 만난 의사였는데, 그때 그 사람이 우리를 정말 진심으로 대해준다는 느낌이 들었어요. 분만 후 6주째 되던 날 병원을 찾았을 때, 난 그 의사를 만나고 다음에 임신이 되면 찾아가도 되겠냐고 물었어요. 아주 반갑게 그러라고 하더군요. 다음번에 임신을 한다는 생각 자체가 너무 겁이 나던 때였는데도 매우 안심이 되었지요. 꼭 그 의사에게 찾아가야겠다고 생각했어요. 우리 부부가 사산이라는 힘든 일을 겪을 때 옆에 같이 있으면서 우리가 겪은 일을 직접 본 사람이었으니까요. 그런 걸 전혀 모르는 새로운 의사를 만나서 내가 어떤 두려움을 느끼고 있는지 설명할 필요도 없을 테고요. 그 의사라면 내가 다음에 임신했을 때 나를 끝까지 인간적으로 대해주며 최선을 다해줄 것 같다는 확신이 들었어요. 말로는 설명하기 어려운 유대감 같은 걸 느꼈다고 할까요. 아마 그 의사가 죽은 우리 딸 칼리를 품에 안아본 사람이기 때문에 그럴 수도 있어요. 우리 칼리를 안아본 사람이 사실 몇 명 안 되니까요."

새로운 의사나 조산사를 찾는 것이 어렵지 않을까 걱정도 들겠지만 만일 현재의 의사나 조산사에게 불만족스러운 점이 있다면 반드시 새 의료인을 찾는 것이 좋다. 다음에 임신이 되었을 경우 감당해야 할 스트레스가 만만치 않을 것이기 때문이다. 단번에 나와 '마음이 딱 맞는' 의료진을 찾지 못하더라도 실망하지 말고 계속 찾아보자. 저마다 자신에게 맞는 의사나 조산사가 반드시 있다.

건강한 첫아이를 낳기 전 사산과 유산을 한 번씩 경험한 킴의 조언을 잊지 말자. "임신상실을 겪은 뒤 임신한 산모들을 대하는 방식은 의사마다 다릅니다. 우선 자신이 어느 정도의 진료를 받고 싶어하는지, 다시 말해 될 수 있는 대로 평범한 임신부들과 비슷하게 진료 받고 싶은지, 아니면 모든 세심한 주의를 받고 싶은지 잘 판단해보세요. 그런 다음 해당 의사나 조산사에게 여러 구체적인 사항에 대해 아주 철저하게 물어보세요. 그렇게 해보고도 마음이 놓이지 않는 점이 있으면 다른 의사를 더 알아봐야 합니다. 자신과 맞는 의사를 찾을 때까지 말이에요."

이렇게 의사나 조산사를 정하게 되면 임신 준비의 주요 단계 중 다음 단계로 넘어갈 준비가 된 것이다. 바로 산전검사 일정을 잡는 것이다.

산전검사에서 확인할 수 있는 것들

파멜라는 한 번 유산한 뒤 다시 임신 노력을 시작하기에 앞서 산전검사 일정부터 잡았다. 파멜라의 담당의사는 신체검사를 통해 유산으로 생긴 몸의 충격이 모두 치유되었는지 확인하는 것은 물론, 차후임신에 대한 파멜라의 심리적 긴장이 어느 정도인지에 대해서도 이야기를 나누었다. 전체적인 검사 결과 파멜라는 본인만 준비되면 언제든 임신 노력을 시작해도 좋다는 긍정적인 의견을 들었다. "의사는 우선 우리 부부가 충분히 슬퍼할 시간을 가졌는지 확인했어요. 그러고는 마음을 편히 가지라고 하더군요. 서둘러 임신해 혹시라도 다시 임신상실을 겪어야 할 이유는 전혀 없다고 했어요."

제니퍼 역시 딸아이 사만다가 알 수 없는 이유로 만삭 때 사산된 뒤 다시 임신하기 위한 노력을 시작하기에 앞서 담당의사를 찾아갔다. "다시 아기를 가질 계획에 대해 의사와 상의하니 좀 더 실감이 나더군요. 임신이라는 여행을 이제 또 시작하는구나 하는 생각이 들었어요."

다시 아기를 갖고 싶은 마음이 간절한 만큼, 새로 시작하기 전에 어떤 준비가 갖추어져야 할지 궁금한 점도 많을 것이다. 아기를 가지려는 노력을 시작하기까지 어느 정도 휴식기를 가져야 하는지, 전에 겪은 임신상실의 경험이 차후임신의 결과나 태아의 건강에 어떤 영향을 미치는지, 차후임신이 '고위험' 임신으로 분류되는 건 아닌지, 차후임신을 위한 최적의 건강 상태로 만들려면 지금 무엇을 해야 하는지 등 많은 물음이 뒤따를 것이다. 또한 차후임신에는 지난번과는 다른 식으로 진료를 받아야 하는지, 즉 초음파검사를 더 자주 받거나, 산전진찰을 더 자주 받거나, 다른 분만 방식을 시도해야 하는지 등의 의문을 가질 수 있다.

이런 질문에 답을 얻는 가장 좋은 방법은 다음 임신이 되었을 때 진료받기로 되어 있는 의사나 조산사에게 산전검사를 받는 것이다. 스스로 궁금했던 의학적 질문에 대한 답을 얻을 수 있으며, 아기를 갖든 그렇지 않든, 앞으로 당신이 충분한 지지와 확신이 필요하다는 것을 담당의료인에게 알려줄 기회가 될 것이다.

산전검사를 통해서는 아기를 죽음으로 이끈 원인에 대해 남은 의문을 풀 수 있으며 앞으로 어떻게 대처해야 하는지에 대해서도 조언을 들을 수 있다. 산전검사에서 모든 여성이 묻고 싶은 질문 몇 가지를 아래 소개한다.

다시 아기를 가지려는 노력은 언제부터 시작하는 것이 좋을까?

담당의사나 조산사는 임신부가 유산이나 사산, 영아사망을 경험한 경우는 생리주기가 적어도 2~3회 반복될 때까지, 제왕절개수술을 받은 경우는 적어도 6개월까지는 기다렸다가 다시 아기를 갖는 노력을 시작하라고 조언할 것이다.

마음은 당장이라도 아기를 다시 갖고 싶을지 모르겠지만 몸은 아기를 또 갖기 전에 이전 임신의 충격으로부터 회복할 시간이 필요하다. 자궁이 치유될 시간이 필요하고(특히 확장 소파수술을 받은 경우), 자궁내막이 건강한 수준으로 다시 두꺼워질 시간이 필요하다. 너무 이른 시기에 다시 임신이 되는 것은 사실 임신부의 몸에 해로울 수 있다. 아직 몸이 임신을 유지할 준비가 되지 않았는데 임신이 되었다면 다시 유산이나 사산, 영아사망을 경험할 위험이 더 높다.

전에 제왕절개수술을 받은 경우라면 차후임신을 계획할 때 특히 더 신중해야 한다. 제왕절개수술 때 절개된 자궁이 채 아물기도 전에 임신이 되어 자궁이 늘어나기 시작한다면 자궁파열이 일어날 위험이 높다.

임신이나 분만 과정에서 복잡한 사정이 전혀 없었다 할지라도 다시 임신하기 전까지 몸에 약간의 휴식을 줄 필요가 있다. 다음에 자궁 안에서 자랄 아기를 위해 자궁이 필요한 영양분을 충분히 보충할 수 있어야 한다.

이전 임신이 만삭이나 만삭 가까이까지 유지되었다면 몸이 회복할 시간을 더욱 충분히 주어야 한다. 일부 연구결과에 따르면 아기를 출산한 지 1년 안에 다시 임신이 될 경우 사산 및 저체중, 조산, 영아돌연사증후군의 위험이 높다고 한다.*

이전 임신이 만삭 혹은 만삭 가까이까지 지속되었을 경우 다음과 같은 사항을 고려해야 한다.

- 미국 질병통계및예방센터 U. S. Centers For Disease Control and Prevention 의 최근 연구에 따르면, 이전 출산과 다음 출산 사이의 적정 휴지 기간은 18~23개월이다. 이전 출산으로부터 6개월 안에 다시 임신이 된 여성은 미숙아나 저체중아를 낳을 확률이 30~40퍼센트다. 그 이유는 산모가 이전 임신에서 채 회복되지 않았기 때문인 것으로 추정된다.
- 미국 시카고대학교의 연구에 따르면 이전 출산으로부터 1년 안에 임신한 산모의 아기는 유아기에 사망할 위험이 39퍼센트로, 그렇지 않은 아기들에 비해 매우 높으며, 6개월 안에 다시 임신한 산모

* 이러한 현상은 영양 공급이나 의료적 접근이 충분히 이루어지지 않는 경제적 취약 계층에서 더 많이 나타난다. 하지만 부득이하게 1년 이내에 다시 임신을 하기로 결정했다면 될 수 있는 대로 최상의 건강 상태로 준비하기 바란다.

의 아기는 사망할 확률이 두 배나 더 높다고 한다.[*]

- 차후임신까지 적절한 시간을 두는 것은 임신부의 신체적 건강뿐 아니라 심리적 건강을 위한 것이기도 하다. 《영국 의학저널》에 보고된 연구결과에 따르면 임신 말기에 임신상실을 경험한 여성이 너무 이르게 다시 임신할 경우, 슬퍼할 시간을 충분히 가진 여성들보다 우울이나 불안의 수준이 훨씬 높다고 한다.

그러나 과학적으로 올바른 정보에만 근거해 차후임신의 시기를 결정할 수는 없다. 각자가 처한 개인적 상황 또한 고려해야 한다. 대표적으로 다음과 같은 점을 참고해야 한다.

출산 경력 과거에 아기를 갖는 데 어려움이 있었다면 시간을 두고 기다리기보다는 곧바로 임신하고 싶을 수 있다. 스스로가 가장 잘 알고 있듯 다시 임신하기로 결정했다고 해서 바로 아기를 가질 보장은 없기 때문이다.

나이 만일 더 이상 임신이 가능하지 않은 나이에 가까워지고 있는 여성이라면 차후임신 계획을 너무 오래 미루고 싶지 않을 것이다. 나이가 들면서 임신 능력이 서서히 줄어들기 때문에 시간이 지날수록 임신하

---

[*] 위의 연구결과가 상당히 신뢰할 만한 것임은 분명하지만, 이런 사망의 상당수가 사고나 영아학대, 영아돌연사증후군과도 연관되어 있음을 짚고 넘어가야겠다. 위 경우 가운데 임신 중 산모의 임신합병증이나 산과적합병증, 분만합병증, 선천적 결손이 발생한 때에는 영아 사망률이 소폭 증가하거나 아예 증가세를 보이지 않았다.

기는 더욱 어려워질 뿐만 아니라, 임신이 되더라도 임신상실 및 염색체 이상, 자간전증이나 임신성 당뇨와 같은 임신 관련 합병증을 앓게 될 위험이 더 높다.

전반적인 건강 상태 나이가 들면서 악화되기 쉬운 질병을 앓고 있다면 비교적 이른 시기에 다시 아기를 가지려는 계획을 세워야 한다. 생후 8일 되는 둘째 아기가 개심술을 받다가 사망한 로라의 경우가 이에 해당한다. "그때 나는 6개월 뒤면 서른여섯 살이 되는 나이였고, 고혈압도 있었지요. 1~2년 임신을 미룬다는 것은 곧 혈압 문제가 더 심해질 수 있다는 뜻이었어요. 혈압은 나이가 들면서 더 높아지는 경향이 있으니까요."

즉 언제 다시 아기를 가질지 결정하는 것은, 의사나 조산사의 도움을 받을 수는 있겠지만, 결국 임신부 본인과 배우자가 결정할 일이다.

생리는 언제 다시 시작되어야 정상일까?

유산한 경우 약 4~6주 이내에 다시 생리가 시작될 것이다. 생리가 시작되기 약 2주 전에 배란이 되기 때문에, 유산 후 첫 생리가 시작되기 이전에 임신이 되는 것도 가능하다. 물론 이는 권장할 만한 상황은 아니다. 한편 모든 여성들이 이러한 패턴을 보이지는 않는다. 유산한 뒤에 무배란생리(배란이 되지 않는 생리)를 하는 여성들이 있는가 하면, 다시 생리가 시작되기까지 걸리는 시간이 더 긴 여성들도 있다. 확실한 것은, 유산한 뒤 3개월 안에 일반적인 생리주기가 돌아오지 않는다면 의사와 상의해봐야 한다는 것이다.

아기가 임신 말기나 태어난 직후에 죽은 경우는 생리가 시작되려면 시간이 더 걸릴 수도 있다. 이와 같이 임신을 만기까지 유지한 경우, 여성의 몸은 임신 이전의 상태로 되돌아가기까지 많은 일을 해야 한다. 생리주기가 분만 후 4~6주 안에 바로 시작되는 여성이 있는가 하면, 가임능력이 회복되기까지 8~12주로 더 긴 시간이 걸리는 여성도 있다.

다시 임신하고 싶은 마음이 간절하지만 생리가 아직 시작되지 않은 여성은 의사에게 어떤 치료를 받을 수 있는지 물어보자. 때로는 가임능력을 회복하는 데 프로게스테론 주사 한 번으로 충분한 경우도 있다. 가임능력에 관해서는 7장 '다시 임신을 시도해보기'에서 자세히 살펴보자.

아기가 또 사망할 가능성은 어느 정도일까?

다시 아기를 가지려는 여성이라면 누구나 의사나 조산사에게 다음 임신은 꼭 행복한 결말로 끝난다는 보장을 받고 싶을 것이다. 하지만 그런 일은 불가능하다. 그들은 의사나 조산사일 뿐 점쟁이는 아니니까 말이다.

하지만 그들은 전에 유산이나 사산, 영아사망을 경험했다고 다음 임신과 출산에서도 비슷한 일이 반복되는 것은 아님을 알려주면서 당신을 안심시킬 수는 있다. 또한 임신상실을 겪은 이후에 임신한 아기가 사망할 확률이 초산부에 비해 더 높은 것도 아니다. 설사 실제로 위험이 더 큰 경우(유전적 문제나 자궁기형 같은 재발성 소인을 가진 경우)라 할지라도 그 위험이 당신이 걱정하는 것만큼 높지는 않을 것이다.

다음과 같은 사실을 고려해보자.

- 네 번 유산했으며, 건강한 아기를 출산한 적이 한 번 있는 여성은 차후임신을 만기까지 유지할 확률이 70~75퍼센트 정도 된다. 또 한두 번 이상 유산했으며 정상적으로 아기를 낳은 적이 한 번도 없는 여성이라 할지라도 차후임신에서 행복한 결과를 맞이할 가능성은 50퍼센트 이상(55~60퍼센트)이다.

- 일부 임신상실의 경우는 문제가 발견되어 적절한 치료가 이루어지면 예방할 수 있다. 예를 들어 자궁경관무력증으로 임신 제2삼분기에 유산을 경험한 여성은 자궁경관봉합술을 통해 차후임신을 만기까지 유지할 수 있다. 마찬가지로 임신부의 당뇨가 적절히 조절되지 않아 아기가 사산되었거나 출생 직후 죽었다면, 다음에는 임신 전과 임신 중에 적절한 당뇨 관리를 받아 건강한 아기를 낳을 가능성을 높일 수 있다.(이에 대해서는 2장 '유산에 대한 진실', 3장 '사산에 대한 진실', 4장 '영아사망에 대한 진실'을 참조하라.)

- 인공 임신중절이나 선택적 유산다태임신의 경우 임신부의 생명을 위해 태아를 선택적으로 낙태시키는 것을 뜻한다.—옮긴이을 했다고 해서 차후임신에서 유산이나 사산할 위험이 높아지는 것은 아니다. 지난번 임신에서 인공 임신중절을 했거나, 과거 선택적 유산을 한 적이 있어 이번 임신에서 자궁경관무력증이나 기타 임신 관련 합병증을 겪을지 걱정하는 여성들은 안심하기 바란다. 인공 임신중절이나 선택적 유산을 한 여성 가운데 대다수가 차후임신에서 임신합병증을 겪지

않는다. 그런 이유로 문제가 생기는 것은 대개 시술 과정이 불량했거나, 단지 시술로 인해 임신부에게 골반염이 생겼기 때문이다. 그럼에도 인공 임신중절이나 선택적 유산을 한 많은 여성들은 이런 시술로 앞으로의 임신에 좋지 않은 영향이 미치지 않을까 불안해하는 것이 사실이다. 어떤 경우는 그러한 시술을 받은 것에 대한 죄책감이 차후임신에 영향을 주기도 한다. 인공 임신중절이나 선택적 유산이 차후임신에 영향을 미칠지 심하게 걱정된다면 임신상실 후 감정적 회복을 돕는 전문 상담가를 만나볼 수도 있다.

차후임신이 '고위험' 임신으로 분류되지는 않을까?

이 질문에 대해서 담당의사나 조산사에게 의외의 대답을 들을 수도 있다. '고위험(예를 들어 간질병이 있거나 조기진통을 겪은 적이 있는 여성의 경우)'으로 분류해야 할 뚜렷한 의학적 이유가 있지 않은 이상, 병원에서는 대부분의 경우를 '저위험' 임신으로 분류하기 때문이다.

제니퍼는 첫아기가 원인불명으로 사산되었는데도, 보험회사에서 자신을 '저위험' 두 번째 등급으로 분류한 것을 보고 깜짝 놀랐다. "그 다음 임신이 되었는데 여전히 '저위험'으로 분류가 되어 있어 놀랐어요. 보험회사의 설명으로는, 이번 임신에서도 아기가 죽으면 그때 고위험으로 분류되어 그 이후부터 진찰에 보험 적용이 된다고 하더군요. 내 담당의사 말로는, 우리 부부 같은 경우 사만다의 사인이 전혀 밝혀지지 않았기 때문에 통계상으로는 다음 아기의 사망률도 보통의 경우와 다르지 않고, 병원에서도 우리를 고위험으로 분류하지 않는다고 했어요."

아기의 죽음이라는 가슴 아픈 일을 겪은 여느 부모처럼 제니퍼 역시 자신이 '저위험' 임신에 속한다고는 결코 생각하지 않았다. 자신은 다시 또 무슨 일이 잘못되지는 않을까 불안해하고 있는데, 보험회사에서는 그런 걱정을 진지하게 받아들이지 않는 것 같아 좌절감을 느꼈다.

제니퍼의 경우만 그런 것이 아니다. 아기의 죽음을 겪은 부모 대부분이 차후임신에서 '저위험' 임신으로 분류된다. 즉 객관적으로 말하면, 과거에 임신상실을 겪었다고 해서 차후임신의 위험률이 처음 임신하는 부부에 견주어 반드시 높은 건 아니라는 것이다. 이는 다소 받아들이기 어려운 사실일 수 있다. 무엇보다 이번에는 건강한 아기를 낳을 수 있을지 심각하게 걱정하고 있는 여성들에게는 더욱 그럴 것이다.

이 문제에 대한 걱정을 해결하는 가장 좋은 방법은 의사나 조산사에게 자신의 감정을 솔직하게 털어놓는 것이다. 전문 의료인의 눈에는 자신이 기술적으로 '저위험' 대상으로 보일지 모르지만, 당사자의 마음은 결코 그렇지 않다는 것을 담당 의료인에게 알려야 한다. 차후임신 동안 부가적으로 확인을 요하는 일이 많을 것임을 의사나 조산사에게 알리고, 그때마다 필요한 대답으로 자신을 안심시켜줄 수 있는지 확인하는 것이 좋다. 담당의사나 조산사가 당신에게 보통 이상의 세심한 진료를 제공할 마음이 없거나 그렇게 하는 것을 불편해하는 것 같다면 다른 의료인을 찾아보는 것이 좋을 수도 있다.

건강한 아기를 낳을 가능성을 높이는 방법은 무엇일까?

담당의사로부터 차후임신에서 건강한 아기를 낳는다는 보장을 얻어낼 수는 없겠지만, 그러한 가능성을 높이기 위해 지금 당장이라도 시작할 수 있는 방법이 무엇인지는 알아낼 수 있다.

많은 여성들이 지금 임신하기 이전의 시기를 임신을 위한 '훈련' 기간으로 본다. 말하자면 '엄마 되기'라는 마라톤을 완주할 수 있도록 몸을 최적의 상태로 만드는 것이다. 제니는 다음 임신을 기다리며 벌써 건강한 생활습관을 실천하고 있지만, 거기에 몇 가지 노력을 더 기울이기 시작했다. "농약이 가장 적은 채소를 먹고, 깨끗한 물을 챙겨 마시기 시작했어요. 정크푸드는 아예 입에도 대지 않아요."

다시 건강한 아기를 낳기로 결심한 부부라면 아래 소개하는 지침을 바로 오늘부터라도 실천해볼 수 있다.

체중을 꾸준히 확인하라. 단 지나치게 신경 쓰지는 말라 적정 체중을 유지하려고 노력하는 것은 물론 좋은 생각이다. 다만 가까운 시일 내에 임신을 계획하고 있다면 무리한 식사조절은 삼가는 것이 좋다. 무리한 식사조절은 건강한 아기를 만드는 데 꼭 필요한 영양분을 고갈시킬 뿐 아니라, 배란에 장애를 일으켜 생리가 멈출 수 있기 때문이다. 불필요한 몸무게를 줄이는 더 좋은 방법은 잘 먹고 규칙적으로 운동하는 것이다. 특별한 조언이 아니라고 생각될 수도 있겠지만, 이것이 당신과 앞으로 생길 아기에게 훨씬 더 건강한 대안이 될 것이다.

영양 상태를 확인하라 식사를 거르는 습관이 있다면 체내에 엽산이나 철분 등 중요한 영양분이 부족할 수 있다. 엽산 및 철분 부족이 척추갈림증 등의 신경관결손을 유발할 수 있다는 연구가 상당히 많다는 점을 고려할 때, 날마다 0.4밀리그램의 엽산을 반드시 섭취할 것을 권장한다. 곧 오렌지나 오렌지 주스, 감로멜론, 아보카도, 진녹색 채소브로콜리, 방울다다기양배추—싹이 길게 나는 양배추로 비타민A, 비타민 C 등이 많이 들어 있다.—옮긴이, 로메인상추상추의 일종으로 '배추상추'라고도 한다.—옮긴이, 시금치, 아스파라거스, 콩나물, 옥수수, 콜리플라워꽃양배추—옮긴이 말린 콩, 견과류, 씨앗류, 밀기울 시리얼, 통곡물 제품, 밀 맥아, 아침식사용 철분 강화 시리얼과 같이 자연적으로 엽산이 다량 함유된 음식을 충분히 섭취해야 하며, 가능하다면 엽산 보충제를 섭취하는 것도 좋다.

임신 중에 몸은 평소보다 두 배 많은 양의 철분을 필요로 한다. 따라서 체내 철분 함유량이 낮은 빈혈 상태에서 임신을 했다면 임신부의 몸은 본인과 태아에게 산소를 공급해주기 위한 추가적인 적혈구를 만들어내기가 훨씬 더 어려울 것이다. 하루 중 많은 시간 몸에 활력이 없다면 철분이 충분치 않기 때문일 수 있다. 이럴 경우에는 통곡물이나 강화 시리얼, 살코기, 말린 완두콩 및 콩, 진녹색 채소, 말린 과일과 같이 철분이 함유된 음식을 섭취하는 것이 좋다. 꼭 알아야 할 것이 또 있다. 비타민C는 철분이 몸에 흡수되는 것을 도우므로, 아침식사용 시리얼과 함께 오렌지 주스나 신선한 딸기를 충분히 섭취하면 좋다.

아직 갖고 있는 나쁜 습관이 있다면 과감히 버려라 다시 아기를 갖기 위해 노력하는 부부라면 아마 담배는 예전에 끊었을 것이고 술 역시 마시지 않을 거라 생각한다. 하지만 혹시나 술과 담배가 배 속의 아기에게 얼마나 위험한지 모르는 독자를 위하여 한 번 더 짚고 넘어가자. 흡연은 임신 능력을 평균 25퍼센트 저하시킨다. 임신 중의 흡연은 저체중아를 낳을 확률과 아기가 영아돌연사증후군으로 사망할 확률을 높이며, 비타민C가 몸에 흡수되는 것을 막아 빈혈의 원인이 된다.

임신 중의 알코올 섭취도 배 속의 아기에게 마찬가지로 심각한 악영향을 미치며, 태아알코올증후군 같은 치명적인 질병을 낳을 수 있다. 또 반드시 짚고 넘어갈 것은 이러한 조언이 미래의 어머니에게만 해당된다고 생각하면 안 된다는 것이다. 요즘의 산전 건강 전문가들은 미래의 아버지들 또한 해로운 습관을 끊어야만 한다고 충고한다.(임신한 이후 남편의 음주는 위험요소가 되지 않지만, 담배는 아예 끊는 것이 좋다. 간접흡연이 영아돌연사증후군의 주요 원인으로 여겨지고 있기 때문이다.)

커피는 과감하게 끊자 커피가 실제로 배 속의 아기에게 커다란 위험을 주는지 아닌지에 대해서는 전문가들의 견해가 엇갈리고 있다. 하지만 아침마다 마시던 모닝커피를 끊는다면 아마 삶에서 가장 가슴 졸이는 시간이 될 40주 동안의 걱정거리가 하나 줄어들 것이다. 카페인은 혈관을 수축시켜 자궁으로 가는 혈류를 막기 때문에 배 속의 아기에게 해로운 것으로 알려져 있다. 일부 연구에 따르면 카페인이 불임 및 유산과도 관련이 있다고 한다. 어쨌든 요점은 이렇다. 굳이 모험할 까닭이 무엇인가?

약상자를 확인하자 처방약이든 비처방약일반 의약품—옮긴이이든 현재 복용하는 약이 있다면 아기를 갖는 데 문제가 되지는 않는지 의사와 상의해야 한다. 태아의 발달에서 가장 중요한 시기는 임신 직후 첫 2~3주인데, 이때는 여성들 대부분이 자신이 임신했다는 사실을 알지 못한다.

또한 특정 약을 먹고 있다가 중단했지만 혹시 '대기 시간'이 필요한지를 반드시 확인해야 한다. 예를 들어 아큐탄(Acutane, 여드름 치료약)을 복용하고 있었다면 아기를 가지려는 노력을 시작하기 적어도 한 달 이전에는 복용을 중지해야 한다.

좋은 것을 너무 많이 섭취하고 있는 건 아닌지 확인하라 비타민은 건강에 좋을까? 그럴 것이다. 하지만 연구결과에 따르면 특정 종류의 비타민을 너무 많이 섭취할 경우 배 속의 아기에게 해로울 수 있다고 한다. 건강한 식사만으로 필요한 영양분이 골고루 섭취되지 않는다고 여겨진다면 임신 기간에 복용할 수 있도록 특별히 제조된 비타민을 찾아보자.

만성적인 질환이 있다면 치료하자 만성적인 질환이 있거나 심각한 질병이 계속된다면 아기 갖는 노력을 시작하기 이전에 치료해야 한다. 인슐린 의존성 당뇨와 같은 특정 질병은 아기가 선천적 결손을 갖고 태어날 위험을 높일 수 있다. 낭창 같은 질병은 유산이나 조기진통의 가능성을 높여 임신을 위태롭게 할 수 있다. 유산이나 사산, 영아사망에 영향을 주는 모체의 질병에 대해서는 2장 '유산에 대한 진실', 3장 '사산에 대한 진실', 4장 '영아사망에 대한 진실'에 자세한 내용이 실려 있다.

각종 전염병에 면역이 되어 있는지 확인하라 미국 산부인과의과대학교는 임신을 계획하고 있는 여성이라면 지난 10년 사이에 파상풍 및 디프테리아 예방주사를 맞았는지 확인해야 하며 만일 홍역과 볼거리, 풍진, 수두에 면역이 되어 있지 않다면 예방주사를 맞기를 권장한다. 또한 일부 여성들의 경우, A형 또는 B형 간염, 라임병 피부에 빨간 반점이 생기는 피부병이다.—옮긴이 , 독감, 폐렴구균의 예방접종을 권장한다. 위 관련 질병 가운데 어떤 예방접종이 필요한지는 담당의사가 선별해줄 것이다.*

성병에 감염되지 않았는지 검사하라 이에 대해서는 이의가 있을 수 없다. 아기를 낳을 때가 되면 과거 성생활의 역사가 현재로 되살아난다. 성병에 걸렸을 가능성이 아주 조금이라도 있다면 임신이 되기 전에 치료받기를 바란다. 그 이유는 다음과 같다. 임질과 클라미디아는 임신 능력을 손상시킬 수 있으며, 매독은 태아의 선천적 결손을 유발할 수 있고, 헤르페스는 아기에게 해로우며, 경우에 따라 치명적일 수 있다. HIV 양성반응이 나왔거나 에이즈 진성환자로 밝혀진 경우라면 아기에게 옮길 위험을 줄이도록 각별한 치료가 요구된다.

직장 내 위험요소가 있는지 확인하라 임신부 본인이나 남편이 직장에서 유해물질에 노출되어 있는가? 그렇다면 직업을 바꾸거나, 적어도 작업 환경을 개선하는 것을 고려해보자. 아기를 가지려고 노력하고 있거나 임신 중이라면, 페인트, 래커, 목재도장塗裝용 물질, 공업용 및 가정용

* 몇 년 전에는 풍진 예방접종이 일부 여성들에게 만성 관절질환 또는 신경질환을 유발할 수 있다는 우려의 목소리가 높았지만, 《미국의학협회저널 *Journal of the American Medical Association*》은 풍진에 걸리기 쉬운 여성들은 반드시 면역주사를 맞아야 한다고 분명히 밝혔다. 임신 중에 풍진에 감염되어 태아에게 악영향을 끼칠 것—선천적 결손이나 심한 경우 죽음—을 걱정하고 있다면, 예방접종을 받고 아기 갖는 노력을 시작하기까지 최소 1개월의 대기 시간을 갖도록 하자. 위에서 말한 것과 같은 비극적인 일을 피할 수 있다면 이 정도의 대가는 지불할 만하다.

솔벤트, 사진 현상에 쓰이는 독성 화학물질 등을 피해야 한다. 핵 의약품 실험과정, 엑스선, 마취제(이러한 물질에 노출될 위험은 병원이나 실험실에서 일하는 사람들에게 높다.) 역시 피해야 하며, 소방 작업에 쓰이는 가스는 치명적이며 기형을 유발할 수 있어 유의해야 한다.

머리 염색은 지금 하라 임신 중에 염색하는 것이 해로운지에 대해서는 아직 논란이 계속되고 있지만, 아기를 잃을 위험이 있는 경우라면 피하는 것이 좋다. 염색이 필요하다면 임신하려는 노력을 시작하기 이전에 하거나 무독성 염색약을 사용하라. 적어도 아기를 가지려는 노력이 활발히 진행되는 동안이나 임신 제1삼분기 동안은 염색을 피해야 한다.

임신을 준비하는 당신에게 최고의 조언은, 아직 임신을 위한 노력을 시작하지 않은 지금부터 이미 아기를 가진 것처럼 행동하라는 것이다. 즉 임신검사 결과가 양성으로 나오기 훨씬 이전부터 미래의 아기를 위해 가장 건강한 선택을 하는 생활습관을 들이라는 뜻이다. 이 방법을 택한다면 그 이득은 엄청나다. 아기가 들어선 그날 밤 마신 한 잔의 와인 때문에, 혹은 임신이 되었다는 것을 모르고 한 머리 염색 때문에 앞으로 10개월을 가슴 졸이는 것보다는, 가장 건강한 출발선에서 임신을 시작할 수 있다면 얼마나 안심이 되겠는가!

이번에는 전과 다르게 진료받게 될까?

당신은 전에 임신상실을 겪으면서 다음에 임신이 되면 어떤 진료를 받고 싶다는 생각을 어느 정도 해두었을 것이다. 예를 들어 될 수 있는 대로 초기부터 초음파검사를 받아 아기의 심박을 컴퓨터 화면으로 확인하고 싶다든지, 산전진찰을 평균보다 더 자주 받고 싶다든지 하는 바람이 있을 수 있다.

이와 같은 당신의 의견을 임신이 되기 전에 의사에게 알려 의사와 임신부 사이에 합의가 이루어지는 것이 좋다. 만일 당신이 원하는 의료적 확인과 감정적인 지지를 얻기 위해 일일이 설명하고 설득해야만 한다면 아직 기회가 있다. 여유를 갖고 다른 의사를 찾아보는 것도 좋은 방법이다.

현재 담당의사가 당신이 정당하게 기대할 수 있는(아니, 요구해야 마땅한) 지지와 확신을 줄 것인지를 판단할 때 아래 '미래의 주치의에게 물어봐야 할 것들'과 같은 질문을 고려하면 도움이 될 것이다.

■ 미래의 주치의에게 물어봐야 할 것들

- 임신이 확정되면 얼마 뒤에 첫 진찰을 할 것인가? 첫 진료 이후 산전진찰은 어느 정도의 간격으로 하게 되는가? 만일 임신부가 특별히 불안해할 경우 별도의 산전검사를 받을 수 있는가?
- 임신이 차질 없이 진행되고 있는지 확인할 수 있도록 임신 제1삼분기에 적어도 한 번의 초음파검사를 받을 수 있는가? 임신 제1삼분기 이후에도 별도의 초음파검사를 실시할 것인가?
- 임신 중 어떤 검사를 실시할 것인가? 각 검사의 장단점은 무엇인가?
- 만일 고위험임신 전문의에게 진료 받아야 할 상황은 어떤 것들이 있는가?
- 응급상황이 발생하면 담당의사와 연락을 어떻게 취할 수 있는가? 담당

의사가 멀리 있거나 자리를 비운 상황에서 연락할 수 있는 다른 의사는 누구인가?

- 담당의사의 근무시간 중 임신부가 응급상황이 아니라도 문의 전화를 할 경우 전화를 받을 수 있는가? 전화를 받을 수 없다면 누구에게 연락해야 하는가?
- 임신부의 임신 전력에 대해 자신의 의료팀 모두에게 알려, 임신부가 질문하거나 걱정하는 부분에 대해 그들이 적절한 방식으로 대처하도록 해줄 의향이 있는가?
- 임신부가 아기를 낳을 때 담당의사가 현장에 있을 확률이 어느 정도인가? 만일 담당의사가 아기를 받지 않는 경우 누가 아기를 받게 되는가? 그 의사를 임신부가 미리 만나볼 수 있는가?
- 분만을 조기에 유도하는 것은 어떤 경우인가?
- 임신부가 진통에 들어갔을 때 얼마나 오래 곁에 있어줄 수 있는가?
- 임신부가 진통 중에 둘라(doula, 그리스어로 '여자를 돕는 이'라는 뜻으로 분만 지지 전문가를 말한다.－옮긴이)나 다른 분만 지지 전문가의 도움을 얻고자 하는 것에 대해 어떤 입장을 갖고 있나?
- 이번에는 다른 방식의 분만이 이루어질 것인가? 그렇다면 어떤 점이 다른가?
- 신생아를 직접 검진할 것인가, 아니면 소아과 의사에게 맡길 것인가?

당신의 담당의사나 조산사는 끝으로 신체검사 일정을 잡을 것이다. 신체검사에는 아래와 같은 검사가 포함된다.

- 골반검사와 자궁경관세포진검사(이는 무증상감염, 난소낭종 및 여타 임신 중에 치료하기 어렵거나 위험한 질병을 검사하기 위한 것이다.)

- 혈액검사(빈혈 및 성병 감염 여부를 알 수 있다.)
- 소변검사(당뇨, 요로감염, 신장염 및 임신 중 문제를 일으킬 수 있는 무증상감염을 검사하기 위한 것이다.)
- 풍진 검사(풍진에 면역이 되어 있는지 검사하기 위한 것이다.)

유전에 대한 상담

미국 산부인과의과대학교에 따르면 미국에서 태어나는 신생아의 약 3퍼센트가 심각한 선천적 결손을 갖고 태어난다. 이 가운데 약 20퍼센트는 유전적인 소인을 지니고 있다.

다음 〔표1〕에 주요 유전병 다섯 가지를 소개한다. 부모 양쪽 모두가 같은 결함 유전자를 갖고 있는 경우에만 발생하는 유전병이 있고, 부모 중 한쪽만 결함 유전자를 지니고 있을 경우에도 발생하는 유전병이 있다.

유전 상담은 보통 특정 유전병의 가족력이 있는 부부, 혹은 특정 유전병의 보인자인 가능성이 평균보다 높은 인종의 부부에게 필요하다. 치명적인 뇌손상을 유발하는 테이―작스병은 중앙유럽 및 동유럽의 아시케나지 유대인이나 프랑스계 캐나다인 모집단에서 많이 나타난다. 헤모글로빈의 형태가 변해 발생하는 겸상적혈구빈혈증은 아프리카계 미국인과 지중해인 및 아랍인, 인도인에게 많이 나타난다. 역시 빈혈증의 일종인 지중해성빈혈은 지중해인과 인도인에게서 더 많이 나타난다.

아무런 증상이 없어 자신이 특정 유전병의 유전자를 지니고 있음을

【표1】 주요 유전병 다섯 가지

유전병의 종류	원인	해당 유전병의 예
상염색체 우성유전	부모 중 한쪽으로부터 비정상 유전자 하나를 물려받음.	헌팅턴병
상염색체 열성유전	한 유전자 쌍 안에 들어 있는 유전자(다시 말해 부모로부터 각각 하나씩 물려받은 유전자) 두 개 모두가 비정상임.	낭포성섬유증, 겸상적혈구빈혈증, 테이—작스병, 지중해성빈혈
X염색체 열성유전, 혹은 성염색체 열성유전	X염색체이상으로 발생하는 유전병. 이와 같은 유전병은 남성에게서만 나타난다. 여성은 X염색체의 이상을 대체할 X염색체가 있지만, 남성은 여분의 X염색체가 없기 때문이다.	혈우병, 뒤셴근이영양증
염색체이상으로 인한 유전병(2장 '유산에 대한 진실', 3장 '사산에 대한 진실', 4장 '영아사망에 대한 진실'을 참조하라.)	태아의 염색체이상. 대부분 정자나 난자가 만들어질 때 생긴 이상이 원인이 되지만, 일부 유전적 소인이 원인이 되는 경우도 있다.	다운증후군, 프래자일엑스증후군, 클라인펠터 증후군, 터너증후군
다인성 요인	유전적 요인과 환경적 요인의 복합	선천적 심장결손, 신경관결손

알지 못하는 일도 가능하기 때문에 유산이나 사산, 영아사망을 경험한 부부들은 많은 경우 유전 상담을 받는다. 아래 확인 목록을 참고하면 자신에게 유전 검사가 필요할지 여부를 판단하는 데 도움이 될 것이다.

유전 검사는 건강한 출산에 도움이 되는 것이기는 하지만 모든 부부에게 꼭 필요한 것은 아니다. '너무 많이 알고 있는' 것이 다음 임신 동안 오히려 걱정만 더 키울 것이라고 생각된다면 유전 상담은 생략할 수도 있다. 하지만 임신하려는 노력을 시작하기 전에 될 수 있는 대로 많은 정보로 무장하고 싶은 부부라면 망설이지 말고 상담을 받아보자.

■ 당신에게 유전 상담이 필요할까?

아래에 해당된다면 유전 상담을 받아보는 편이 좋다.

- 임신부나 배우자가 특정 유전병 진단을 받은 경우
- 임신부나 배우자가 특정 유전병을 갖고 있을 수 있다고 짐작되는 경우
- 임신부나 배우차, 자녀, 가까운 친척이 원인이 밝혀지지 않은 선천적 결손이나 질병을 앓고 있는 경우
- 원인이 밝혀지지 않은 선천적 결손 및 질병을 가진 아기—생존 여부 무관—를 낳은 적이 있거나, 3회 이상 유산했거나, 원인불명의 사산을 경험한 경우
- 유산 이후 받은 태반조직검사에서 염색체이상이라는 결과가 나온 경우
- 가까운 가족 가운데 유전병이라고 의심되는 질병을 가진 자가 있는 경우
- 임신부나 배우자가 특정 유전병의 보인자인 인종에 속하는 경우
- 임신을 계획하고 있으며, 장차 유전병이나 선천적 결손을 가진 아기를 낳을 확률이 있는지를 알기 원하는 경우

유전 상담은 어떻게 진행되는가?

유전 상담을 받으러 가면 유전 상담사를 만나게 된다. 유전 상담사는 유전병이 어떻게 유전되는지 설명해주고, 미래에 태어날 아기가 그런 병을 물려받을 확률이 어느 정도인지 검사해줄 것이다. 또한 당신이 받을 수 있는 검사로 어떤 것들이 있는지 알려줄 것이다.

- 보인자 검사(임신 전에 하는 검사로, 미래의 아기에게 특정 유전병을 물려줄 위험성이 어느 정도인지 측정한다.)
- 착상 전 검사(체외수정한 부부들의 경우 착상 전에, 수정된 배아 안에 유전병의 요인이 있는지 검사할 수 있다.)
- 산전진단 검사(임신 중에 하는 검사로, 배 속의 아기가 특정 유전병에 영향을 받았는지 여부를 확인할 수 있다.)

산전진단 검사에 대해서는 11장 '산전검사에 대하여'에서 자세히 이야기하기로 하고, 이 장에서는 임신 전에 하는 검사인 보인자 검사에 대해 집중적으로 살펴보자.

보인자 검사

보인자 검사란 이름이 말해주듯 아기를 가지려는 부부가 특정 유전병의 보인자인지 여부를 알려주는 검사다.(겉으로 아무런 증상을 보이지 않는다고 해서 보인자가 아니라고 확신할 수는 없음을 명심하자.)

최근 보인자 검사 분야에서 놀랄 만한 돌파구가 생겼다. 아주 최근까지만 해도 공상과학 소설에서나 볼 수 있을 법한 일이 이제 현실에서 가능하게 되었다. 이제 유대인 부부는 아시케나지 DNA 보인자 검사를 받아 자신이 테이−작스병이나 고셰병, 니이만−픽병 A형, 카나반병 등 유대인에게서 많이 나타나는 병의 보인자인지를 알 수 있으며, 그 정확도는 95~100퍼센트에 달한다.*

마찬가지로 아프리카와 라틴아메리카, 지중해, 아시아 및 중동 지역의 후손들은 겸상적혈구병이나 지중해성빈혈과 같이 치명적인 질병이 있는 아기를 낳을 위험이 큰데, 그들 또한 이러한 병의 보인자인지 유전자 검사를 통해 확인할 수 있다.

곧 보인자 검사는 출산을 앞둔 예비 부모가 산전검사 때 받아야 할 필수 검사가 될 것이다. 현재 보인자 검사를 통해 낭포성섬유증(폐와 이자 등에 이상이 생기는 질병)의 경우 90퍼센트 정도 보인자를 미리 알아낼 수 있으며, 프래자일엑스증후군(정신지체의 주요 원인)도 많은 경우 보인자를 알아낼 수 있다.

보인자 검사는 분명 소중한 정보를 알려주는 통로다. 무엇보다 자신에게 특정 질병이 있는 아기를 낳을 가능성이 정확히 어느 정도이며, 그 여부를 산전에 알았을 때 어떤 선택을 할 수 있는지 알고 싶어하는 부부에게는 더욱 그렇다. 하지만 어떤 이에게는 감정적으로 버거운 짐이 되

---

* 이러한 질병들은 지방저장병으로 분류된다. 이러한 질병을 앓는 아기의 몸은 특정 효소가 부족하거나 일부 결함 있는 효소를 갖고 있어 신진대사 활동이 원활하지 않다. 시간이 지남에 따라 아기의 뇌, 간 등 중요 기관에 당지질이 쌓이게 되며, 이는 장기 손상이나 심할 경우 아기의 사망으로 이어진다.

기도 한다. 자신이 특정 질병의 보인자라는 사실을 알게 되면 절망에 빠질 수 있기 때문이다. 또한 그렇게 되면 건강보험을 얻기가 더 어려워진다는 것도 큰 단점이다.(이 주제에 대해서는, 여러 집단 내의 발병률 비교표를 비롯해 우리의 다른 책《아무도 가르쳐 주지 않는 임신 출산 가이드》에서 상세히 다루었다.)

이제 담당 의료인을 정했고 산전검사를 받았으며 어떤 종류의 유전 검사를 받아야 하는지 결정했다면, 임신 계획의 '실천편'으로 넘어가 보자.

7장

다시 임신을
시도해보기

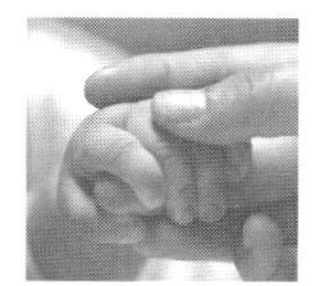우리는 보통 다시 아기를 가지려 노력한다는 것이 예를 들어 한 달 동안 피임을 하지 않는 것처럼 간단한 일이라고 생각하기 쉽다. 하지만 대부분의 부부들은 그렇지 않다. 신체적으로 가장 생식능력이 좋은 부부조차 생리주기 때마다 임신에 성공할 확률이 4분의 1밖에 되지 않는다는 것을 생각한다면(표 1 '생리주기 때마다, 혹은 매년 임신이 될 확률'을 참조하라.) 임신을 시도한 첫 번에 아기를 갖게 되는 일이 드물다는 사실이 전혀 놀랍지 않다.

결국 아기를 갖는다는 것은 어느 정도 확률 게임이다. 그리고 여느 게임이 그러하듯, 그 게임에 참여하는 횟수가 늘어날수록 이길 가능성도 높아진다. 임신을 시도한 첫 달에 아기가 들어서는 운이 따르지 않았다 하더라도 장기적으로 볼 때 낙관할 이유는 충분하다. 만일 당신이 삼십대 초반이며 아기를 갖기 위해 적극적으로 노력하고 있다면 비록 이번 달에는 임신할 확률이 4분의 1에 못 미쳤을지라도, 남은 1년 동안은 성공할 확률이 4분의 3이 넘기 때문이다.

하지만 그동안 당신은 아마 롤러코스터를 탄 듯 불안정한 감정 상태

【표1】 생리주기 때마다, 혹은 매년 임신이 될 확률

나이	매달 임신에 성공할 가능성	임신 성공까지 걸리는 평균 개월수	1년 안에 임신에 성공할 가능성
20대 초반	20~25%	4~5개월	93~97%
20대 후반	15~20%	5~6.7개월	86~93%
30대 초반	10~15%	6.7~10개월	72~86%
30대 후반	8.3~10%	10~12개월	65~72%

에 놓일 것이다. 어서 아기를 갖고 싶다는 마음이 강하다면 생리주기 중 어느 지점에 와 있느냐에 따라 감정 상태가 좌지우지될 것이다. 배란일이 다가오면 이번에는 운이 따라줄지 모른다며 조심스럽게 기대하다가도, 생리가 시작되면 분노나 실망감을 느낄 수도 있다.

이 장에서는 유산이나 사산, 영아사망을 경험한 이후 다시 임신 노력을 시작하는 일의 어려움에 대해 이야기해본다. 먼저 배란과 생리 등 임신에 관련된 정확한 사실과 함께 임신 성공률을 높이는 방법에 대해 알아보겠다. 그 다음 아기를 잃은 경험이 있는 부부가 다시 임신을 시도할 때 자주 묻는 질문에 대해 살펴볼 것이다. 마지막으로, 다시 임신하고자 노력을 시작할 때 부부가 저마다 어떤 심리를 갖게 되는지 살펴보자.

빨리 임신하기 위해 할 수 있는 일

가정용 임신 테스트기가 '양성' 반응을 보여주는 그날까지 몇 달, 심지어 몇 년을 더 기다릴 생각을 하면 마음이 무거워지는가? 용기를 내자. 생식기 계통이 갑자기 두 배로 열심히 일하도록 마음대로 조절할 방법은 없지만, 빨리 임신에 성공할 가능성을 높이기 위해 할 수 있는 일은 있다. 그 방법을 소개한다.

자신의 몸에 대해 공부하라

스스로는 자신의 생식기계가 어떻게 작동하는지에 대해 잘 알고 있다고 생각할지 모르지만, 흔히 알려진 정보 가운데는 생각보다 잘못된 것이 많다.

한 연구 결과에 따르면, 배란일 이후 2~3일까지는 임신할 수 있다고 믿는 부부가 많다고 한다. 하지만 그것은 전혀 사실이 아니다. 매달 열리는 임신의 기회라는 문은 배란 이후 약 12시간이 지나면 굳게 닫혀 버린다.

또한 스스로를 불임이라고 여기는 부부 가운데 상당수가 단순히 적절한 날에 부부관계를 갖지 못해 임신에 실패한다는 보고도 있다. 흔히 오해하길 지난번 생리 첫날로부터 14일이 지난 뒤 배란이 된다고 알고 있는데, 사실은 다음 생리를 하기 14일 이전에 배란이 된다고 보는 것이 맞다. 생리주기가 '교과서 답안'에서 말하는 대로 28일인 여성이라면 이렇게 알고 있어도 괜찮겠지만, 생리주기가 35일 정도 되는 여성이라면 잘못된 배란일 계산 때문에 아기를 만들려고 노력하는 귀중한 한 주를 그냥 버리는 셈이 된다. 아무리 건강한 정자라 해도 혹시 조금 일찍 나온 난자가 있을지도 모른다는 기대만으로 난관 안에서 한 주나 더 버티지는 못하기 때문이다.

임신에 관련해서 사실 부정확한 정보가 매우 많다. 여기서는 여성의 생식기계에 관련된 아주 중요한 사실 몇 가지만 간단하게 짚고 넘어가자. 우선 반드시 알아야 할 것은 '정답에 딱 들어맞는' 생리주기 같은 것은 없다는 것이다. 물론 '교과서 답안'에서 말하듯 생리주기가 28일인 여성도 (어딘가!) 있겠지만, 생리주기가 그보다 한 주 짧거나 긴 여성 또한 결코 적지 않다.(만일 생리주기가 21일보다 짧거나 35일보다 길고 '정상' 주기라고 부르는 범위를 확실히 넘었다면 그것은 불임문제가 있다는 뜻일 수 있다.)

또한 모든 여성이 시계를 맞추어놓은 듯 정확한 생리주기를 보이는 것도 아니다. 어떤 여성은 운 좋게도 규칙적으로 생리를 하는 축복을 받았을지 모르지만, 그렇지 않은 사람도 분명히 있다. 생리주기가 다달이 차이가 많이 난다면, 안타까운 일이지만 정확한 가임 기간을 예상하는 것은 좀 더 어려워진다. 또한 배란성 생리주기(배란이 되는 주기)와 다른 무배란성 생리주기(배란이 되지 않는 주기)가 있을 수 있다. 따라서 여성이 이따금씩 무배란성 생리를 하는 것도 드문 일은 아니다.(이는 대개 몸이 아프거나 심한 스트레스로 배란이 되지 않을 경우에 일어난다.) 하지만 배란이 되지 않는 무배란생리가 규칙적으로 지속될 때는 잠재적으로 불임의 위험이 있을 수 있다.(다낭성난소증후군 등의 경우)

배란성 생리주기는 두 가지 시기로 나뉘는데, 바로 난포기(혹은 증식기)와 황체기(혹은 분비기)다. 난포기에는 대략 20개의 난자가 난소 안에 있는 난포(액체가 가득 찬 주머니) 안에서 성숙되기 시작한다. 난자들이 성숙해지는 동안 몸의 에스트로겐 수치가 올라가기 시작해 자궁경관 점액(정자가 난자에 도달할 수 있도록 도와주는 달걀흰자 같은 물질)의 생성이 촉진되며, 임신이 될 경우 수정란이 착상할 수 있도록 자궁내막이 두터워진다. 난포기가 끝나갈 무렵(즉 배란 직전) 에스트로겐 수치가 높아져 뇌하수체를 자극하므로, 그에 따라 황체화호르몬 수치가 잠깐 동안 급격히 올라간다. 이때 황체화호르몬의 자극으로 성숙해지고 있는 난포 가운데 가장 충분히 성숙한 난포가 터지며, 그 안에서 난자가 나오게 된다.(혹시 배란기 즈음에 아랫배가 아픈 경험을 했다면—독일 사람들이 '미텔슈메르츠mittelschmerz', 즉 '중간통증'이라고 부르는 것으로, 반복되는 생리주기의 중간에 느끼는 통증을 뜻한다.—그것은 바로 난자가 난포에서 나오는 과정이기 때문이다.)

난자가 배출되었다는 것은 생리주기의 나머지 절반, 즉 황체기가 시작되었다는 신호다. 파열된 난포(이 시점에서는 그 색깔 때문에 노란 몸, 즉 '황체'라고 한다.)는 임신을 유지하는 데 필요한 호르몬인 프로게스테론을 만들기 시작한다.(황체는 임신 제1삼분기가 되어 태반이 그 역할을 이어받을 때까지 프로게스테론을 계속해서 만들어낸다.) 이처럼 프로게스테론의 수치가 높아지면 자궁내막선腺이 영향을 받아 자궁으로 하여금 수정란을 받아들일 준비를 하게 한다. 만일 임신이 되면 임신을 지속할 수 있도록 프로게스테론 수치가 계속 높게 유지된다. 임신이 되지 않으면 황체는 퇴화하고 프로게스테론은 수치가 낮아지며, 배란 후 12~14일 뒤 자궁은 임신을 기대해 형성해놓았던 자궁내막을 떨어뜨린다. 이것이 생리의 시작이다.

자신의 생리주기를 알라

28일은 '교과서 답안'이 말하는 생리주기일 뿐, 여성의 정확한 생리주기는 저마다 다르다. 자신의 임신 능력이 가장 좋은 시기가 언제인지 예측하는 법을 안다면 하루라도 빨리 임신하는 데 큰 도움이 된다. 따라서 자기 몸이 보내는 '임신 가능성' 신호를 놓치지 않는 법을 알고 있도록 하자.

자궁경관 점액 자궁경관 점액(자궁경관에서 분비되는 물질)의 분비량과 상태는 생리주기에 따라 극적으로 변한다. 배란기가 다가오면 분비물은 끈적거리고 불투명하기보다는 (달걀흰자처럼) 묽고 투명하며 미끄럽다. 배란 후에는 분비물이 다시 끈적거리고 불투명하게 된다.('달걀흰자 같은' 점액은 정자가 대기 중인 난자에까지 도달하도록 돕는 기능을 한다. 따라서 여성의 몸이 가장 임신이 되기 좋은 시기에는 이러한 물질이 필요하다.) 이러한 종류의 임신 가능성 신호는 비교적 쉽게 관찰할 수 있다. 화장실에서 볼일을 볼 때마다 휴지에 묻어 나오는 점액의 분비량과 상태를 적어놓기만 하면 된다.

자궁경관의 위치와 느낌 자궁경관의 위치와 느낌 또한 생리주기에 따라 변한다. 배란기가 다가오면 자궁경관은 질 쪽으로 내려오며, 감촉은 부드럽고, 두툼해진다. 자궁구(자궁경관의 입구) 또한 정자가 자궁 안으로 더 쉽게 들어올 수 있도록 약간 벌어진다. 그러다가 배란이 되면 호르몬에 변화가 일어나 자궁경관은 다시 약간 위로 올라가게 된다. 이 특유의 임신 가능성 신호를 스스로 감지해보려면 일단 손을 깨끗이 씻고(감염을 막기 위함), 손가락을 질 안으로 집어넣어 자궁경관을 만져본다.(일관성을 유지하기 위해서는 날마다 같은 시간에 확인하는 것이 좋다.) 자궁경관의 위치(낮은지 높은지)를 확인할 뿐 아니라 촉감도 적어두자. 자궁경관이 마치 코끝처럼 단단하게 느껴진다면 그것은 아직 배란이 되지 않았다는 뜻이다. 반면 입술처럼 부드럽고 말랑거리게 느껴진다면 몸은 이제 배란을 위한 준비를 다 마친 것이다.(비록 이 독특한 임신 가능성 신호 감지법이 어렵다고 해서 낙담하지는 말자. 산부인과 의사도 환자를 진료할 때 이 미묘한 신호를 알아채는 것이 어려운 경우가 있다.)

기초체온(BBT) 배란 이후에는 눈에 띄는 체온 변화가 있기 때문에 기초체온(아침에 눈을 떴을 때 침대 밖으로 나오거나 몸을 움직이기 이전에 처음으로 잰 체온)을 잘 기록하면 가장 임신이 잘 되는 때가 언제인지 아는 데 도움이 된다. 이는 배란 이후 갑자기 많은 양의 프로게스테론이 분비되어 체온이 올라가기 때문이다. 배란 직전 여성의 전형적인 체온은 보통의 배란 전 체온, 즉 섭씨 36.1~36.38도보다 약간 떨어지다가, 배란 이후에는 36.4~36.5도 정도로 올라간다. 배란 전후의 체온 비교는 국내의 자료와는 약간의 차이가 있다. 국내 자료에 따르면 배란 전 체온은 약 36.4도, 배란 후 체온은 약 36.7~36.9도다.—옮긴이 *

침대에서 밖으로 나오기 전에 날마다 체온을 재고 그 결과를 체온 그래프로 그려서 확인해본다면 임신 가능성 신호를 알 수 있다. 자신이 직접 자기만의 체온 그래프를 만들어도 좋고, 다음 장에 나와 있는 〔표2〕'기초체온 기록표'를 복사해서 써도 된다.

기초체온 기록표 만드는 법

- 생리주기 때마다 첫날(즉 생리가 시작하는 첫날)에 새로 표를 만든다. 표 맨 위에 달과 날을 적는다.('1월 1일, 1월 2일, 1월 3일' 등)
- 아침마다 몇 시에 체온을 잴 것인지 정하고 그 시간에 알람시계를 맞추어놓는다.(만일 주중에 출근하기 위해 아침 6시에 일어난다면 주말에도 그 시간에 일어나 체온을 재야 한다. 재는 시간이 한두 시간 정도만 차이가 나도 정확도에 영향을 줄 수 있기 때문이다.)
- 기초체온 기록표와 온도계, 연필을 침대 옆 책상에 둔다. 전자 온도계가 수은 온도계보다 더 나을 것이다. 측정이 더 쉽고, 온도계

* 이와 같은 짧은 체온 저하를 모두가 겪는 것은 아니다.

【표2】 기초체온 기록표

날짜																																				날짜
시간																																				시간
성관계 여부																																				
경관점액 또는 자궁 경관 위치																																				
생리 주기																																				
생리한 날	1	2	3	4	5	6	7	8	9	10	11	12	13	14	15	16	17	18	19	20	21	22	23	24	25	26	27	28	29	30	31	32	33	34	35
37.22																																				
37.16																																				
37.11																																				
37.05																																				
37.00																																				
36.94																																				
36.88																																				
36.83																																				
36.77																																				

36.72																																
36.66																																
36.61																																
36.55																																
36.50																																
36.44																																
36.38																																
36.33																																
36.27																																
36.22																																
36.16																																
36.11																																
기타 (질병, 불면증, 체온을 평소보다 늦게 혹은 일찍 쟀음 등)																																

를 흔들 필요도 없으며(온도계를 흔들면 정확한 체온 기록이 어려워진다.), 또한 2분 안에 결과가 나오기 때문이다.(수은 온도계로 재면 정확한 체온을 보기까지 5분은 기다려야 한다.)

- 매일 아침 눈을 뜨자마자 입 안에 온도계를 집어넣는다. 그리고 해당 칸의 중앙에 점을 찍어 기록표에 온도를 기록한다.(온도 기록이 늘어가면서 이 점들을 연결하면 체온 변화의 추이를 한눈에 볼 수 있다.) 표의 해당 칸 안에는 온도를 잰 시간도 함께 기록하는 것을 잊지 말자.
- 생리가 시작되어 생리혈이 보인 날이나 질 점상출혈이 나타난 경우 해당 칸 안에 표시한다.
- 성관계를 가진 날을 해당 칸 안에 표시한다.
- 경관점액의 분비량과 상태, 그리고 자궁경관의 위치도 확인하고 있다면 그 관찰 결과 역시 다른 표에 기록하면 좋다. 자기만의 축약 기호를 만들어 활용할 수 있는데, 예를 들어 ‘+’나 ‘-’ 부호로 경관점액의 양이 전날보다 늘거나 줄어든 것을 표시할 수도 있고, 경관점액이 탁해진 것을 나타내기 위해 ‘탁’, 혹은 묽어진 것을 나타내기 위해 ‘담’, ‘달걀흰자’ 같은 상태를 나타내기 위해서 ‘흰’ 등으로 표기할 수도 있다. 또한 자궁경관의 위치가 높거나 낮아진 것을 적기 위해 ‘고’, ‘저’ 등으로 표시할 수도 있으며, 자궁경관의 감촉이 단단하거나 부드러워진 것을 나타내기 위해 ‘단’이나 ‘부’ 같은 낱말을 활용할 수 있다.(이는 토니 웰셔가 자신의 책 《임신 능력 높이는 비결 *Taking Charge of Your Fertility*》〔Harper Collins, 1995〕에서 활용한 축약법이다.)

그렇다고 이 기초체온 기록표가 말해주는 때만 부부관계를 가지면 되겠다고 생각하면 안 된다. 임신을 원하는 부부라면 체온 상승이 나타나기 '이전에' 규칙적으로(날마다, 혹은 이틀마다) 부부관계를 가져야만 한다. 이유는 분명하다. 일단 체온이 높아졌다면 이미 배란이 된 것이므로, 그 이후에 이루어지는 아기를 갖기 위한 노력은 수포로 돌아갈 수밖에 없기 때문이다.

물론 체온으로 임신에 대한 모든 것을 예측할 수는 없지만, 기초체온 기록표를 쓰면서 자신의 임신 능력에 대한 중요한 정보를 많이 얻을 수 있다. 이를테면 다음과 같은 것을 알 수 있다.

- 실제로 배란을 하고 있는지 아닌지를 알 수 있다. 만일 생리주기 중간 즈음에 체온이 올라가지 않는다면 배란이 되지 않았을 가능성을 생각해봐야 한다.
- 황체기(생리주기 중 배란 이후의 기간)가 임신 초기 조직의 착상과 발육이 가능할 만큼 충분한지를 알 수 있다. 배란과 생리 시작일 사이의 기간이 12일 이상이 되지 않는다면 황체기결함이라는 불임문제를 갖고 있을 수 있다.
- 황체기에 프로게스테론 수치가 충분히 높은지를 알 수 있다. 체온이 생리주기의 전반부인 난포기 때보다 현저히 높지 않다면 그것은 몸이 적절한 양의 프로게스테론을 만들어내지 못하고 있다는 뜻일 수 있으며, 이는 유산의 원인이 된다.
- 임신 여부를 알 수 있다. 체온이 배란 이후 적어도 18일 동안 상승된 상태를 유지한다면, 혹은 지금까지 임신이 되지 않았던 황체기

중 가장 길었던 황체기보다 적어도 3일 이상 상승된 온도가 유지
된다면 아마 임신이 된 것이다.

- '늦게 시작된 생리'가 실은 조기유산이었는지 여부를 아는 데 도
  움이 된다. 배란 이후 18일 이상 높은 체온이 유지되다가 이후 떨
  어지기 시작했다면 아마 조기유산일 수 있다. 참고할 기초체온
  기록표가 없다면 그저 생리가 늦은 것이라고 생각하고 넘어갈 것
  이다.

- (2~3개월 관찰하고 나면) 가임 기간이 언제 끝나는지를 예측하는 데 도
  움이 된다. 이 점에서 생리주기가 비교적 일관적인 여성에게만 기
  초체온 기록표가 유용하다는 점을 분명히 밝힌다.

- 불임문제에 대한 치료 때문에 의사와 상담할 경우 시간을 절약할
  수 있게 해준다. 처음에 불임 전문의를 만나면 우선 몇 개월 동안
  기초체온부터 기록하도록 요구받는 경우가 많다. 평소에 기초체
  온을 기록해두지 않았다면 이를 위해 진단을 받거나 혹시 있을지
  모를 불임에 대한 치료를 받기까지 몇 개월을 더 허비해야 할 것
  이다.

이렇게 임신 가능성의 신호를 꾸준히 확인함으로써 다시 아기를 갖
는다는 목표에 조금씩 다가가고 있다고 뿌듯해하는 부부도 있지만, 이
런 방법이 모두에게 맞는 것은 아니다. 만일 이처럼 꼼꼼하게 임신 가
능성의 신호를 확인하는 것이 스트레스를 가중시킨다고 느낀다면 온도
계 같은 것은 잠시 잊어버리고 삼신할머니에게 모든 것을 맡겨두는 편
이 좋을 것이다.*

정확한 날짜에 부부관계를 가져라 너무 단순하게 들릴 수도 있지만, 모든 불임 전문의가 말하듯 '생식능력'의 문제는 생각보다 매우 중요하다.

난자는 난포에서 배출된 뒤 오직 12시간 동안만 생식능력이 있기 때문에(그 이후 수정되지 않은 난자는 서서히 퇴화하다가 죽는다.), 이 조그마한 '문'이 열려 있는 12시간 동안 부부관계를 할 수 있도록 시간을 잘 맞추어야 하고, 또한 난관에서 난자가 오기를 기다리고 있는 정자의 양이 충분한지도 확실히 해두어야 한다.('유통 기한'이 믿을 수 없이 짧은 난자와는 달리 정자는 여성의 생식기 안에서 5일까지도 살아남을 수 있다.)

최근의 연구는 여성의 생리주기 중 가장 생식능력이 높은 기간은 배란일을 포함해 배란일 이전 5일 동안이라고 한다. 따라서 이 기간에 날마다(여건이 허락되지 않으면 이틀에 하루라도) 부부관계를 갖는다면 난자와 만날 기회를 기다리고 있는 정자가 꾸준히, 그리고 충분하게 공급될 수 있다.

시간을 맞추는 문제에 대해 재미있는 사실을 하나 소개한다. 이탈리아 모데나대학교University of Modena의 최근 연구에 따르면 남자의 정자 수는 아침 7시에서 7시 30분 사이보다 오후 5시에서 5시 30분 사이에 25퍼센트 더 높다고 한다. 따라서 아침형 부부들은 로맨틱한 아침을 만들 기회를 오후로 미루는 것도 좋은 방법이다.

---

* 간혹 기초체온 기록표를 열광적으로 흔들며 서 있는 아내를 앞에 두고 성욕이 사라진다는 남자도 있다. '해내야' 한다는 부담을 너무 크게 느낄 수 있기 때문이다. 정직하지 않다고 꺼림칙해할 사람도 있겠지만, 만일 오늘 밤이 '바로 그날'인 것으로 예상된다면 그 사실을 혼자만 알고 있는 것도 한 방법이다. 적어도 당신의 로미오가 '아기 만들기 프로젝트'에서 제 역할을 마칠 때까지만이라도 말이다.

과유불급, 지나친 노력은 자제하자

날마다 부부관계를 가지려고 한다면 신체적으로나 정신적으로 지칠 수 있다. 날마다 치르는 아기 만들기 의식을 생리주기 중 너무 이른 시기에 시작한다면 더욱 그럴 것이다. 게다가 그렇게 해서 임신될 확률이 갑자기 높아지는 것도 결코 아니다.

미국 국립환경보건과학연구소National Institute of Environmental Health Sciences는 가장 생식능력이 높은 기간에 격일로 부부관계를 한 부부의 임신 확률이 22퍼센트, 날마다 부부관계를 가진 부부의 경우가 25퍼센트라고 발표했다.

실제로 몇몇 경우 지나친 부부관계는 더 안 좋은 결과를 낳을 수 있다. 남편의 정자 수가 평균보다 적어 생식능력이 낮은 경우에는 날마다 부부관계를 갖는 것이 바람직하지 않다. 이런 경우는 가장 생식능력이 높은 기간에 '격일로' 부부관계를 갖는다는 원칙을 꼭 지켜야만 할 뿐 아니라, 이 기간이 시작되기 2~3일 전에는 전혀 사정을 하지 않음으로써 정자를 보존하는 방법도 고려해봐야 한다.

하지만 정자를 유지하기 위해서 부부관계를 삼가는 것은 대부분의 부부에게는 좋은 방법이 아니다. 여러 연구에 따르면 7일 넘게 사정하지 않을 경우 남자의 생식능력은 감소한다고 한다.('정자를 보존' 해 정자 수가 많아지기는 하지만 생식능력이 낮은 나이든 정자세포가 축적되는 단점이 더 크기 때문이다.) 또한 만일 생식능력이 가장 높은 기간을 잘못 계산한 상태에서 가임 기간에 부부관계를 오직 한 번만 갖는다면 그 생리주기에 임신할 확률은 뚜렷하게 줄어드는 결과가 발생한다. 연구에 따르면 가임 기간에

단 한 번만 부부관계를 가진 부부들은 임신할 확률이 10퍼센트에 그친다고 한다.

부부관계 후 바로 일어서지 마라 일부 민간요법이 말하듯 부부관계 후 30분 동안 물구나무를 설 것까지는 없지만, 관계를 끝낸 뒤 적어도 5분 동안은 누운 자세를 유지하는 것이 좋다. 이유는 자명하다. 헤엄쳐 가고 있는 정자에게 중력은 엄청난 장애물이 되기 때문이다!

정자가 좋아할 만한 질 안 환경을 만들라 정자가 몸 안으로 들어왔다고 해서 일이 끝나는 게 아니다. 그 다음은 정자가 그 안에서 살아남을 수 있는지가 관건이다. 그래서 질 안을 될 수 있는 대로 정자가 살아남기에 가장 좋은 환경으로 만드는 것이 매우 중요하다. 즉 질 스프레이나 향기 나는 탐폰(이는 질 안의 ph 균형을 깨뜨린다.), 인공 윤활제, 식물성 기름, 글리세린, 침 같은 자연 윤활제(침은 정자를 죽인다.), 질 세정제(이는 질염 또는 골반염증성 질병을 유발할 수 있으며, 정자를 난자에 도달하도록 도와주는 물질인 자궁경관 점액을 씻어낸다.)를 피하고, 질염에 대한 치료 역시 질 안 환경을 바꿀 수 있기 때문에 신중히 고려해야 한다.*

촛불은 좋지만 와인 한 잔은 건너뛰자

와인 한 잔이 침실의 분위기를 낭만적으로 바꾸어주는 것은 사실이

---

* 윤활제가 꼭 필요한 부부라면 실내 온도로 데워진 달걀흰자를 사용해보자. 물론 달걀에 알레르기가 있다면 이 독특한 대안을 사용하지 않도록 한다.

지만, 새로운 연구결과에 따르면 가까운 시일 내에 아기를 갖고자 하는 여성은 반드시 술을 멀리해야 한다고 한다. 연구자들은 임신이 가능한 나이의 덴마크 부부 430쌍을 상대로 7년 동안 조사한 결과, 한 주에 알코올을 5~7잔 마신 여성들의 경우 생식능력이 무려 50퍼센트나 감소했다는 사실을 밝혀냈다. 뿐만 아니라 한 주에 10회 이상 술을 마신 여성들은 생식능력이 3분의 2나 곤두박질쳤다.

와인 한 잔을 건너뛰어야 할 충분한 이유가 하나 더 있다. 만일 어렵게 임신이 되었다 치자. 그렇다면 당신은 그날 밤 마신 와인 한 잔이 혹시 임신에 어떤 영향을 미치지는 않을지 걱정하며 10개월을 가슴 졸여야만 할 것이다. 자, 이것만 보아도 와인 한 잔을 생략할 이유는 충분하지 않은가.

커피는 잊어버리자 이 주제에 대해서는 여러 연구자들의 의견이 엇갈리고 있지만, 일각에서는 과도한 양의 커피 섭취가 불임이나 유산의 한 원인이 된다고 지적한다.(이에 대해서는 10장 '아기를 위한 가장 건강한 선택'에서 더 자세하게 이야기하겠다.)

하지만 아무리 양보해도 카페인이 들어간 음료를 아예 마시지 않고는 못 견디겠다는 사람이라면 차로 대신하기를 권한다. 캘리포니아에 있는 카이저 퍼마넨테 의학센터 프로그램Kaiser Permanente Medical Center Program이 실시한 최근의 연구는 하루 반 잔 정도의 홍차(일반 오렌지페코는 제외〔오렌지페코는 홍차를 나누는 등급의 하나로 새순의 끝 부분을 따서 만들며 카페인 함량이 상당히 높다.—옮긴이〕) 및 녹차, 우롱차 등은 실제로 임신 가능성을 두 배로 높여준다는 결과를 발표했다.

약물을 가까이 하지 말자 처방약이든 비처방약이든 많은 경우 배 속의 아기에게 해를 줄 수 있으며 일부 약물은 자궁경관 점액을 감소시켜 임신 가능성을 떨어뜨릴 수 있다. 항히스타민제나 항경련제는 반드시 피해야 하며, 구아이페네신(대부분의 시럽형 기침 감기약에 들어 있는 성분으로 자궁경관 점액의 양을 늘리고 상태를 좋게 해준다고 알려져 있다.)이 들어 있지 않은 시럽형 기침감기약도 피하는 것이 좋다.

급작스런 다이어트는 금물이다 지난 임신 때 찐 살을 하룻밤에 빼고 싶다는 유혹을 물리쳐라. 과도한 운동이나 음주, 무작정 굶는 것, 체중이 늘었다 주는 것을 반복하는 다이어트 등은 모두 배란에 영향을 준다. 불어난 살이 있다면 천천히 단계적으로 빼는 계획을 세우자.

또한 다이어트를 하더라도 너무 적은 몸무게를 목표로 잡지 말자. 몸무게가 너무 적은 여성들의 불임문제는 비만인 여성들의 경우보다 훨씬 더 많다. 사우스캐롤라이나대학교University of South Carolina의 최근 연구에 따르면 임신에 성공하지 못하던 저체중 및 비만 여성들이 적정 몸무게를 회복하자 저체중 여성의 90퍼센트, 비만 여성의 76퍼센트가 임신에 성공했다고 한다.

남편도 이 운동에 동참시켜라

남편 또한 해야 할 몫이 있음을 잊지 말자. 이는 단지 침실 안에서 요구되는 몫을 말하는 것만은 아니다. 남편 역시 자신의 생식능력을 손상 없이 지키기 위해 최선을 다해야 한다. 남편이 주의해야 할 것들은 다음과 같다.

- 장시간 너무 뜨거운 열에 성기를 노출하지 않는다.(예를 들어 뜨거운 욕조에 몸을 담그는 것, 한자리에 오랫동안 앉아 있어야 하는 장거리 트럭운전 같은 직업에 종사하는 것 등)
- 독성 화학물질이나 방사선에 노출되는 일을 피한다. 이 둘은 모두 생식능력에 영구적인 손상을 줄 수 있다.
- 근육을 만들기 위한 단백동화스테로이드를 삼간다. 스테로이드 섭취로 생기는 전형적인 불임문제 중에는 치료가 불가능한 경우도 있기 때문이다.
- 비뇨생식기 부근을 수술해야 할 일이 있다면 반흔조직이 생길 수 있으니 미루도록 하자. 반흔조직이 사정을 방해할 수 있다.
- 담배를 끊는다. 흡연은 정자의 운동성을 저해한다.
- 술을 많이 마시지 않는다. 술은 테스토스테론 수치와 정자 수 모두를 감소시킨다.
- 코카인이나 마리화나 같은 오락성 약물, 시미티딘십이지장궤양 치료약으로 산을 중화하는 약물-옮긴이, 일부 항생제, 화학요법제와 같은 약물을 삼간다. 모두 정자 수 감소에 영향을 줄 수 있다.
- 특정 종류의 혈압약을 피한다. 사정 장애를 가져올 수 있다.
- 염증성 장질환 치료제인 6-메르캅토푸린6-mercaptopurine의 복용을 피한다. 최근 연구에 따르면 남편이 이 약물을 복용할 경우 임신 합병증이나 선천적 결손의 비율이 높다고 한다.
- 세인트 존스워트우울증과 불면증 등의 치료에 효과가 있는 서양 허브-옮긴이

나 은행잎, 에키나시아와 같은 허브로 만들어진 약품을 삼가라. 모두 정자에 손상을 주는 것으로 알려져 있다.

- 운동 중에 성기가 다치지 않도록 조심하라. 이는 정자가 자라는 것을 막고, 성기에 구조적 손상 및 호르몬 상의 손상을 야기해 사정 장애를 일으킬 수 있다.

- 자전거 타는 시간을 일정 시간 이하로 제한하라. 캘리포니아대학교University of California의 최근 연구에 따르면 매주 160킬로미터 이상 자전거를 타는 남자들은 생식능력에 이상이 생길 수 있다고 한다. 이는 자전거 의자가 생식기 부근의 동맥과 신경을 상하게 할 수 있기 때문이다.

- 심각한 과체중이라면 체중을 줄여라. 과체중이 심한 남성들은 대개 에스트로겐 수치가 높은 경향을 보이는데, 이는 고환과 뇌하수체 사이의 교류를 방해하는 요인이 될 수 있다.

다시 아기를 가지려고 할 때 궁금한 것들

다시 아기를 갖고자 하는 부부는 대개 수많은 질문이 담긴 보따리를 안고 있다. 가장 많이 물어보는 질문들을 아래 정리해보았다.

스트레스와 슬픔이 부부의 임신 능력에 얼마큼 영향을 주나요?

때로 극심한 스트레스로 여성의 생식기관이 작동하지 않는 경우도 있지만, 여성의 생식기관은 놀라운 복원력을 갖고 있다. 전쟁 중에 태어나거나, 혹은 그저 살아남는 것 자체가 관건인 나라에서 태어난 수많은 아기들을 생각해보라. 규칙적으로 생리를 하고, 생리주기가 정상범위(즉 21~35일 사이)를 벗어나지 않는다면 스트레스로 생식능력이 방해받고 있는 것은 아니니 안심하라. 하지만 아기를 잃고 몇 개월이 지났는데도 생리가 다시 시작되지 않는다면 그것은 생식기관에 이상이 생겼다는 뜻일 수 있다. 그럴 경우에는 담당의사와 상의해보자.

특정 성별의 아기를 갖는 가능성을 높일 수 있는 방법이 있나요?

유산이나 사산, 영아사망을 경험한 부모가 특별히 어떤 성별의 아기를 갖고 싶다고 강하게 바라는 것은 드문 일이 아니다. 태어날 아기가 죽은 아기와 같은 성별이기를 간절히 바라는 부모도 있고, 그 반대의 경우를 원할 수도 있다. 이전 아기가 여아, 혹은 남아에게서만 일어나는 유전적 문제로 죽은 경우 부모는 앞으로 태어날 아기가 죽은 아기와는 성별이 다르기를 더욱 각별히 바란다.

안타깝지만, 많은 사람이 알고 있는 것처럼 특정 성의 아기를 갖는다는 것은 말처럼 쉬운 일이 아니다. 특정 날짜에 부부관계를 가지면 원하는 성별의 아기를 임신할 가능성이 높다는 설이 널리 알려져 있지만(여아를 원한다면 배란 2~3일 전에 부부관계를 갖고, 남아를 원한다면 배란일에 부부관계를 갖으면 된다는 속설이 있다.), 이 가설에 과학적 근거가 있는 것은 아니다. 이 방법에 따라 부부관계를 가져 원하는 성별의 아기를 가졌다는 이야기는 많이 들어봤겠지만, 그중에서 해당 날짜에 부부관계를 가져 아기가 생긴 이들이 얼마 정도 되는지, 혹은 부부관계의 간격을 잡을 때 다른 특별한 방법을 썼는지 여부는 확인할 수 없다.

고도의 기술로 태아의 성별을 선택하는 방법조차 오류가 있는 것으로 증명되고 있다. 한 예로, 영국 일간지 《인디펜던트 *The Independent*》의 1996년 어느 기사에 따르면 원하는 성별의 아기를 갖게 해준다는 첨단기술 불임클리닉의 성공률은 정확히 50퍼센트였다고 한다. 삼신할머니의 성공률과 똑같지 않은가!

배란일 예측기를 사야 하나요?

배란일 예측기를 생산하는 회사의 연간 이익은 미국 내에서만 무려 2300만 달러에 이른다고 한다. 이 상품의 소비량이 왜 이렇게 어마어마한지 그 이유는 어렵지 않게 짐작할 수 있다. 당신의 생리주기가 규칙적이라고 가정할 때, 이 기계를 산다면 한 번의 생리주기 당 30달러를 쓰게 된다.(생리주기가 규칙적이지 않다면 예측기를 별도로 몇 개 더 구입해야 하고, 이는 그만큼 비용을 더 들이게 된다는 뜻이다.) '평균적인' 부부가 임신하는 데 약 6개월이 걸린다고 볼 때 배란일 예측기를 달마다 사용한다면 약 200달러에 달하는 돈을 쓰게 될 것이다.

그렇다면 배란일 예측기는 잊어버리고 기초체온 기록표에만 의지해서 배란일을 계산하는 것이 좋을까? 꼭 그렇지는 않다. 배란일 예측기를 사용하면 임신 능력이 가장 좋은 날을 정확하게 집어내는 데 많은 도움이 된다. 배란 24~36시간 이전에 보이는 전형적인 증상인 황체화 호르몬 수치 상승을 미리 알 수 있기 때문이다.(기초체온 기록표로는 이런 정보를 얻을 수 없다.) 대개 배란일 예측기를 이용하면 배란이 일어나기 이전에 난관에서 기다리는 정자의 양을 충분히 확보해놓는 것이 가능하다. 또한 다시 아기를 갖기 위해서 될 수 있는 대로 모든 노력을 기울였다는 점에 마음이 편해질 수 있다. '그때 생리주기에 돈이 좀 들더라도 배란일 예측기를 사서 부부관계를 가졌다면 행복한 결과를 얻었을지도 모른다.'며 두고두고 후회할 일은 없을 테니 말이다.

하지만 배란일 예측기는 제약회사가 선전하듯이 앞일을 정확히 보여주는 요술 수정구슬은 아니다. 사실 배란일 예측기에는 중요한 결점이 두 가지 있다.

- 황체화호르몬 수치가 여러 번 상승하는데, 그중 어떤 것이 '진짜'인지(곧 배란 직전을 의미하는지), 아니면 비슷해 보이기는 하지만 아닌지(어떤 여성들은 배란이 되기 이전에 여러 차례 황체화호르몬 수치가 상승하기도 한다.)를 가려주지 못한다.
- 황체화호르몬 수치가 올라갔다고 해서 그것이 반드시 배란을 의미하지는 않는다. 수치는 오르지만 배란이 되지 않는 경우도 있다.

배란일 예측기를 쓸 것인지는 결국 스스로 결정할 일이다. 하루라도 빨리 임신하고 싶다는 열망이 강하다면 배란일 예측기를 사서 마음의 평정을 얻는 데 도움을 받는 것도 좋다. 마음에 평화를 줄 수 있다면 한 달에 30달러라는 비용은 큰돈이 아니다.

임신에 좋은 체위가 있나요?

임신 가능성을 논하는 데 체위를 언급하지 않고 넘어갈 수는 없을 것이다.

임신을 원하는 부부에게 가장 좋은 체위는 정자가 질 깊숙이 들어가서 자궁경관 바로 옆에 자리 잡을 수 있게 하는 체위다. 즉 중력과 같은 방향으로─반대 방향이 아니라─움직이라는 뜻이다!

임신에 어려움이 있다면 그저 자연에 도움의 손길을 구하라. 남성상위로 부부관계를 가진 뒤 그대로 누운 채로 엉덩이 아래에 베개를 받쳐 놓아라. 이는 정자가 자궁경관에 도달하는 것을 최대한 도와주기 위한 것이다. 이러한 자세를 유지하는 동안 정액은 아래쪽으로 흘러내려 자궁경관에 고이게 된다. 물론 하루 종일 이 자세를 유지할 필요는 없다. 30분 정도 지나면 침대에서 나와도 좋다.

명심해야 할 점이 또 하나 있다. 부부관계가 매우 만족스러웠다면 임신의 가능성이 더 높다. 물론 임신이 되려면 남편의 정자 배출이 있어야겠지만, 여성의 오르가슴에도 진화상의 기능이 있다는 것을 모르는 사람들이 많다. 여성의 오르가슴은 자궁을 수축시키기 때문에 정자가 여성의 생식기 내부로 깊이 빨려들어 가도록 도와주는 역할을 한다. 또한 이 모든 것을 차치하더라도 여성의 오르가슴은 아기를 가지려는 노력에서 오는 스트레스를 줄여준다. 한 연구에 따르면 대개 한 번의 오르가슴이 주는 스트레스 완화 효과는 평균적인 진정제가 주는 효과의 스물두 배에 달한다고 한다!

난소낭종수술로 난소 한쪽을 잃었습니다. 그러면 배란을 2개월에 한 번 하게 되나요?

사람들 대부분이 생각하는 것과는 달리, 배란은 임의적으로 이루어 진다. 두 개의 난소는 매달 난자를 배출할 기회를 얻기 위해 서로 경쟁 한다. 따라서 이는 난소 한쪽을 잃은 여성들에게는 희소식일 것이다. 남 아 있는 건강한 난소는 상대의 기권으로 난자를 배출할 기회를 매달 얻 게 된다. 자연은 '여분'을 하나 마련해두었으므로 난소가 하나뿐이라 고 해서 난소가 둘 모두 있는 여성보다 생식능력이 떨어질 일은 없다.

난관 한쪽이 영구적으로 막혔습니다. 이것 때문에 임신 가능성이 더 낮 아지나요?

남아 있는 한쪽 난관이 정상이라면 임신 능력에는 전혀 문제가 없 다.(자궁외임신은 난관이 손상된 여성에게 일어날 가능성이 높다.) 심지어 막힌 쪽 난 관의 난소에서 배란이 되었다 할지라도 난자가 반대편의 정상 난관으 로 들어가게 된다면 임신이 될 수 있다. 그렇기 때문에 난소와 난관이 각각 반대쪽에 하나씩밖에 남지 않은 여성도 임신에 성공할 수 있다.

임신검사를 언제쯤 하면 될까요?

수정이 이루어진 순간부터 바로 임신 여부를 알려주는 임신검사가 시중에 나온다면 그 회사는 아마 큰돈을 벌 것이다. 그러나 그런 일이 일어나기 전까지는 아쉽더라도 기존의 기술에 의지하는 수밖에 없다. 현재의 임신검사는 배란 후 약 2주가 지나야 정확한 결과를 알 수 있다.

이러한 검사는 융모성 성선자극호르몬 수치를 검사하도록 고안된 것이어서 그만큼 시간이 걸린다. 여성의 몸은 수정이 이루어지고 일주일이 지나면 융모성 성선자극호르몬을 만들어내기 시작하지만, 이때 소변에는 대개 임신검사기로 감지될 만큼 충분한 융모성 선성자극호르몬이 들어 있지 않다. 검사기에 감지될 만한 양이 만들어지는 때는 적어도 배란이 되고 12일이 지난 뒤이며, 간혹 더 긴 경우도 있다. 그러나 혈액검사로는 융모성 성선자극호르몬 수치를 훨씬 일찍 알 수 있다.

다른 여성과는 달리 1~2주가 지나도 임신검사기에 양성반응이 나오지 않는다면 임신검사기의 양성반응을 마냥 기다릴 것이 아니라 그동안 기록해온 기초체온 기록표를 참고해보자. 이 장 앞부분에서 살펴보았듯이 체온이 최소 18일 연속으로 높은 상태를 유지한다면(혹은 상승된 체온이 지금까지 임신이 되지 않았던 황체기 중 가장 길었던 황체기보다 적어도 3일 더 유지된다면) 기뻐해도 좋다. 무알코올 샴페인을 터뜨리며 자축할 일일 가능성이 높다.

임신검사 결과를 믿을 수 있나요? 검사 결과가 틀릴 가능성은 없나요?

요즘의 임신검사기는 놀랄 만큼 정확한 결과를 보여준다. 적중률이 무려 97퍼센트가 넘는다. 그것도 오류가 발생하는 부분은 음성반응이 틀린 경우다.(즉 검사 결과는 임신이 되지 않았다고 나왔지만, 실제로는 임신이 된 경우) 검사 결과가 잘못 나오는 데 가장 흔한 원인은 지시에 따르지 않고 저장해놓은 소변으로 검사한 경우, 검사를 실시할 때 소변과 검사기를 실내온도에 맞추어놓지 않은 경우, 소변에 단백질이나 피가 섞여 있던 경우, 검사할 때 요로감염에 걸려 있던 경우, 폐경 전기인 경우 등이 있다.

임신검사를 통해 최대한 정확한 결과를 얻고 싶다면 반드시 아침에 일어나서 처음에 보는 소변으로 검사를 하고(이때 소변에 농축된 융모성 성선자극호르몬의 양이 가장 많기 때문이다.), 임신검사기의 유효 기간이 지나지 않았는지를 꼭 확인하며, 설명서에 나와 있는 검사 지침을 잘 따라야 한다.(부득이하게 용기에 모아둔 소변으로 검사를 해야 할 경우에는 용기를 깨끗하게 닦고 비눗기가 전혀 없게 해야 한다.) 검사 결과가 나타날 때까지 기다리라고 명시되어 있는 시간이 정확히 얼마인지, 어느 정도의 시간이 지나면 더 이상 지켜볼 필요가 없는지도 확인하라. 가끔 검사기를 오랫동안 놔두면 결과가 음성에서 양성으로 변하는 경우가 있다.

임신검사를 할 때 주의할 사항이 몇 가지 더 있어 소개한다.

- 양성반응이 아주 약하게 나왔다면 2~3일 뒤 다시 검사해 융모성 성선자극호르몬 수치가 확실히 오르기 시작했는지 확인하라.
- 처음에 검사를 했을 때는 양성반응이 나왔는데, 일주일 뒤에 다시 검사해보니 음성반응이 나왔다면 유산되었을 가능성이 있다. 이 경우에는 의사나 조산사와 상담을 해보는 것이 좋다. 의료전문가들은 당신의 융모성 성선자극호르몬 수치가 정상인지—이는 다시 임신하기를 원하는 부부에게는 매우 중요한 정보다.—를 확인하기 위해 검사를 권할 수 있으며, 검사 결과 이번에 무엇이 문제였

는지를 설명해줄 수 있다.

- 유산되고 2~3주 뒤에 임신검사를 할 때 양성반응이 나오는 경우가 있는데, 이는 단순히 소변에 아직 융모성 성선자극호르몬이 남아 있기 때문이다.
- 거의 모든 임신검사기에는 검사 결과에 대하여 문의할 수 있는 무료 전화번호가 적혀 있다. 주저하지 말고 전화를 걸어도 좋다. 대개의 경우 당신의 질문에 도움을 주는 상담원들이 신속하게 대답해준다.*

생리가 늦어요, 임신일까요?

생리를 규칙적으로 하는 여성들이 생리를 한 달 거른다면 그것은 임신 때문일 가능성이 매우 높지만, 또 다른 이유로도 생리가 늦어질 수 있다. 시차를 겪고 있는 경우, 심각한 병을 앓은 경우, 수술을 한 경우, 충격을 받은 경우, 사별로 깊은 슬픔에 빠진 경우, 또는 다른 일로 인한 스트레스로도 생리는 늦어질 수 있다.

더욱 복잡한 것은, 어떤 여성들은 임신이 된 이후에도 생리와 같은 출혈을 보일 수 있다는 점이다.

임신 여부를 알고 싶다면 생리에만 의존해서 판단하기보다는, 임신했을 때 흔히 보이는 증상이나 신호가 나타나지 않는지 살펴보는 편이

* 이는 미국의 상황이며 우리나라의 임신검사기에는 검사 결과에 대해 물어볼 수 있는 전화번호가 적혀 있지 않다. 만약 전화로 임신결과에 대해 묻고 싶다면 인구보건복지협회가 운영하는 전문가 상담전화 1644-7373에 연락해보자.—옮긴이

좋다.

- 평소보다 훨씬 자주 소변을 보게 된다.(이는 골반 부위로 많은 혈액이 몰리면서 나타나는 호르몬 변화 때문이다.)
- 피곤하다.(프로게스테론 수치가 올라가면 신진대사가 증가해 자연적인 진정작용을 한다.)
- 후각이 매우 발달한다.(담배, 커피, 향수 냄새 등 특정 냄새가 유독 견디기 힘들다.)
- 음식이 역겨워지거나 식욕이 크게 증가한다.(호르몬 변화로 식욕이 영향을 받기 때문이다.)
- 입덧을 한다.(경미한 구역질에 그칠 수도 있고 속을 다 게워낼 수도 있다.)
- 가슴 부위에 변화가 일어난다.(가슴이 묵직하거나 아프거나 쓰라릴 수 있다. 유두의 색이 짙은 부분이 더 짙어지고, 유두륜의 미세한 분비선이 커지기 시작한다.)
- 출혈은 없는데 생리통이 느껴진다.(이는 프로게스테론 수치 상승 때문이다.)
- 속이 더부룩하고 가스가 찬다.(이는 프로게스테론 수치 상승 때문이다.)

다시 아기를 갖고자 할 때 여성의 심리

다시 아기를 갖고 싶은 마음이 간절하다 할지라도 막상 임신하고자 노력을 시작하는 일련의 과정에서는 스트레스를 느끼는 것도 사실이다. 아기를 가질 수 있다는 상상을 하며 들뜨고 행복한 기분을 느끼는 한편, 여러 가지 다른 감정 또한 느끼게 될 것이다.

불안

앞으로 펼쳐질 일, 특히 새로 생긴 아기가 다시 죽을 수도 있다는 생각에 불안해하는 여성이 무척 많다. 제니는 다시 아기를 갖기로 결심했을 때의 불안한 마음을 아직도 기억한다. "마음고생할 일을 괜히 시작하는 기분이었어요. 아기를 가지려고 노력하고 계획하는 과정의 여러 가지 기쁨은 하나도 느낄 수 없었어요. 대신 걱정과 불안뿐이었지요."

데비도 사산과 유산을 한 번씩 경험하고 다시 아기를 갖기로 했을 때 비슷한 심정이었다. "나는 그 누구도 상상할 수 없을 정도로 정말 아기를 갖고 싶었지요. 하지만 또다시 아기를 잃는 고통을 겪을까봐 너무 겁이 났어요. 아기가 또 죽는다면 그땐 아마 정신병원에 들어가 있을 거라는 생각까지 했지요. 정말 두려웠어요."

두려움

두려움도 흔히 느끼는 감정이다. 따라서 임신 노력을 본격적으로 시작했다 하더라도 여전히 이런 감정을 느낄 수 있다.

킴은 딸아이를 사산하고 다시 아기를 가지려는 노력을 시작했을 때 겁나던 마음을 회상했다. "(아기를 사산하고 10주 뒤) 처음으로 콘돔 없이 부부관계를 했을 때 난 겁에 질려 있었어요. 너무 이른 것이 아닐까 두려웠죠. (아기를 사산하고 5개월쯤 지난 뒤부터) 본격적으로 아기를 가지려는 노력을 시작했는데, 그때는 마음이 조금 놓였어요. 옳은 선택을 했고, 그 방향으로 한 걸음씩 나아가고 있다는 생각이 들었지요."

집착

아기를 잃고 슬픔에 빠진 엄마들이 다시 아기를 갖고 싶다는 소망을 표현할 때 자주 쓰는 말이 바로 '집착'이다. 온종일 임신과 임신 능력에 대한 책을 읽고, 인터넷에서 아기를 잃은 적이 있지만 지금은 건강한 아기를 낳은 여성의 이야기를 찾아 읽으며, 임신검사기가 다시 양성 반응을 보여주는 날만을 꿈꾸는 것은 그리 드문 경우가 아니다.

마릴린은 처음 유산을 겪은 뒤 다시 아기를 갖기 위해 노력하는 과정에서 임신에 집착하는 자신을 보게 되었다. "한 번 유산을 하고 나니까 다시 임신을 해야겠다는 것이 내 일생일대의 유일한 과제가 되더군요. 내 주변의 친구들이나 가족 역시도 나만큼 간절하게 어서 임신이 되기를 바랐을 거예요. 왜냐하면 내가 틈만 나면 유산한 슬픔에 대해서, 그리고 남편과 내가 다시 아기를 갖기 위해 어떤 노력을 하는지에 대해서 (생리주기를 철저히 계산하는 것이라든지, 자가 임신검사기로 임신 여부를 알아보는 것 등) 이야기했거든요. 아마 들어주는 것도 지쳐 있었을 거예요."

슬픔

많은 여성이 처음 아기를 잃고 나서 느끼는 깊은 슬픔에 어떻게 대처해야 할지 준비가 되어 있지 않다. 그래서 새로 아기를 가지려는 노력을 시작했다 할지라도 그 슬픔이 지속될 수 있으며 그것이 지극히 자연스러운 일이라는 생각을 미처 하지 못한다. 로리 또한 그랬다. "처음으로 다시 부부관계를 했을 때 울고 말았지요. 감정이 복받쳐 올랐어요.

남편 기분이 어땠을지는 잘 모르겠어요. 다만 '서두를 필요는 없잖아, 여보.'라고 말해준 것만 기억이 나요."

마사 역시 처음 유산을 겪고 다시 임신하려는 노력을 시작하면서 비슷한 경험을 했다. "다시 아기를 갖기로 하고 처음으로 부부관계를 갖던 날 밤, 나는 꽃과 향수, 촛불로 침실을 아주 낭만적으로 꾸몄어요. 남편과 와인도 조금 마시고, 전에 남편과 파리에 놀러 갔을 때 사온 섹시한 나이트가운을 입었지요. 그렇게 미래의 우리 아기를 만나기 위한 준비는 완벽하게 끝난 상태였어요. 그런데 분위기가 무르익고 결정적인 단계에 왔을 때 갑자기 주체할 수 없는 슬픔이 밀려들었어요. 결국 난 울음을 터뜨렸고, 둘 모두 멈춰야만 했지요. 우리 곁에 없는 죽은 아기가 생각이 났어요. 너무 괴로웠고, 또 외로운 기분이었지요.

그리고 불현듯 유산할 때 받은 수술(확장 소파수술)이 떠오르더군요. 그러면서 '새로운 생명을 잉태하려고 지금 남편이 사랑스럽게 애무하고 있는 내 몸의 한 부분에서 바로 그런 일이 일어났었지.' 하는 생각이 들었어요. 수술에 대한 반응이 뒤늦게 온 것인지는 몰라도, 나 자신이 무방비 상태이고 너무 나약한 존재라는 느낌이 들었어요. 위험한 일이 벌어질 가능성도 너무 많은 것 같고, 아기가 태어나거나 죽는 게 전부 다 내 몸에 책임이 있다는 생각이 들었지요. 그런 생각은 수술 당시에도, 또 그 이후에도 해본 적이 없었는데 갑자기 그런 감정과 생각이 한꺼번에 일어난 거예요. 난 얼른 이불을 덮고는 웅크린 채로 한참을 울었지요. 남편은 아주 다정하게 나를 안아주고 이해해줬어요. 아마 그때는 다시 아기를 가지려고 하기엔 너무 일렀던 것 같아요. 우리 부부는 한 달을 더 기다렸고, 그 이후로 그런 일은 다시 일어나지 않았어요."

또한 다태임신으로 한 명 이상의 아기를 잃은 적이 있는 부부는 다시 아기를 가지려고 할 때 특히 더 슬퍼하는 경우가 많다. 어렵게 임신에 성공한다 할지라도 다태임신일 가능성은 거의 없다는 점 때문이다. 데버러 데이비스는 《텅 빈 요람, 아픈 마음》에서 이런 부부의 심리를 잘 설명해놓았다. "한 번에 둘, 혹은 그 이상의 아기를 임신해 출산한 부모는 특이한 심리를 보인다. 다태임신을 한 뒤 다시 다태임신이 될 가능성은 적기 때문에, 마치 일생에 한 번뿐인 소중한 기회를 날려버린 것처럼 느끼는 것이다. 그 다음 임신이 다태임신이 아닐 때 임신부는 실망감을 느끼기도 한다."

다시 아기를 갖고자 할 때 남편의 심리

다시 아기를 가지려 노력할 때 여성만 힘들어하는 것은 아니다. 남편 역시 그들대로 어려움을 겪는다.

로라는 딸아이를 잃은 뒤 다시 아기 갖으려는 노력을 시작했을 때 남편 제임스가 얼마나 압박감을 느꼈는지 회상했다. "제임스는 부부관계를 할 때 정말 부담을 많이 느꼈어요. 전에는 그런 식으로 노력을 해야 하는 경우가 없었으니까요. 1년 정도 지나니 남편의 그런 중압감을 어떻게 풀어야 하는지 알게 되었지만, 처음에는 정말 어려웠어요. 물론 처음 몇 개월 동안은 아직 죽은 아기 때문에 많이 슬퍼하고 있었으니까 더 힘들었겠지요."

제니퍼의 남편 존도 비슷한 감정을 겪었다. 무엇보다 제니퍼의 불임

치료 단계에 따라 정확한 시간에 부부관계를 해야 하는 것이 그에게는 어려웠다. "존은 내가 클로미드(불임치료약)를 복용하는 것을 그다지 내켜하지 않았어요. 마치 '목표를 달성'하기 위해 '일을 치르는' 기분이 들었대요. 그래서 내가 농담을 하면서 분위기를 이끌었지요. 남편에게 한번 '실력'을 보여달라고 했어요. 그리고 정말 성공했어요. 지금은 농담으로, 자기는 '명사수'라고 하죠. 클로미드를 먹은 첫 생리주기 때 임신이 되었으니, 우리는 운이 좋았던 것 같아요."

리사와 롭 부부의 경우는 남편 롭 때문에 큰 어려움이 있었다. 리사는 남편이 다시 아기를 가질 준비가 되었다고 생각했지만, 실은 그렇지 않았던 것이다.

"나는 당장이라도 아기를 갖고 싶었어요. 심지어 배 속에 있던 아들 가렛이 나오기를 기다리며 병원 분만실에 있을 때도 얼른 또 임신하고 싶었을 정도니까요. 다시 아기가 생긴다고 해서 그 아이가 죽은 가렛을 대신할 수는 없다는 것을 나도 알고 있었지만, 그래도 마음 한구석에는 다시 아기를 갖게 되면 지금 느끼는 고통과 상실감을 덜 수 있으리라는 기대가 있었던 것 같아요. 내가 아기 갖는 것을 참은 이유는 단 하나, 조산사가 적어도 4개월은 기다려야 한다고 했기 때문이었지요.

나는 그 4개월이 지나는 동안 다시 아기를 갖는 것에 대해 남편과 여러 번 이야기를 나눴어요. 남편도 다시 아기를 갖고 싶다고 했고요. 어느 날 조산사와의 약속을 앞두고, 그 4개월이 끝났다고 남편에게 알려주었지요. 그리고 잠자리에 들어서 솔직하게 말했어요. '다시 해보자. 의사가 이제는 해도 된다고 했잖아.' 그런데 갑자기 남편의 태도가 바뀌었어요. 갑자기 그럴 마음이 없어졌다는 거예요. 또 아기가 죽게 될까봐 겁도 나고, 가렛의 빈자리를 다른 무엇으로 '대신' 하는 것도 싫다고 하더군요.

그동안 내 안에 눌러놓았던 화와 불안감이 일어올랐고, 갑자기 남편이 낯설게 느껴졌지요. 아주 깊은 배신감을 느꼈어요. 다시 아기를 갖자고 약속을 해놓고 이제 와서 정말 그것을 원하는지 잘 모르겠다니요. 마치 아직 생기지도 않은 아기를 다시 잃은 기분이 들었어요. 내 마음과 영혼 깊은 데서는 분명히 살아 있는 아기를 말이에요."

리사는 지금 돌아보면, 롭이 자신처럼 슬픔을 직접적으로 표출하지 못했던 것 같다고 한다. "가렛이 사산되고 난 후 4개월 동안 롭과 나는 서로 슬퍼하는 방식이 달랐어요. 우리는 이야기를 많이 나눴고, 울기도 했고, 또 서로 위로를 해주기도 했지만, 그때도 롭은 마음을 전부 열어놓은 것은 아니었던 것 같아요. 나는 닥치는 대로 책을 찾아 읽으면서 슬픔을 해소해나갔지만, 롭은 거의 늘 조용했거든요."

두 사람이 저마다 슬픔을 처리하는 속도가 서로 달랐던 것이 결국, 리사가 이제는 다시 시작해도 되겠다고 생각했던 날 밤, 부부 사이의 위기로 불거진 것이다. "우리 부부가 다시 임신 노력을 시작했던 그 '잊을 수 없는' 밤은 마치 한 편의 코미디 같아요. 롭이 그만 자야겠다고 했을 때 저는 돌연 오늘 밤은 꼭 일을 치러야겠다는 결심이 서더군요. 배란일을 놓칠 수는 없었으니까요! 난 침대로 달려가 이불을 확 들추고는 전에 없이 강하게 말했어요. '당장 침대에서 나와! 이야기 좀 해.'

그날 밤, 배란 중인 내게 롭이 관계를 하기 싫다고 했을 때 나는 속으로 (정확하지는 않지만 대충) 이렇게 말했어요. '나는 4개월 동안 슬픈 감정을 충분히 소화했고, 이제 준비가 되었다. 롭은 자기 감정을 무시하더니, 이제 다시는 아기 갖는 노력을 하지 않겠다고 한다. 그리고 그 감정을 이제야 꺼내놓는다. 왜 전에는 이런 이야기를 내게 하지 않았을까?'

난 상처 받았어요. 겁이 났고, 화도 났어요. 나는 가렛의 빈자리를 채우려는 게 아니라, 다만 우리 아기를 다시 품 안에 안아보고 싶을 뿐이라고 설명했어요. 그때 나는 아무런 생물학적인 이유가 없는데도 실제로 팔이 아프고 쑤실 정도였거든요. 우리는 몇 시간을 이야기한 끝에 결국, 비록 매우 조심스럽지만, 다시 노력해보기로 결정을 했지요. 상처와 분노와 슬픔, 안도의 눈물에 멋쩍은 웃음까지, 첫 데이트 때와 같은 긴장이 뒤섞인 밤이었어요."

다시 아기 갖는 노력을 시작하겠다는 결심에는 굳은 신념이 필요하다. 결국 인생에서 이 부분에 당신이 아무런 통제력을 갖지 못하는 만큼 아기가 죽은 직후 경험했던 무력감이 다시 떠오를 수 있기 때문이다. 다시 임신하려는 노력을 시작한다는 것이 다시 자신을 위험에 내맡기는 일이 될 수 있다는 점을 부정할 수는 없지만, 다음 임신에서 성공적으로 건강한 아기를 품에 안은 부부는 그 모험에 대한 보상이 매우 크다고 말해줄 것이다.

1년 전 딸아이를 사산하고 다음 해에 건강한 아들을 낳은 마리는 용기를 가지라며 이런 말을 남겼다. "그 다음 임신에서 겪었던 일들은, 아기를 가지려고 애쓰던 때 느꼈던 스트레스부터 임신검사가 양성으로 나온 뒤로 지속된 불안감까지, 하나도 빠짐없이 모두 그만한 가치가 있었어요. 이 아기는 정말이지 축복이고, 선물이에요. 남편과 내가 다시 아기를 가질 용기를 낼 수 있었던 것에 진심으로 감사해요."

8장

불임문제가 있습니까?

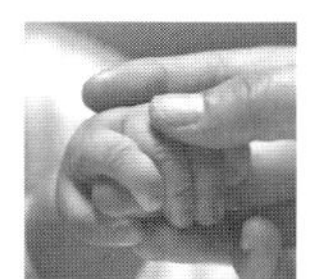

아기의 죽음을 경험한 부부가 가장 두려워하는 것이 바로 다시는 임신할 수 없을지도 모른다는 가능성이다. 대부분의 부부는 노력을 시작한 지 2~3개월 정도가 지나면 임신에 성공하지만 다시 아기를 갖는 것이 모두에게 그렇게 쉽지만은 않다. 아기를 잃는 일이 생기기 전에도 임신에 어려움이 있었다면 다시 임신하는 데 어려움을 겪을 가능성은 매우 높다. 운이 나쁠 경우 2차성불임(과거에 임신했던 이들이 불임문제를 가질 경우를 가리키는 의학용어)일 가능성도 있다.

이 장에서는 유산과 사산, 영아사망 이후에 겪는 불임문제에 어떻게 대처해야 하는지 살펴보자. 먼저 자신이 불임문제를 갖고 있는지 분간하는 방법을 알아보고, 임신에 어려움이 있더라도 마음의 건강을 유지하는 방법에 대해서 알아보자.

불임의 가능성을 고려해야 하는 시기는?

대략적으로 말하자면, 임신 노력을 시작한 지 1년이 지났는데도 임신이 되지 않는다면 불임의 가능성을 고려해보아야 한다.(이때 짚고 넘어가야 할 것이 있다. 가장 생식능력이 좋은 시기에 주당 2~3회 부부관계를 가졌을 경우에만 '임신 노력'을 했다고 할 수 있다. 따라서 '중요한 그날' 부부 중 한쪽이 아파서, 혹은 여행 중이어서 부부관계를 가질 수 없었다면 '임신 노력'을 했다고 할 수 없다.)

미국불임학회American Society of Reproductive Medicine는 35세 이하의 여성에게 불임문제로 병원을 찾기 전에 1년 동안 임신 노력을 해보기를 권장하지만, 35세가 넘은 여성이나 불임문제가 있을 것으로 추측되는 부부에게는 임신 노력이 1년을 넘기 전에 불임 전문가를 찾으라고 권고한다.

부부가 불임의 가능성이 있어 병원을 찾기로 결정했다면 일반 산부인과 의사 또는 부인과 의사(불임문제가 있는 부부를 통상적으로 진료하는 의사여야 한다.)나 비뇨기과 의사(남성 생식기 질환을 비롯해 비뇨생식기 문제를 전문으로 치료하는 의사다.), 생식 내분비학 전문의(생식기 계통의 이상을 내과 및 외과 수술로 치료하는 추가적인 수련을 마친 산부인과 의사 또는 부인과 의사다.)를 찾아갈 수 있다.

의사는 우선 기본적인 검사를 통해 아래와 같은 기본 사항을 알아볼 것이다.

1. 규칙적으로 배란하는가?
2. 남편의 정자가 건강하고 생존력이 있는가?
3. 난자와 정자가 결합 능력이 있는가?
4. 수정란이 적절히 착상하고 발달하는 것을 막는 요소가 있는가?

앞으로 어떤 치료를 받게 될 것인지는 이 초기 검사를 바탕으로 정해진다.(대표적인 불임문제의 원인과 치료에 대해서는 224쪽의 표1 '대표적인 불임문제의 유형'을 참조하라.) 이와 같은 전통적인 불임치료 방식이 충분치 않다고 느껴진다면 체외수정과 같은 보조생식기술의 도움을 받는 것도 고려해볼 수 있다.(일반적인 유형의 보조생식기술을 알고 싶다면 226쪽의 표2 '보조생식기술'을 참조하라.) 이와 같은 첨단기술 치료가 매우 드문 것은 사실이지만—불임문제 가운데 오직 7퍼센트만 이와 같은 치료법을 쓴다.—, 기존의 방법으로 임신에 성공하지 못하는 부부에게는 좋은 대안이 된다. 하지만 이에 따르는 비용(신체적, 감정적, 경제적인 것 모두)이 만만치 않으므로, 이 특별한 방법을 택하려고 한다면 마지막 결정을 내리기 전에 사전조사를 철저히 해야 한다.*

불임, 또 다른 임신상실

아기의 죽음을 받아들이는 것으로도 충분히 힘든 부부가 다시 아기를 가지려는 노력을 시작했을 때 불임이라는 진단을 받는다면 그 아픔은 훨씬 더 크게 느껴질 것이다. 혹시 이처럼 힘겨운 상황에 처해 있다면 충분히 슬퍼하는 시간을 갖도록 하자. 아마 다음과 같은 감정을 겪게 될 것이다.

분노 아기를 잃은 경험을 한 뒤에 임신이 순조롭게 되지 않을 경우 분노를 느끼는 것은 지극히 자연스러운 일이다. 한 번 아기를 가졌다가 잃은 적이 있으므로 '당연히' 아기를 가질 수 있다는 마음이 들 수 있으며, 그래서 임신이 잘 되지 않는 것에 격분하거나 원망하는 마음이 생길 수도 있다. 로라 역시 첫 딸아이가 죽고 나서 임신이 잘 되지 않자 이와 같은 감정을 느꼈다. "아이가 죽은 뒤에 불임이라니, 한 방 세게

* 불임의 원인과 치료에 대해, 나아가 부모가 되는 다른 방법—즉 입양과 대리모—에 대해서 더 자세히 알고 싶다면 우리가 쓴 다른 책 《아무도 가르쳐 주지 않는 임신 출산 가이드》를 참고하라.

【표1】 대표적인 불임문제의 유형

문제 유형	퍼센트	치료법
남성에 원인이 있는 경우 • 정류고환: 선천적인 질환으로 생후 2년 이내에 치료되지 않으면 불임으로 이어진다. • 정계정맥류: 정삭(精索) 안에 정맥류가 형성되어 정자를 죽인다. • 성욕에 영향을 미치고, 정자 생산을 감소시키며, 정상적인 DNA 형성을 파괴하고, 호르몬 균형을 깨뜨리는 의약물 • 생식문제: 발기부전, 조루, 사정기능장애 등 • 요도하열: 요도구가 음경 끝에 위치하지 않고 아래쪽에 있는 선천적 기형. 질 내 사정이 어렵다. • 역행성 사정: 사정이 요도를 통해 이루어지지 않고 방광 쪽으로 역행하는 신경 질환 • 면역 이상: 항체가 자기 몸의 정자를 공격하는 것을 말한다. • 고환에 가해진 충격, 볼거리, 그 밖에 선천적 결손 등으로 생긴 고환 장애	35퍼센트	남성 불임에는 기본적으로 세 종류의 불임치료가 가능하다. 약물 및 호르몬 치료, 수술, 인공 수정 등이다.
여성에 원인이 있는 경우 1) 난관 및 골반 이상 • 자궁외임신, 자궁내막증, 골반염, 임질, 클라미디아, 그 밖에 자궁 내 피임기구 등으로 인한 난관 손상 • 생식기관의 선천적 결손 • 폴립(용종, 점막에 발생하는 종양―옮긴이), 자궁근종, 기타 다른 질환(자궁내유착 등)으로 인한 불임문제	35퍼센트	몇 가지 구조적인 문제와 생식기 손상은 수술로 치료가 가능하다. 하지만 수술에도 위험이 따르지 않는 것은 아니어서 유착을 형성해 불임문제를 가중시킬 수도 있다.

원인	비율	치료
2) 배란 장애(자궁경관 점액의 상태가 나쁘며 배란이 불규칙적인 것) • 다낭성난소증후군: 난소에 작은 낭종이 생겨 배란과 호르몬 생성을 막는 것 • 고프롤락틴혈증: 프롤락틴 호르몬이 과도하게 분비되어 배란을 막는 것 • 성선자극호르몬 방출호르몬(GnRH) 이상(GnRH는 뇌하수체에서 난포자극호르몬[FSH]과 황체화호르몬[LH]의 분비를 촉발하는 호르몬임) • 황체기결함: 프로게스테론 수치가 너무 낮아 수정란이 알맞게 착상되지 못하는 것이다. • 뇌하수체 부전, 분비선 질환, 조기 폐경 등으로 인한 기타 호르몬 불균형 • 부신 안드로겐(남성 호르몬)의 과다 분비 • 무월경(월경을 하지 않는 것) • 무배란(배란을 하지 않는 것) • 희소배란 또는 희소월경(배란 또는 월경을 드물게 하는 것)	15퍼센트	배란 장애의 원인에 따라 경구복용하는 배란유도제인 클로미드나 세로펜(둘 모두 클로미펜 구연산염)을 쓸 수도 있고, 주사로 투여하는 퍼고날이나 휴메곤, 레프로넥스 같은 배란유도 주사를 쓸 수 있다.(이 경우 다태임신으로 이어지는 경우가 많다.) 호르몬 이상에 자주 쓰이는 다른 약품으로는 뇌하수체에서 프롤락틴이 과잉 생성되는 것을 억제하는 브로모크립틴(팔로델), 배란을 유도하는 성선자극호르몬 방출호르몬, 자궁내막염 치료에 쓰이며 퍼고날에 대한 반응을 높이는 데 쓰이는 루프론 등이 있다.
면역체계이상, 갑상선이상, 기타 희귀한 원인	5퍼센트	각 이상에 따라 다르다.
원인불명의 불임	10퍼센트	원인불명의 불임으로 판정받은 부부 가운데 약 절반가량은 3년 이내에 임신을 하는 경향을 보인다.

【표2】 보조생식기술: 성공률이 가장 높은 것과 낮은 것

시술의 유형과 과정	생존률(생존아 출생률)
난자기증 : 여성 기증자로부터 채취한 난자를 남성 배우자의 정자와 수정시켜 여성 배우자의 자궁 안에 착상시키는 것	1회 채취 시마다 46.8퍼센트
난자 세포질 내 정자 주입술(ICSI) : 정자 하나를 난자 안에 주입하여 자궁 안에 이식하는 것	24퍼센트
체외수정(IVF) : 자궁 밖에서 수정된 난자를 여성의 자궁 안에 착상시키는 것	18.6~22.3퍼센트
동결보존 배아이식(FET) : 체외수정 주기 시 남은 배아를 추후에 자궁 안에 착상시키기 위해 동결 · 저장시키는 것	15.4퍼센트
자궁 내 인공수정(IUI) : 동결시키거나 동결시키지 않은 정자(남편의 것일 수도 있고 남성 기증자의 것일 수도 있음)를 카테터를 통해 자궁 안에 주입하는 것	10퍼센트

출처: 우리의 다른 책《아무도 가르쳐 주지 않는 임신 출산 가이드》의 유사 표를 참고해 변형한 것이며, 그 밖에 다음 자료들도 참고하였다. *1995 Assisted Reproductive Technology Success Rates: National Summary and Fertility Clinic Reports*, Atlanta: Centers for Disease Control and Prevention, 1997; Sharon Begley, "The Baby Myth," *Newsweek*, 4 September 1995; Denise Grady, "How to Coax New Life," *Time Canada*, Fall 1996 special issue.

얻어맞은 듯 어리둥절했어요. 누군가 잔인한 농담을 하는 건 아닐까 생각했죠. 다시 아기를 갖는 게 어려워지다니, 나는 너무 화가 났어요. 특히 꼬박 10개월을 배 속에 아기를 품고 있어도 건강한 아기를 안고 집으로 돌아오지 못하는 일이 일어날 수도 있다는 걸 겪어봤기에 더욱 그랬죠."

슬픔과 실망감 아기의 죽음을 경험한 뒤 임신이 잘 되지 않는 많은 부부는 슬픔과 실망감에서 오랫동안 헤어나지 못한다. 제니퍼는 자신과 남편에게 불임문제가 있다는 것을 알고 고통이 더욱 커졌노라고 말했다. "실망감까지 더해져 결국 슬픔만 깊어지더군요. 두 번의 유산에, 이제는 불임까지. 저에게는 슬퍼할 일만 남아 있었지요."

우울 임신상실을 겪고 불임문제로 힘들어하는 이들에게 우울감은 매우 흔하게 찾아온다. 리사는 첫아기가 사산된 뒤 바로 임신이 되지 않자 점점 더 우울해져가는 자신을 발견했다. "아기를 가지려고 노력하는 동안 하루가 다르게 불안과 슬픔, 절망감이 커지더군요. 내가 상상하던 것 이상이었어요. 노력을 하는 동안 다달이 기다리고, 또 실망하기를 반복하다 보니 과연 아기를 갖는 축복이 우리에게도 허락될지 도저히 머릿속에 그려지지 않았어요. 세상에서 그 무엇보다도 원하는 것이었는데 말이죠.

전에 어떤 책에서 읽었는데, 아기를 잃은 많은 부부가 다시 아기가 생긴 이후에야 비로소 그전에 일어난 아기의 죽음을 받아들이고 삶에서 희망을 되찾는다고 하더군요. 내 경험에 비추어보면 맞는 말이에요. 아기가 하루라도 더 일찍 생겼다면 그 끔찍한 고통에 시달렸던 날도 더 적었으리라는 생각이 들어요."

두려움 다시 아기를 가지려 노력하는 많은 이들은 불안감과 함께, 아기를 또 낳고 싶다는 바람이 영영 이루어지지 않을지도 모른다는 두려움도 느낀다.

아들 매티가 사산되고 그 이후에 유산을 또 한 번 겪은 뎁의 말이다. "아이가 매티 하나로 끝나는 것이 아닐까 하는 생각에 정말 겁이 났어요. 꼭 다시 임신해야 한다는 강박에 사로잡혔고, 임신이 불가능할 것 같아 정말 두려웠어요. 마치 온 세상이 아기 갖는 시합을 벌이고 있는데, 나만 뒤처져 있는 것 같았어요."

셰릴 역시 비슷한 두려움을 느꼈다. 하지만 그녀의 경우에는 남편이 다시는 아기를 갖고 싶지 않다고 할까봐 가장 두려웠다. "난 톰이 이렇게 말할까봐 겁이 났어요. '이제 그만 걱정하자. 매튜 하나로 만족하자.' 내가 원하는 건 그게 아니었으니까요."

스스로 부족하다는 느낌 임신상실을 겪은 여성들은 그 뒤로 아기를 갖는데 어려움이 생길 때 자신이 '부족한 존재'라고 느끼는 경우가 많다. 그들은 몸이 자신을 '배신'했다는 생각에 분노를 느끼기도 하며, 심지어 금방 다시 임신이 되지 않는 현실에 열패감을 느끼기도 한다. 딸아이를 사산한 이후 현재까지 15개월째 아기를 가지려 노력하고 있는 로리 또한 정확히 이러한 심정이라고 했다. "배 속의 아기가 사산되었을 때 내 몸은 나를 배신했어요. 이번에는 다시 임신할 기회를 계속 앗아감으로써 나를 계속 실패자로 만들고 있어요. 죽은 내 딸 케이티가 저를 엄마로 만들어줄 수 있는 유일한 기회가 아니었을까, 그런데 그 기회를 놓쳐버린 건 아닐까 하는 생각을 하면 정말 겁이 나요. 정말 견디기 힘든 것은, 그토록 오랫동안 원했으며 그토록 나와 가까이 함께하던 존재를 순식간에 누군가에게 빼앗긴 듯한 기분이에요. 다시 아기를 가질 수 있다는 보장도 없는 채로 말이에요. 한달 한달 지날 때마다 아기

를 가질 수 있다는 희망은 내 손이 닿지 않는 곳으로 그만큼 더 멀어져
만 가는 것 같아요."

좌절감   임신상실을 겪고 불임문제로 노력하고 있는 부부가 가장 감당
하기 어려워하는 것은 바로 다른 이들의 반응이다. 비슷한 경험을 해보
지 않은 사람은 자신이 겪고 있는 감정을 이해하지 못한다는 것을 알게
되는 것이다.

"거의 모든 사람들은, 아기를 가지려고 노력한 지 6개월밖에 지나지
않았는데 아직 소식이 없다고 해서 왜 그렇게 초조해하는지 이해를 못
하는 것 같았어요." 신생아 초기의 딸 사라를 잃은 로라의 말이다. "주
변에서 좋은 말을 정말 많이 해주었지요. 아마 불임문제를 갖고 있는
여성이라면 누구나 들어보았을 거예요. '그저 마음을 편히 먹고' 있으
라고, 그러면 아기가 들어설 거라는 이야기 같은 거 말이에요. 결국 나
는 우리 부부의 어려움을 이해해줄 거라고 생각되는 지인 2~3명을 제
외하고는 아무에게도 우리 문제를 이야기하지 않게 되었어요."

재키 역시 자궁외임신으로 유산한 뒤 다른 이들의 무신경한 말에 큰
충격을 받았다. "대화를 하다가 그와 관련된 주제가 나온 적이 몇 번
있었는데, '너무 그렇게 심각하게 받아들이지 마세요.' 같은 반응이 돌
아오더군요. 아니면 부부끼리 놀러 갔다가 '마술처럼' 임신이 된 부부
의 이야기라든지요."

삶에 대해 통제력을 잃었다는 느낌   임신상실을 겪은 후 불임문제로 고생
하는 부부는 스스로 자기 삶에 대해 더는 통제력을 갖고 있지 않는 것

같다고 털어놓는 일이 많다.

자궁외임신으로 유산한 뒤 18개월째 아기를 가지려 노력하고 있는 재키도 그렇게 느낀다고 한다. "나는 꼼꼼하게 계획을 짜는 것을 좋아하는 성격이에요. 그런데 이번 일을 겪고 나서는 더 이상 계획이라는 것을 세울 수 없게 됐지요. 지금은 그저 '이번에는 좋은 소식이 있을 거야.'라는 희망만으로 매달 지내고 있어요. 정말 지치고 짜증도 나고, 걸핏하면 울고, 아기 가지려는 노력을 시작하기 전에는 전혀 문제될 것 없었던 일도 더는 감당하기가 힘들어지고 있어요. 원래의 나를 되찾고 싶어요. '예전의 삶'으로 돌아가고 싶어요. 임신이라는 것 하나에 모든 희망을 걸고, 임신만 되면 기적처럼 모든 게 예전처럼 돌아갈 거라고 생각하고 있는 건 아닐까 스스로 걱정도 돼요. 내가 할 수 있는 거라곤 오직 희망을 갖고 기다리는 것밖에는 없어요.

이제 남편과 나는 우리가 정말로 부모가 되고 싶어하는지, 그러니까 불임치료를 계속 받기를 원하는지 자문해봐야 하는 시점에 와 있어요. 어쩌면 이런 노력을 그만두고 아이를 갖지 않기로 하는 게 현명한 일일지도 몰라요. 하지만 그건 정말이지 결정하기 어려운 문제잖아요. 게다가 남편은 사실상 그 결정권을 내게 맡겼고요. 그런 문제를 나 혼자 결정하기도 싫고, 그럴 능력도 내게 없어요. 아기를 갖지 않기로 결정해놓고 나중에 후회할까봐, 혹은 남편이 나를 탓할까봐 겁이 나요. 하지만 이런 식으로 계속 더 가다가는 결국 남편과 나 모두 더 안 좋아질 것 같다는 생각이 들어요. 우리 부부가 처음에 시작할 때 품었던 그 많은 희망이 결국 실현되지 못할 것이었나 하는 생각을 하면 마음이 아프죠."

불임치료를 받는 데 따르는 스트레스 많은 부부는 불임이라는 사실로 마음고생을 해야 할 뿐 아니라, 불임치료에 따르는 별도의 육체적인 고통과 비용, 스트레스도 감내해야 함을 알게 된다.

칼린은 바늘에 대한 공포와 여러 의사와 약속이 잡히는 빡빡한 일과를 소화하기가 힘들었다고 했다. "나는 원래 바늘이라면 치를 떠는 사람이거든요. 하지만 꾹 참아야 했지요. 가장 힘들었던 것은 남편이 호르몬hCG주사를 놔줄 때였는데, 바늘이 정말 길었어요. 그전까지는 내가 직접 주사를 놓았는데, 그 긴 바늘은 정말 무서웠어요. 거의 매일같이 시간 맞춰 여러 병원을 찾아다니는 것도 쉬운 일이 아니더군요. 한 불임전문 병원은 가는 데만 45분이 더 걸렸어요."

비용 역시 만만찮은 문제였다. "약은 보험 처리가 안 됐어요. 다행히 진료비는 보험 처리를 받았지만요."

칼린은 불임치료의 스트레스를 어떻게 이겨냈는지 돌아보면 놀라울 정도라고 했다. "지금 생각해보면 그 힘든 걸 어떻게 이겨냈는지 모르겠어요. 내 인생에서 가장 힘든 시기였지요. 사실 너무 힘들어서 만일 이번에 임신이 되면 다시는 아기를 갖지 않겠다고 결심했을 정도예요. 그리고 임신이 된다면 내가 못하게 되는 일이 무엇일까를 쭉 적어봤어요. 그러니까 임신이 되지 않는다 해도 그 이후의 시간에 대해 기대할 것이 생기면서 위로가 되더군요."

외로움 불임문제를 겪지 않는 사람이 훨씬 더 많은 세상에서 불임문제를 안고 있다면 그것 하나로도 이미 충분한 어려움이 느껴질 것이다. 그런데 그에 더해 임신상실의 아픔까지 겪었다면 그때 느끼는 외로움과 고립감은 훨씬 더 깊을 수밖에 없다. 즉 '그 어느 쪽에도 속하지 못한다.'는 느낌이 드는 것이다. 아기를 낳을 수 있는 쪽에도, 낳지 못하는 쪽에도 속하지 않는 셈이 되기 때문이다.

반복적인 임신상실과 불임문제로 괴로워했던 로빈은 이런 복잡한 심정을 털어놓았다. "임신을 할 수 있거나, 전에 임신을 한 적이 있다면 비록 그 임신이 임신상실로 이어졌다 하더라도 불임을 겪고 있는 여성들 사이에서는 거리감을 느끼게 돼요. 또한 임신능력에 문제가 없는 여성들 사이에서도 마찬가지이고요. 말 그대로 그 어느 쪽에도 속하지 않는 것이죠. 정확히 말하면 앞으로 아기를 가질 가능성이 있으니까 불임은 아니지만, 배 속에 품었던 아기가 살아 있지 않으니 아직 가임여성의 범주에 들어갈 자격은 없는 거예요."

아기를 잃은 뒤 불임문제를 겪고 있을 때 대처하는 법

이미 임신상실을 겪은 상태에서 불임문제가 있다는 진단까지 받게 된다면 그 슬픔은 더욱 깊게 느껴질 것이다. 주어진 상황을 감당하기가 너무 어렵다고 생각된다면, 심정적으로 지칠 수밖에 없는 이 시기를 건강하게 넘길 수 있도록 특별한 전략을 찾아야 한다.

내면에 대해 말하라 자기 내면에서 올라오는 감정을 안에 쌓아두기만 하면 도저히 견딜 수 없는 지점에 다다르고 말 것이다. 배우자, 자신을 잘 이해해주는 친구, 불임 및 임신 전문 분야의 상담가 등에게 속내를 털어놓는 시간을 갖자. 또는 임신상실 후 불임문제를 겪는 부부의 지지모임에 참여할 수도 있다. 아들 매티를 사산으로 잃고 그 다음 임신은 유산으로 끝나는 경험을 한 뎁은 남편과 어머니, 친한 친구와 많은 시간 동안 이야기를 나누었으며, 온라인 지지모임에도 참여했다. 로라는 태어난 지 8일 된 둘째 아이가 개심술을 받는 도중 사망한 뒤, 전에도 상담을 받은 적 있는 심리치료사를 찾아가 도움을 받았으며, 이메일을 통해 지지모임에도 참여했다.

필요한 감정적 지지를 담당의사에게 받을 수 있는지 확인하라 재키는 불임문제의 감정적 측면에 대해 다루기를 꺼려하는 의사도 있다는 사실을 직접 경험을 통해 알았다. "내가 볼 때는 많은 의사가 불임이나 임신상실이라는 문제를 신체적인 부분에서만 다루려고 하는 것 같아요. 한 번은 내 담당의사에게 임신이 안 되어서 감정적으로 매우 힘든 시기를 보내고 있다고 말을 한 적이 있어요. 그랬더니 그 의사는 불편한 기색이 역력해지더니 '곧' 임신이 될 거라며 진료를 서둘러 마치려고 하더군요."

스트레스를 풀 통로를 마련하라 규칙적으로 즐거운 시간을 꼭 갖도록 하라. 처음에는 내키지 않더라도 억지로라도 그렇게 하라. 침실 안에서의 시간을 제외하고 배우자와 따로 즐거운 시간을 보내며 서로에게 기쁨을 주는 부부관계가 시들지 않도록 하는 것이 무척 증요하다.

다시 임신하고자 하는 스트레스가 지나쳐 결혼생활과 성생활에까지 지장을 준다면 짧은 휴식기를 가져라 파멜라 부부는 아기를 유산한 뒤 불임문제를 겪으면서 아기를 갖는 문제가 삶 전체를 힘겹게 하는 것을 깨닫고 잠시 휴식기를 갖기로 결정했다. "매달 임신이 되지 않았다는 결과를 받을 때마다 조급함과 좌절감은 더욱 커져만 갔어요. 잠깐 쉬면서 다른 데로 주의를 돌리고 에너지를 써야겠다는 생각이 들더군요."

지금까지 임신상실을 겪은 후 다시 임신하는 일의 어려움에 대해 알아보았다. 이제는 임신검사 결과가 양성으로 나왔을 때 어떤 심리를 갖게 되는지에 대해 살펴보도록 하자.

9장

기다리던 임신이 되었을 때

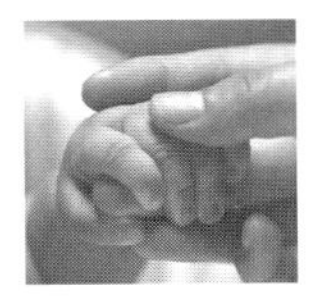다시 아기를 갖겠다는 일념으로 열심히 노력을 기울이는 동안에는 임신검사 결과가 양성으로 나오기만 한다면 그 순간부터 모든 문제가 사라질 것이라고 생각하기 쉽다.

하지만 지금까지 함께 살펴보았듯이 문제가 그렇게 간단하지만은 않다. 다시 아기를 갖게 된 것은 무척 행복한 일이지만, 대부분의 부모는 차후임신이라는, 10개월 동안 계속될 롤러코스터에 오르기에 앞서 전과 다른 아주 새로운 문제가 앞에 놓여 있음을 발견한다.

이 장에서는 다시 아기를 갖게 되었을 때 당신이 느낄 수 있는 여러 가지 감정에 대해 살펴보고자 한다. 또한 임신이 되었다는 소식을 주변 사람들에게 곧바로 알리는 것의 장단점에 대해서도 알아볼 것이다. 끝으로는 이후 10개월 동안 겪게 될 감정의 기복에 대처하는 법에 대해서 이야기해보자.

다시 임신이 되었을 때 임신부의 심리

유산이나 사산, 영아사망 등을 겪고 다시 아기를 갖게 된 여성 대부분은 임신 사실을 처음으로 알았을 때 여러 가지 상반된 감정으로 어리둥절해한다. 인생에서 가장 기쁜 순간이면서 그만큼 겁이 나기도 하는 이때, 여성들이 느낄 수 있는 감정 몇 가지를 살펴보자.

혼란스러움 임신검사 결과가 양성으로 나왔을 때 복잡한 감정이 든다고 해서 놀랄 것은 없다. 줄리는 41주째 된 아들 브라이언이 탯줄에 목이 감겨 사산된 뒤 다시 임신이 되었다는 사실을 알았을 때 복잡한 감정을 느꼈다. "겁이 나면서도 흥분되더군요. '다시 아기를 가질 수만 있다면'이라고 상상만 하고 있다가 그게 갑자기 현실이 된 거예요. 남편 역시 어리둥절했던 것 같아요. 아직도 기억이 나요. 우리는 임신검사기와 서로의 얼굴을 번갈아 바라보았죠. 남편이 말했어요. '드디어 올 게 왔구나.'"

제니퍼도 원인불명으로 첫아기가 사산된 뒤 다시 임신이 되었다는 것을 알았을 때 상반된 감정이 느껴져 혼란스러웠다. "정말 기분이 묘하더군요. 적지 않은 시간, 남편과 같이 노력을 해온 터였으니 내가 아기를 갖고 싶어한다는 것은 분명했지요. 그런데 막상 임신이 됐다는 걸 알고 나니까, 마음 한쪽에서는 '내가 그동안 무슨 생각을 하고 있었던 거야?'라며 겁이 나는 거예요. 전에는 모르던 두려움 같은 게 느껴졌지요. 물론 다시 배 속에 아기를 품고 있을 수 있다는 사실에 기쁘고 행복하기도 했어요. 처음에는 기뻐 어쩔 줄 모르다가, 그 다음에는 새파랗게 겁에 질렸었다고 하면 될까요? 하지만 두려움이 그리 오래가지는 않았어요. 그 뒤로 한 10개월 정도만 그랬으니까요!"

기뻐하기를 주저함 많은 부부는 다시 임신이 되었을 때 마음껏 기뻐하기를 두려워한다. 그것은 우선 임신 소식에 지나치게 기뻐하는 것이 일종의 '징크스'가 되어 전과 같은 일이 일어날까 겁이 나서이기도 하고, 또한 이제는 임신이 되었다는 것과 이후 10개월이 지나 건강한 아기를 품에 안아보는 일은 별개의 것임을 알고 있기 때문이다.

건강한 첫아이를 낳은 뒤 유산을 세 번 경험하고 현재 다섯 번째 임신을 하고 있는 제니 역시 그랬다. "감정에 휩쓸리지 않으려고 노력했어요. 매번 임신이 될 때마다 '조금 더 두고 보자.'는 식의 태도를 취했죠. 임신이 되었다는 것이 또 한 번의 '기회'이지 곧 '아기'인 것은 아님을 알고 있었거든요. 마음은 당장이라도 가족과 친구에게 이 기쁜 소식을 알리고 앙증맞은 아기용품을 사고 싶었지만, 그럴 수 없어서 가슴이 아팠어요. 이번 임신에서도 같은 심정이죠. 지금 19주째지만, 첫 임신 때와 같은 그런 기쁨은 못 느껴요. 그만큼 기쁘지는 않아요. 아무리 여러 의사를 만나서 괜찮다는 이야기를 들어도 여전히 나는 좀 감정적으로 거리를 두어야겠다는 생각이 들어요. 그래서 슬프고 또 배 속의 아기에게 미안하기도 하지만, 그런 미안함도 이겨보려고요."

건강한 첫째와 둘째 사이에 유산을 세 번 경험한 신시아도 비슷하게 감정적으로 거리 두는 연습을 해야 했다. "마지막 임신 때, 그러니까 지금 둘째를 가졌을 때 나는 10개월 동안 한 번도 기뻐하지 않았어요. 마지막 6주를 남겨놓고서야 마음을 놓았던 것 같아요. 그동안은 겁이 났지요. 40주 동안은 숨도 크게 쉬지 않은걸요. 만일 내가 마음을 놓고 한숨 돌리면 혹시나 무서운 일이 일어나지는 않을까 두려웠어요."

임신의 시기에 대한 불안감 때로는 임신이 된 시기 때문에 적잖은 불안을 느끼기도 한다. 새로 태어날 아기의 출산예정일이 전에 사별했던 아기의 출산예정일과 너무 가까워서 불안을 느끼는 경우도 있고, 또 미처 준비가 되기 이전에 바로 임신이 되어 불안을 느끼는 경우도 있다.

리사는 두 번째 경우에 해당했다. 계획보다 너무 이르게, 즉 유산한

지 2주 만에 다시 임신이 된 것이다. "우리 부부는 앞으로 2~3개월 정도는 아기가 생기지 않도록 하자고 계획을 한 상태였거든요. 그런데 그렇게 빨리, 의도하지 않게 아기가 생겨버린 거예요. 유산한 게 2월 20일이었는데, 임신은 3월 8일인가 9일에 되었더군요. 정기적으로 받는 신체검사를 3월 30일에 받았는데, 임신 사실을 그때서야 알았어요. 혹시 모르니 임신검사를 해보자고 내가 부탁을 했죠. 사실 유산한 뒤에 병원으로부터 내 일반적인 생리주기대로 28일이 지나면 생리를 할 거라고 들었는데, 생리가 시작하지 않아서 좀 걱정을 하고 있었거든요. 그때가 내 평소 생리주기에서 10일 정도 지난 시점이었어요. 의사가 아마 임신은 아닐 거라고 열심히 설명하고 있는 도중에 간호사가 검사 결과를 갖고 들어왔어요. 검사지를 의사에게 건네는데 '양성'이라는 낱말이 보이더군요.

내가 처음으로 한 말이 '그래도 괜찮은가요?'였어요. 의사는 전혀 걱정할 것 없다면서 만삭이 되어 아기를 낳은 여성도 곧바로 임신이 되는 경우가 많다고 했어요. 나는 그 전에 6주 반 동안만 임신을 했던 거니 괜찮다는 뜻이었죠. 혹시 고위험임신으로 분류되지는 않는지 물었더니, 아니라고 하더군요. 조금 예상 밖의 대답이었지만, 상당히 안심이 되기는 했어요."

재년도 아기를 사산한 뒤에 생각했던 것보다 훨씬 일찍 임신이 되어 당혹스러웠다. "너무 놀랐어요. 아직 준비가 안 되었다고 생각했거든요. 믿을 수 없다는 듯 임신검사기를 손에 들고 한참을 앉아 있었어요. 정말 당황스러워서 어찌해야 할지 모르겠더군요. 아직 준비가 안 되었다는 생각밖에 들지 않았어요."

죄책감 데지래는 첫아기가 생후 27일 만에 선천적 심장질환과 그 밖에 여러 기형의 합병증으로 사망한 뒤 얼마 지나지 않아 다시 임신이 되었다는 것을 알고 깊은 죄책감을 느꼈다. "둘째가 들어섰다는 것에 기뻐할 때마다 죽은 아기에 대한 죄책감을 느꼈어요. 첫아기를 잃은 슬픔에 어떻게 대처해야 할지도 몰랐고, 동시에 둘째가 생긴 기쁨을 어떻게 누려야 할지도 몰랐죠."

크리스티도 생후 3일 된 첫아기가 좌심형성부전증후군으로 수술을 받다 죽은 뒤 다시 임신이 되었을 때 비슷한 감정을 느꼈다. 크리스티의 경우는 일기를 쓰는 것으로 죄책감을 건강하게 다룰 수 있었다. "날마다 일기를 쓰고 그것을 내 첫아이 알리사에게 바쳤어요. '네 동생이 생겼다고 해서 너를 잊지는 않을 거야.'라고 알리사에게 말했죠. 어떻게 첫아기를 잊을 수 있겠어요? 다만 엄마가 전과 같은 일상으로 돌아오고 잘 지내기 위해서는 동생이 있어야 한다고 알리사에게 설명했지요. 나 자신에게도 말했어요. 새로 가진 아기가 나를 치유하는 데 도움이 될 것이며, 알리사에 대한 그 어떤 배신도 아니라고 말이에요."

확신 하지만 다시 임신한 모든 여성이 차후임신에 두려움이나 죄책감으로 반응하는 것은 아니다. 가끔 이번에는 전보다 더 행복한 경험이 될 것이라고 확신하는 여성도 있다. "다시 임신이 되었을 때 내가 확신에 차 있는 것을 보고 나 스스로도 깜짝 놀랐어요." 두 번째 임신에서 조기진통과 자궁경관무력증으로 아기를 사산한 재너의 말이다. "처음 임신 소식을 들은 순간부터 이번 임신은 해피엔딩이 될 거라는 확신이 들었어요."

다시 임신이 되었을 때 남편의 심리

다시 임신이 되었다는 것을 알고 행복감에 빠지면서 동시에 겁에 질리기도 하는 현상은 비단 여성에게서만 나타나는 것은 아니다. 남편 또한 이처럼 복잡한 감정 상태를 경험한다.

혼란스러움 마이클은 아내가 다시 아기를 가졌다는 것을 알았을 때 표현할 수 없이 복잡한 마음이 들었다. "주디가 임신했다고 말하는 순간 난 흥분되면서도 겁이 나고, 기분이 날아갈 듯하면서도 불안하고, 기대감에 부풀면서도 비관적인 생각이 들고……. 아주 뒤죽박죽이더군요. 마침내 다시 아기가 들어섰다니 너무 기뻐서 믿어지지가 않았어요. 앞으로의 일에 대한 기대감이 벅차올라서 가슴이 터질 것 같았지요. 하지만 그 10개월 사이에 안 좋은 일이 생길 수도 있다는 걸 이제 잘 알고 있으니, 인정하기는 싫었지만 두려움도 느꼈지요. 최악의 일을 이미 겪어봤잖아요. 그래서 앞으로의 10개월 동안에도 혹시 또 그런 일이 일어날지 모른다는 걱정에 살얼음판 위를 걷는 듯 불안하겠다고 예상할 수 있었지요."

이름을 밝히지 않은 한 여성은, 자신의 남편은 새로 생긴 아기가 잘못될 수도 있다는 말을 입 밖에 내는 것조차 싫어했다고 말했다. "남편은 내가 겁이 난다고 말하는 것을 싫어했어요. 내가 안절부절못하는 모습을 보면서 자기도 겁이 났던 것 같아요. 이번에는 아무 일 없으리라고, 제발 그렇게 믿으라고 신신당부를 하더군요. 사실은 자신도 그렇게 믿지 못하면서 말이지요."

충분히 기뻐하지 않음 많은 여성은 다시 임신이 되었을 때 남편이 충분히 기뻐하지 않는다는 사실을 알고, 기뻐하다가도 풀이 꺾이고는 한다. "내 남편은 기뻐하는 걸 참 어려워했어요." 태어난 직후 첫아기를 잃은 노라의 말이다. "첫아기를 가졌을 때 가장 기뻐했던 사람이 남편이었어요. 그런데 그 아기를 잃고 나서 너무 상처를 받았는지 이번에는 감정을 많이 감추더군요. 이해는 하지만 그래도 나로서는 조금 상처를 받았어요. 남편은 아기가 생긴 것 자체가 기쁘지 않은가보다 하는 생각도 들어요. 이것은 우리 부부에게 쉽지 않은 문제인 것은 사실이지만 잘 헤쳐나가고 있어요."

건강한 아기 넷을 낳았으며 여러 차례 유산을 경험한 홀리는 이렇게 말했다. "내 남편은 애당초 기쁘다는 내색을 눈곱만큼도 하지 않았어요. '좀 더 기다려보아야 한다.'는 식이에요. 아기가 살아서 태어나는지 확인할 때까지 기다려봐야겠대요. 그 전까지는 이 임신에 대한 여러 가지 감정을 꺼내놓지 않을 생각인 것 같아요. 처음에는 무척 서운하더군요. 하지만 왜 그러는지 충분히 이해는 해요. 가끔은 저도 그렇게 냉담해지고 싶거든요."

첫아이가 태반조기박리로 사산한 리사의 남편은 임신 소식을 듣고 화를 냈다. "나는 이번에도 아기를 잃게 되면 어쩌나 걱정하고 있었고, 남편은 이번 임신으로 나를 잃게 되면 어쩌나 걱정했었나 봐요. 임신은 우연히 된 것이었어요. 남편이 정말 심하게 화를 내더라고요. 몇 주 동안은 화를 안 풀었는데, 내가 자기 몰래 모든 일을 꾸몄다고 생각했던 거예요. 우리는 이야기를 많이 나눴어요. 싸우기도 하고 같이 울기도 했지요. 내가 무슨 수로 죽은 아기가 들어섰던 날로부터 정확히 1년 뒤에 새로 아기가 들어서도록 할 수 있겠어요? 결국 내 말이 전부 사실이고 꾸며낸 것이 아무것도 없다는 것을 남편도 이해하게 되었지요."

신시아도 임신 소식을 들은 남편이 깊이 걱정하며 불안해했다고 말했다. "남편이 나를 무척 걱정했어요. 행여 한 번 더 아기가 죽으면 내가 어떻게 되지나 않을까 하고 말이지요."

다른 사람에게 임신 사실을 알리는 것

먼저 남편에게 임신 소식을 알렸다면, 다음으로 부부가 해야 할 일은 이 소식을 다른 사람에게 알릴 것인지 그 여부를 결정하는 일이다. 다른 임신 때와 마찬가지로 이번에도 누구에게, 언제 알릴 것인지를 정해야 한다.

누구에게 말할 것인가 로르의 경우, 임신 소식을 누구에게 알릴 것인지를 결정하는 데 주요한 기준이 되었던 것은 지난번 아기가 죽었을 때 사람들이 보인 반응이었다. "저번에 죽은 아기에 대해서 냉담하거나 대수롭지 않다는 투로 반응했던 사람들에게는 이번에 임신이 되었다는 사실을 절대로 알리지 않았어요. 그들은 내 배가 부른 것을 보고서, 아니면 다른 사람에게 듣고서야 나의 임신 사실을 알았지요."

언제 말할 것인가 임신 소식을 사람들에게 곧바로 알리는 것에는 장단점이 있다. 우선 장점은 새로운 임신으로 생긴 기쁨이나 불안감 등을 주변 사람들과 함께 나눌 수 있다는 것, 즉 그런 감정을 혼자서 끌어안고 갈 필요가 없다는 점이다. 한편으로는 앞으로 지속될 40주 동안의 롤러코스터에 그들 모두를 초대하는 일이라는 점에서 그만한 마음의 준비를 해야 한다. 곧 그들이 하는 걱정의 말, 충고와 질문, 일반적으로 하는 참견을 받아들일 마음의 준비나 뚝심이 당신 안에 있어야 한다. 만일 그렇지 않은 경우라면 임신이 충분히 안전한 상태에 접어들 때까지는 울타리를 쳐 자신을 보호하는 것이 좋을 수도 있다.

반면 사람들에게 새로 아기를 가졌다는 소식을 알리면 당연히 축하를 받겠지만, 혹시나 그렇게 기뻐해준 가족과 지인에게 뒤이어 슬픈 소식을 전하게 될지도 모른다는 걱정으로 임신 소식을 비밀에 부치겠다는 사람도 있다. 사람들과 기쁜 소식을 함께하는 즐거움(즉 새로 아기가 들어선 것에 함께 기뻐하고 앞으로 필요한 일이 생길 때 도움을 받는 것)이 혹여 그 뒤에 슬픈 소식을 전하게 될 경우 떠안아야 할 감정의 부담보다 더 큰지 깊이 생각해보고 스스로 결정해야 한다.

어떤 부부는 아기가 생기는 즉시 그 사실을 가족과 친구에게 알려야 한다는 강한 의무감을 느끼기도 한다. "곧바로 모두에게 말했지요." 유산과 사산을 모두 경험한 재넌의 말이다. "앞으로 또 유산을 하게 되거나 그 밖에 아기에게 무슨 일이 생겼을 때 주변의 도움이 필요할 거라고 생각했어요. 뿐만 아니라, 혹여 안 좋은 일이 일어날 때까지 기다리기보다는 좋은 소식을 함께 나누고 싶었고요. 만일 유산을 하게 되면 그들의 도움이 필요할 텐데, 좋은 소식을 함께 나누지도 않았으면서 나중에 도움부터 청하게 되는 것이 저로서는 옳지 않다고 느껴지더군요."

그래서 어떤 부부는 가족이나 가까운 친구에게는 임신 소식을 바로 알리지만, 그 밖에 다른 이들에게는 유산될 위험이 있는 '큰 고비'를 넘기기 전까지는 비밀로 부치는 전략을 쓰기도 한다. 두 번 유산을 겪고 다시 임신에 성공한 로버타는 이런 전략을 썼다. "부모님께는 바로 말씀드렸지만, 다른 사람들에게는 3개월 동안 비밀로 했어요. 우선은 '고비'를 넘기고 싶었거든요. 병원에 들러야 할 일이 많아질 테니 직장 상사에게는 그보다 일찍 알렸지만, 나중에 했던 말을 취소할 일이 생길까봐 다른 사람들에게는 말하지 않았어요."

'필요에 의해' 임신 사실을 공개하는 경우도 많다. 건강한 아이를 낳기 전에 여러 차례 임신상실을 겪은 셰릴은, 임신이 되었을 때 직장 상사에게만 그 사실을 먼저 알렸다. 나중에 자궁봉합술을 받을 때 휴가를 내야 했기 때문이다. 다른 동료에게는 그 이후로 10주가 지나서야 임신 소식을 알렸다.

임신에서 중요한 시점이 지나기 전까지는 아무에게도 임신 소식을 알리지 않는 부부도 있다. 예를 들어 전에 아기가 죽은 시점이라든지(아기가 태중에서 죽은 경우), 전에 죽은 아기의 '출산예정일'(이는 유산이나 사산으로 아기를 잃은 여성에게는 각별한 의미를 갖는 날이다.)이 지나기 전까지는 임신 사실을 알리지 않는 경우도 있고, 때로는 임신이 안정적으로 진행되어 무사히 출산으로 이어질 것이라는 검사 결과가 나오기 전까지는 임신 사실을 비밀에 부치는 경우도 있다.

생후 10개월 된 아들 제이콥을 박테리아성 수막염으로 잃은 마르셀라는 그 다음에 아기가 들어섰을 때 한동안 다른 사람에게 알리지 않았다. 나름의 이유가 있었기 때문이다. "우리 부부는 제이콥의 첫돌이 돌아올 때까지는 이 소식을 아무에게도 알리지 않기로 했어요. 제이콥의 첫 생일을 꼭 기억하고 싶었거든요."

가족과 친구에게 임신 사실을 알리는 것

임신 소식을 들은 가족이나 친구가 같이 기뻐해줄 것을 기대하는 건 자연스러운 일이지만, 그처럼 긍정적인 반응을 보이지 않는 이도 분명 있을 수 있다는 사실을 염두에 두는 것이 좋다. 이번에도 또 아기를 잃을 수도 있다는 걱정이 깊어 그다지 유쾌하지 않은 반응을 보이는 사람도 있을 것이다.

캐시는 시어머니에게 이런 반응을 들었다. "다시 아기를 가졌다고 말했더니 시어머니가 나를 꼭 껴안고는 걱정 말라고 하더군요. '이번에는' 느낌이 좋다고 하면서요. 물론 도움이 되라고 하신 말씀이겠지만, 정말 서운했어요. 내가 얼마나 힘들었는지 하나도 모른다는 걸 분명히 알 수 있었지요. 그럼 지난번에는 느낌이 안 좋으셨냐고 묻고 싶은 것을 간신히 참았어요."

제인도 가족에게 이와 비슷한 반응이 돌아와 실망스러웠다. "식구들은 잘 됐다고 말해주었어요. 하지만 기뻐하는 마음은 느껴지지 않더군요. 그보다는 긴장감이 감도는 게 느껴졌어요. 우리 부부는 무척 서운했지요. 아기를 가진 다른 모든 부부처럼 축하를 받고 싶었는데, 그게 더는 가능하지 않았던 것 같아요."

재너도 주변에서 미온적인 반응을 받았다. "주변의 반응을 보고 깜짝 놀랐어요. 거의 모두 같이 기뻐해주기보다는 걱정을 해주더군요."

판도라는 다시 임신을 했을 때 많은 사람에게 어떻게 또 아기를 가질 결심을 했느냐는 질문을 받아야 했다. 전에 딸아이가 영아돌연사증후군으로 죽은 것을 염두에 둔 질문이었다. "용기가 대단하다며 칭찬해 주는 사람이 있는가 하면, 다시 가슴 아픈 일을 당할지도 모르는 모험을 왜 또 하는지 의아해하는 사람도 있더군요."

아이에게 임신 사실을 알리는 것

이미 아이가 있다면 엄마의 임신 소식을 언제 알릴 것인지도 숙고해 결정해야 한다. 많은 부모가 유산의 위험이 큰 시기를 넘기기까지는 아이에게 임신 사실을 알리지 않는 쪽을 택한다.

로라 부부도 고비를 넘기기 전까지는 다섯 살 된 딸아이에게 임신 사실을 알리지 않기로 결정했다. "딸아이가 이번에도 아기가 죽으면 어떡하나 걱정할 거라는 걸 알았기 때문에 아이가 걱정하는 시간을 좀 줄여주고 싶었어요. 12주 정도까지 기다렸다가 이야기하는 것이 적절하겠다고 결론을 내렸지요. 그때까지 친구들에게 임신한 사실을 알리지 않은 것 역시 딸아이가 큰 이유였어요. 친구들에게 이야기를 하면 딸아이 귀에도 들어가게 될 가능성이 클 텐데, 그런 상황은 원하지 않았거든요."

그러나 아이에게 어렵게 임신 사실을 알렸다 하더라도 그 이후에 힘든 질문을 받을 수도 있다는 각오는 해야 한다. 아이들은 단도직입적으로 '이번에도 아기가 죽으면 어떻게 하느냐?'는 질문을 던질 수 있기 때문이다.

아이에게 그러한 질문을 받으면 이번에는 건강한 동생을 만날 수 있을 거라고 안심시켜주고 싶겠지만, 배 속의 아기에게 아무 이상이 없을 것이라는 식의 약속을 아이에게 해서는 안 된다. 그 누구도 아이에게 그러한 보장을 해주지는 못한다. 부모인 당신이라도 말이다.

직장에 임신 사실을 알리는 것

많은 여성이 적어도 임신 첫 2~3개월은 동료에게 비밀로 해두고 싶어한다. 하지만 비밀은 지켜질 수도 있고 그렇지 못할 수도 있다. 예를 들어 병원에 가기 위해 휴가나 조퇴를 자주 쓰거나, 화장실로 달려가는 모습을 주기적으로 보여준다면 무슨 일이 일어나고 있는지 동료가 눈치채는 데는 그리 오랜 시간이 걸리지 않을 것이다.

따라서 추측이 커지게 놔두는 것보다는 조만간 임신 소식을 알리는 것이 더 좋을 수도 있다. 당신의 임신 사실을 가장 먼저 알아야 하는 사람은 물론 당신의 상사다.(상사가 다른 사람을 통해 당신의 임신 소식을 듣게 되는 일은 생기지 않도록 하자.)

직업 전문가는 상사에게 임신 사실을 알릴 때 각별히 조심해야 할 것이 있다고 충고한다. 당신은 임신 기간에도 자신의 업무를 '보통 때와 같이' 수행할 수 있다는 점을 강조하고 싶을 것이다. 하지만 지키지 못할 약속을 해서는 안 된다. 임신 때문에 평소 업무에서 조정해야 할 사항이 있을 것 같다면 충분히 고려하고 솔직하게 알리는 편이 좋다. 무엇보다 고위험임신의 가능성이 있을 경우에는 더더욱 그렇다.

당신은 아마도 충분한 준비를 마친 뒤 직장에 임신 소식을 알리겠지만, 그래도 미온적인 반응이 돌아올 수도 있다는 것에 대해 마음의 준비를 해야 한다. 상사는 당신의 임신 소식에 진심으로 기뻐해주면서도 임신이 업무에 미칠 영향을 걱정할 것이며, 출산휴가를 냈을 때 그 자리를 어떻게 메울 것인지 고민할 것이다.

가끔은 차라리 미온적으로 반응했으면 할 만큼 적대적인 감정을 노골적으로 드러내는 상사도 있다. 하지만 상사가 당신의 임신이 업무에 미치는 영향으로 아무리 불쾌해한다 하더라도, 그에게 당신을 해고할 권리나, 여러 종류의 의료보험 혜택을 거부할 권리, 혹은 임신했다는 이유로 당신을 차별할 권리는 없다. 만일 임신으로 차별받고 있다고 판단된다면 미국 고용기회평등위원회Equal Employment Opportunity Commission로 연락하라. 캐나다에 살고 있다면 거주 지역의 노동부 내 고용기준법 담당부서로 연락하라. 그들은 임신한 피고용인으로서 당신이 가진 권리에 대해 알려주고, 만일 임신으로 차별을 받고 있다고 판단될 경우 어떻게 해야 하는지 말해줄 것이다.*

마음의 건강을 유지하는 법

임신상실을 겪고 난 이후의 임신은 분명 쉬운 일이 아니다. 가끔은 제정신으로 10개월을 보낼 수 있을지 자신이 없어지기도 한다. 건강한

* 이는 미국과 캐나다의 상황이며 우리나라의 경우 노동부의 고객상담센터(1350)와 노동 종합 상담센터(1544-1350)에 연락하면, 부당한 차별을 당했을 때 이에 대한 대처 방법들을 알려줄 것이다. 또 노동부의 e-고객센터(www.minwon.moel.go.kr)을 통해 온라인 상담도 받을 수 있다.—옮긴이

아기를 실제로 품에 안아보는 것 이외에 그 불안과 초조함을 해결할 답은 없겠지만, 이따금씩 찾아오는 불안과 초조함 같은 스트레스를 최대한 줄이기 위해 할 수 있는 노력은 몇 가지 있다.

- 지지받을 수 있는 통로를 될 수 있는 대로 많이 확보하라. 외줄타기를 할 때 발 아래 안전망이 있는지 없는지도 모른 채 밧줄 위로 올라가는 모험을 감행하려는 사람은 없을 것이다. 당신은 지금 임신상실을 겪은 후의 임신이라는, 가장 위험천만한 외줄타기를 하려고 한다. 그렇다면 충분한 안전망이 적절한 자리에 있는지를 분명히 확인해야 한다. 즉 임신에 따른 스트레스에 대처하는 법을 알려줄 사람이 주변에 있는지, 같은 경험을 했거나 지금 하고 있는 여성과 연대가 형성되어 있는지 확인해두자. 사산이나 유산, 영아사망 등을 겪은 뒤 임신한 여성의 온라인 및 오프라인 지지모임을 알아보거나 임신상실 이후 임신한 여성의 스트레스를 전문으로 다루는 상담가를 찾아보는 것도 좋다.
- 한 번에 하나씩만 생각하라. 앞으로 10개월이 남았다는 사실에만 골몰한다면 마음의 건강을 유지하기가 쉽지 않을 것이다. 그래서 '작은 이정표'를 여러 개 만드는 방법이 도움이 된다. 셰릴은 첫 번째와 두 번째 임신을 모두 유산하고, 세 번째로 다시 임신이 되었을 때 이 방법을 썼다. "정해놓은 기간 이후에 대해서는 어떤 생각도 하지 않고 계획도 세우지 않았어요. 전체 임신 기간을 여러 개의 단위로 나누고 각각의 분기를 어떻게 지날까 하는 데에만 집중했지요. 6주째에는 초음파검사가 있고, 12주째에는 자궁봉합술

이 있고, 16주째 되는 주에는 추수감사절이 있고, 20주째가 되는 주에는 성탄절이 있고, 그 다음에는 밸런타인데이가 있고, 성 패트릭의 날이 있고……. 이런 식으로요. 좀 우습게 들릴지 모르지만 저에게는 꽤 효과적인 방법이었어요."

- 걱정이란 자식을 키우는 일의 일부임을 깨달아라. 임신한 동안 잠깐이라도 걱정에서 벗어나지 못하는 자신을 보며 안달복달하지 말고, 그 역시 장차 태어날 아기를 염려하는 몸의 한 방식일 뿐이라고 생각해보자. 지난번에 겪은 일을 고려한다면 어느 정도 걱정이 되는 것도 자연스러운 일이다. 데지래는 늘 걱정으로 무겁던 마음이 어떻게 가벼워졌는지 설명했다. "어느 날 문득 '걱정할 거리가 없어지는 날이 과연 올까.' 하는 생각이 들었어요. 내 아이가 서른다섯 살이 되어도 비바람이 몰아치는 날 운전을 하며 집으로 돌아오는 중이라면, 난 그때도 여전히 걱정을 하고 있을 테니까요."

- 새로 태어날 아기가 죽은 아기로 인한 슬픔을 말끔히 씻어주리라 기대하지 마라. 그것은 한마디로 불가능한 일이다. "오히려 죽은 아기에 대한 슬픔이 더 강해지죠." 셋째 아이를 사산으로 잃은 리사가 힘주어 말한다. "난 죽은 아기를 안아보고 싶어서 실제로 팔이 쑤시고 아팠어요. 새로 아기가 생기자 그런 고통스런 마음에 위안을 받을 수 있었지요. 하지만 어떤 면에서는 슬픔이 더 깊어진 것도 사실이에요."

- 앞으로 어려움이 닥친다 해도 감당할 만한 준비가 이미 되어 있음을 기억하라. "임신상실을 겪는 동안 몸과 마음을 추스르기 위해 터득한 방법이 다음 임신에서도 도움이 많이 되었어요." 유산과

사산을 각각 한 번씩 경험하고 건강한 아기를 출산한 킴의 말이다. "아기가 죽은 초기에 내가 하루하루, 혹은 매 시간을 담담히 견디는 데에만 집중했던 것처럼, 임신이 되고 출산하는 날까지 지내는 데에도 비슷한 방법이 도움이 되었어요."

- 당신을 충분히 지지해줄 의료인을 확보해두라. 새로 시작한 임신에서 당신이 겁에 질리게 될 때 그러한 걱정과 염려를 진지하게 받아주고 최선을 다해 안심시켜줄 의사나 조산사를 확보해두라.

- 새로 만난 아기와의 추억을 주저하지 말고 남겨라. "아기와의 만남을 기념할 만한 것들을 될 수 있는 대로 많이 모으세요." 사산을 한 번 겪고 난 뒤 건강한 아기를 출산한 밈의 말이다. "임신검사기, 담당의사에게서 받은 서류의 복사본, 초음파 사진, 축하 카드, 마음에 드는 시 등 기념이 될 만한 것이라면 무엇이든지 모아두세요."

크리스티 역시 이에 동의하며 자신은 지난번 임신에서 특별한 기념품을 만들었다고 했다. "만일 이번 임신에서도 아기를 잃는다면 아기와 함께한 시간을 추억할 만한 것들이 필요하겠다는 생각이 들었어요. 그래서 임신 초기부터 배 속의 딸아이를 위해 특별 선물도 사고, 또 내가 뭔가를 직접 만들기도 했어요. 아기 담요나 솜을 넣은 동물 인형, 베개 같은 조그만 물건 말이에요. 배 속에 아기가 있다는 것을 그저 나 자신에게 계속 상기시키고 싶기도 했고, 또 언젠가 만나게 될 아기에게 보여주고 싶기도 했고요. 그렇게 기대감이 생기니 좋더군요."

- 반드시 똑같은 일이 반복되지만은 않는다는 사실을 스스로에게 일

깨우라. 한 번 또는 그 이상 아기를 잃었다고 해서 이번 임신에서도 같은 악몽이 반복되리라는 법은 없다.

- 스트레스가 영원히 가지는 않는다는 사실을 기억하라. "정말 길고 긴 여행이고, 그만큼 겁도 나죠." 첫아이를 사산으로 잃은 뒤 두 명의 건강한 아기를 출산한 신디의 말이다. "하지만 아기가 태어나면 '이제 됐구나.'라는 생각과 함께 큰 기쁨을 느낄 거예요. 새로 태어난 아기가 죽은 아기의 빈자리를 채워주지는 못하지만, 그 허전함을 잊도록 도와주는 것은 분명하니까요."

지금까지 임신상실 이후 임신이 되었을 때 느껴지는 감정에 대해 살펴보았다. 이제 이에 못지않게 중요한 또 하나의 주제, 즉 어떻게 하면 가장 건강한 상태로 임신을 시작할 수 있는지에 대해 알아보자.

10장

아기를 위한 가장 건강한 선택

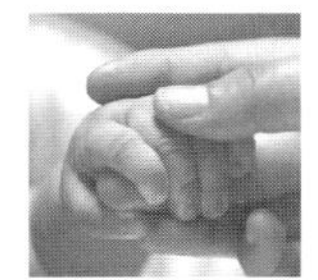 임신 중에 건강한 생활 방식을 유지한다고 해서 10개월 뒤 반드시 건강한 아기를 안아볼 수 있다는 보장은 없지만, 그 가능성이 높아지는 것은 사실이다.

이 장에서는 임신 중에 건강한 생활습관을 유지하는 일의 중요성에 대해 집중적으로 살펴보고자 한다. 우선 첫 번째 산전검사를 되도록 빠른 시기에 받는 것이 중요하다는 점을 짚고 넘어갈 것이다. 그 다음은 가장 최신의 연구결과를 바탕으로 임신 중 바람직한 영양 및 체중 상태, 산전운동, 임신 중 피해야 할 해로운 약물, 임신 중의 성생활, 임신 중의 직장생활 등에 대해 알아보겠다.

병원에 가야 하는 시점

이전 세대는 대부분 임신 제2삼분기가 되어서야 처음으로 병원에 갔다. 뿐만 아니라 생리를 거른 채 생리주기가 두 번 지나가기 이전에는 임신 여부를 의심조차 해보지 않는 일도 흔했다. 심지어 임신부가 일찌감치 병원에 전화를 해도 의사 쪽에서 임신 제2삼분기가 되기 전까지는 검진 받을 필요가 없다고 하는 일도 많았다. 임신 제2삼분기면 유산의 위험이 가장 높은 시기를 이미 넘긴 시점인데도 말이다. 유산 위험이 가장 높은 시기를 보통 임신 제1삼분기로 본다.—옮긴이

이제 이러한 태도는 대부분 옛날 이야기가 되었다. 오늘날 의사와 조산사는 보통 생리를 거른 첫 주기의 1~2주 이내에, 혹은 집에서 자가 진단 검사 결과 임신이 확정되었다면 될 수 있는 대로 빨리 병원을 방

문할 것을 권한다.

사산이나 유산, 영아사망을 겪은 전력이 있거나 이전 임신에서 여러 합병증을 앓은 경험이 있다면 병원에서는 이보다도 더 서둘러 산전검사를 받으라고 권할 것이다. 그래야 혹시 문제가 있을 경우 미리 진단하고 치료를 바로 시작할 수 있으며, 임신부에게 최대한 안정된 환경을 제공할 수 있기 때문이다.

첫 산전검사 때는 어떤 기분일까?

산전검사를 받으면서 복잡다단한 감정을 느낀다고 해도 너무 놀랄 것은 없다. 무엇보다 임신상실을 겪은 뒤 받는 첫 산전검사라면 더욱 그러할 것이다. 예전의 아픈 경험이 머릿속에 떠오르며 고통스러운 기억이 한꺼번에 밀려들 수가 있다. 혹은 검사 결과가 잘못된 것이며 사실은 임신한 것이 아니라고 부정하고 싶은 비이성적인 두려움이 생길 수도 있고, 전과 똑같은 일이 반복되어 이번에 생긴 아기도 죽고 말 것이라고 단정할 수도 있다. 또한 이번 임신이 행복한 결말로 이어질 것이라는 장담을 병원에서 해줄 수 없다는 사실에 좌절하거나 심지어 분노를 느낄 수도 있다.

이처럼 복잡한 감정에 대처하는 가장 좋은 방법은, 바로 아기의 죽음을 경험한 사람이 이렇게 느끼는 것은 지극히 당연하다는 사실을 받아들이는 것이다. 당신의 그러한 심정을 의사나 조산사에게 말하라. 그들 또한 당신에게 그 어떤 장담도 해줄 수 없음에 당신만큼이나 안타까워하고 있다는 사실을 알게 될 수도 있다.

산전검사에서는 무엇을 하는가?

첫 산전검사에서는 지난번 아기의 사망 원인에 관해 아직 풀리지 않은 궁금증이 있을 경우 그에 대한 답을 들을 수 있으며, 새로운 임신을 당신이 어떻게 느끼고 있는지에 대해서도 털어놓을 수 있다. 또한 아래와 같은 검사와 측정을 받게 될 것이다.

- 임신 여부를 재확인하기 위해 소변검사와 혈액검사, 경우에 따라 신체검사를 한다.
- 출산예정일을 계산한다. 출산예정일은 우선 마지막 생리 날짜를 기준으로 추정하고(260쪽의 표1 '출산예정일표'를 참조하라.), 그 이후 생리주기의 길이나 현재 겪고 있는 임신증상, 자궁경관 및 자궁에서 보이는 변화, 그 밖에 임신부 본인이 짐작하는 임신일(본인의 기초체온 기록표를 참조하거나 배란일 예측기를 사용하는 등의 방법으로 가장 근접한 임신일을 계산할 수 있다.) 등을 근거로 다시 정확한 예정일을 산출한다.
- 전반적인 건강 상태를 확인하기 위해 병력과 산부인과적 경력을 다시 살펴보고 일반적인 신체검사를 실시한다.
- 빈혈이나 B형 간염, 에이즈, 매독, 풍진, 기타 유전병의 소지가 있는지 확인하기 위해 혈액검사를 실시한다.
- 질 내 감염 여부를 진단하기 위해 질 내 균배양 검사를 실시한다.
- 자궁경관에 암세포나 전암세포가 있는지 알아보기 위해 자궁경관 세포진검사를 실시한다.
- 임신 중 체중 증가를 측정하기 위하여 체중을 잰다.

【표1】 출산예정일표

1월	1	2	3	4	5	6	7	8	9	10	11	12	13	14
10월	8	9	10	11	12	13	14	15	16	17	18	19	20	21
2월	1	2	3	4	5	6	7	8	9	10	11	12	13	14
11월	8	9	10	11	12	13	14	15	16	17	18	19	20	21
3월	1	2	3	4	5	6	7	8	9	10	11	12	13	14
12월	6	7	8	9	10	11	12	13	14	15	16	17	18	19
4월	1	2	3	4	5	6	7	8	9	10	11	12	13	14
1월	6	7	8	9	10	11	12	13	14	15	16	17	18	19
5월	1	2	3	4	5	6	7	8	9	10	11	12	13	14
2월	5	6	7	8	9	10	11	12	13	14	15	16	17	18
6월	1	2	3	4	5	6	7	8	9	10	11	12	13	14
3월	8	9	10	11	12	13	14	15	16	17	18	19	20	21
7월	1	2	3	4	5	6	7	8	9	10	11	12	13	14
4월	7	8	9	10	11	12	13	14	15	16	17	18	19	20
8월	1	2	3	4	5	6	7	8	9	10	11	12	13	14
5월	8	9	10	11	12	13	14	15	16	17	18	19	20	21
9월	1	2	3	4	5	6	7	8	9	10	11	12	13	14
6월	8	9	10	11	12	13	14	15	16	17	18	19	20	21
10월	1	2	3	4	5	6	7	8	9	10	11	12	13	14
7월	8	9	10	11	12	13	14	15	16	17	18	19	20	21
11월	1	2	3	4	5	6	7	8	9	10	11	12	13	14
8월	8	9	10	11	12	13	14	15	16	17	18	19	20	21
12월	1	2	3	4	5	6	7	8	9	10	11	12	13	14
9월	7	8	9	10	11	12	13	14	15	16	17	18	19	20

15	16	17	18	19	20	21	22	23	24	25	26	27	28	29	30	31
22	23	24	25	26	27	28	29	30	31	1	2	3	4	5	6	7
15	16	17	18	19	20	21	22	23	24	25	26	27	28			
22	23	24	25	26	27	28	29	30	1	2	3	4	5			
15	16	17	18	19	20	21	22	23	24	25	26	27	28	29	30	31
20	21	22	23	24	25	26	27	28	29	30	31	1	2	3	4	5
15	16	17	18	19	20	21	22	23	24	25	26	27	28	29	30	
20	21	22	23	24	25	26	27	28	29	30	31	1	2	3	4	
15	16	17	18	19	20	21	22	23	24	25	26	27	28	29	30	31
19	20	21	22	23	24	25	26	27	28	1	2	3	4	5	6	7
15	16	17	18	19	20	21	22	23	24	25	26	27	28	29	30	
22	23	24	25	26	27	28	29	30	31	1	2	3	4	5	6	
15	16	17	18	19	20	21	22	23	24	25	26	27	28	29	30	31
21	22	23	24	25	26	27	28	29	30	1	2	3	4	5	6	7
15	16	17	18	19	20	21	22	23	24	25	26	27	28	29	30	31
22	23	24	25	26	27	28	29	30	31	1	2	3	4	5	6	7
15	16	17	18	19	20	21	22	23	24	25	26	27	28	29	30	
22	23	24	25	26	27	28	29	30	1	2	3	4	5	6	7	
15	16	17	18	19	20	21	22	23	24	25	26	27	28	29	30	31
22	23	24	25	26	27	28	29	30	31	1	2	3	4	5	6	7
15	16	17	18	19	20	21	22	23	24	25	26	27	28	29	30	
22	23	24	25	26	27	28	29	30	31	1	2	3	4	5	6	
15	16	17	18	19	20	21	22	23	24	25	26	27	28	29	30	31
21	22	23	24	25	26	27	28	29	30	1	2	3	4	5	6	7

- 혈압을 잰다.

다음 산전진단을 언제로 할 것인지도 잊지 말고 의사에게 물어보자. '일반적으로' 임신 초기에는 4주에 한 번씩 산전진단을 받지만, 만일 본인의 상태를 더 자주 확인하고 싶다면 진찰을 추가로 요구해도 되는지 물어보자. 그렇게 해도 된다는 답이 돌아올 수도 있고 그렇지 않을 수도 있지만, 나중에 궁금한 점이 있을 때 연락을 취할 수 있는지 확인해두는 게 좋다.

임신 중에 챙겨야 할 영양

임신 중 아기를 '키우는' 데 들어가는 추가적인 칼로리는 총 8만 칼로리—혹은 하루에 300칼로리—다. 하지만 임신 중에 섭취하는 음식의 양만큼이나 중요한 것이 바로 무엇을 먹는가 하는 문제다. 당연한 말이겠지만 추가로 필요한 300칼로리를 대충 인스턴트 음식으로 채우기보다는 몸에 좋은 음식으로 보충하는 편이 좋다. 물론 그렇다고 해서 도넛을 절대로 먹으면 안 된다거나, 늘 입에 달고 살던 옥수수칩을 단번에 끊어버려야 한다는 말은 아니다. 비록 임신에 대한 책을 쓴 일부 저자들은 그렇게 주장하기도 하지만, 임신 기간이 반드시 10개월의 금욕생활이 될 필요는 없다.

【표2】 임신 중 몸에 필요한 음식

미국 산부인과의과대학교는 임신부가 날마다 섭취해야 하는 음식의 종류와 양을 아래와 같이 권장하고 있다.

음식군	하루 섭취 횟수	비율
빵, 시리얼, 쌀, 파스타	9회	빵 한 쪽, 한 컵 분량의 인스턴트 시리얼이나 쌀, 파스타, 작은 크래커 5~6개
야채	4회	야채 날것 한 컵, 익힌 야채나 잘게 썬 날 야채 반 컵, 야채주스 4분의 3컵
과일	3회	중간 크기의 사과나 바나나 또는 오렌지 한 개, 잘게 썰거나 익혔거나 통조림으로 된 과일 반 컵, 베리류 한 컵, 과일 주스 2분의 1~4분의 3컵
우유, 요구르트, 치즈	3~4회	우유나 요구르트 한 컵, 자연치즈 1.5온스, 가공치즈 2온스
고기, 가금류 고기, 생선, 말린 콩, 달걀, 견과류	2~3회	익힌 살코기나 생선 2~3온스(손바닥이나 카드 한 장 크기만 함), 말린 콩 익힌 것 2분의 1컵, 달걀 한 개, 땅콩버터 2큰술이나 견과류 3분의 1컵

임신 중 몸에 가장 필요한 영양소 10가지

모든 종류의 영양소가 같은 비중을 갖고 있는 것은 아니다. 적어도 임신 중에는 그러하다. 임신부와 태아의 건강에 특별히 더 중요한 역할을 하는 영양소를 다음 장 표에 소개한다.

【표3】 임신 중 몸에 가장 필요한 영양소 10가지

영양소	들어 있는 음식	몸에서 하는 일
단백질	고기, 달걀, 콩	임신 중에 필요한 혈액을 추가로 만들어낸다. 진통과 분만에 필요한 에너지도 추가로 축적한다. 태아의 세포를 만드는 데 주재료가 된다.
탄수화물	빵, 시리얼, 쌀, 감자, 파스타	임신부와 태아에게 에너지를 제공한다.
칼슘	우유, 치즈, 요구르트, 정어리, 시금치	태아의 뼈와 치아를 튼튼하게 한다.
철분	붉은 고기 살코기, 시금치, 통곡물 빵, 통곡물 시리얼	태아에 산소를 전달해주는 적혈구의 형성을 돕는다. 피로감을 덜어준다.
비타민A	당근, 고구마, 짙은 녹색 야채,	피부를 건강하게 하고 시력을 좋게 하며 뼈를 튼튼하게 하는 데 중요한 역할을 한다.
비타민C	감귤류, 브로콜리, 토마토	치아와 잇몸, 뼈를 건강하게 한다. 몸의 철분 흡수를 돕는다.
비타민 B6	쇠간, 돼지고기, 햄, 바나나, 통곡물 시리얼	적혈구 형성을 돕는다. 몸의 단백질과 지방, 탄수화물 사용을 돕는다.
비타민 B12	간, 고기, 생선, 가금류 고기, 우유	중추신경계를 유지하고 적혈구 형성을 돕는다.
엽산	짙은 녹색 야채, 간, 콩과 식물, 견과류, 짙은 노란색 과일과 야채	몸이 혈액과 단백질을 만들어내는 것을 돕고 특정 효소가 활동하도록 돕는다.
지방	고기, 유제품, 견과류, 땅콩버터, 마가린, 드레싱, 야채 기름	에너지를 제공한다.

출처: 미국 산부인과의과대학교

특별한 식습관을 가진 임신부가 주의할 사항

만일 특별한 식습관을 가지고 있다면, 혹시 임신 중에 고려해야 하는 식사조절 사항이 있는지 영양사를 만나서 상의하는 것이 좋다.

예를 들어 채식주의자이거나, 완전채식주의자일체의 고기와 생선, 달걀, 우유를 먹지 않는 사람을 말한다.─옮긴이, 혹은 단지 고기를 먹지 않는 취향을 가졌다면 비타민B12와 비타민B2, 비타민D, 칼슘, 철분, 아연 등을 충분히 섭취하고 있는지 반드시 확인해야 한다. 이 경우 임신부는 철분이 풍부한 음식(예를 들어 달걀, 생선, 또는 시금치와 같은 야채)을, 비타민C가 풍부하며 철분의 흡수를 돕는 음식(예를 들어 감귤류 과일, 딸기, 토마토)과 함께 섭취함으로써 철분 흡수량을 최대화시켜야 한다. 또한 담당의사에게 비타민B12 보충제를 먹는 것이 좋은지 문의해보고, 헤모글로빈 수치를 정기적으로 측정해 빈혈이 생기지 않았는지 확인해줄 것을 요청하라.

마찬가지로, 만일 유당불내증(우유 속에 들어 있는 당분을 소화시키지 못하는 증상)이 있다면 임신 중 충분한 칼슘 섭취가 어려울 것이므로, 칼슘을 보충하기 위해 특별히 신경을 써야 한다. 우유 성분이 들어 있지 않으면서 칼슘이 많은 음식들(예를 들어 두부, 칼슘 강화 빵이나 주스, 짙은 녹색 야채, 정어리, 연어)을 될 수 있는 대로 많이 섭취하고, 유산균을 비롯한 생균(생균은 체내에서 유당이 소화되는 것을 도울 수 있다.)이 많이 들어 있는 요구르트를 먹는다. 자신의 몸이 적은 양의 유당을 소화시킬 수 있는지 알아보기 위해 시험 삼아 소량의 우유를 마셔본다. 또한 우유만 따로 마시지 말고 식사하는 동안 우유를 마시는 방법도 시도해본다. 이런 식으로 유당불내증을 해결하는 경우도 가끔 있기 때문이다.

영양사는 당신이 겪을 수 있는 영양상의 문제점으로 무엇이 있는지 알려주고, 임신부와 태아가 임신한 동안에 필요한 영양분을 섭취할 수 있는 실제적인 방법을 가르쳐줄 것이다.

임신 중 비타민 보충제의 역할

미국 산부인과의과대학교는 임신 중에 비타민 보충제 섭취를 공식적으로 권장하고 있지는 않지만(엽산은 예외로, 임신 이전부터 섭취할 것을 권장한다.), 대부분의 의사나 조산사들은 임신부가 산모용 종합비타민 보충제를 섭취하라고 권장한다. 음식만으로는 몸이 필요한 철분과 엽산을 충분히 섭취하기가 거의 불가능하기 때문이다.

그렇다고 해서 평소에 먹던 비타민 보충제를 바로 복용해서는 안 된다. 어떤 종류의 비타민 보충제이든 임신 중 섭취해도 안전한 제품인지 확인한 뒤에 복용해야 한다. 믿기 힘들지 모르겠지만, 좋은 것도 너무 많이 먹으면 안 좋은 영향을 미칠 수가 있다. 비타민A 과다 섭취와 특정 종류의 선천적 결손이 관련 있음을 지적한 연구도 나와 있다. 미국 산부인과의과대학교는 임신 중의 비타민A 섭취량을 5000IU비타민 효과 측정용 국제단위다.—옮긴이 이하로 제한하고 있다. 이는 거의 모든 산모용 비타민에 들어 있는 양이지만, 일반 종합비타민에 들어 있는 것보다는 훨씬 적은 수치로 일반 종합비타민 가운데는 임신부 권장량의 최대 다섯 배에 달하는 성분이 함유된 것도 있다. 또한 일부 연구에 따르면 칼슘 섭취량이 많으면 신장 질병이나 신장결석의 병력이 있는 임신부에게는 합병증이 생길 수 있다고 한다.*

우중충한 이야기는 여기까지만 해두자. 비타민에 관련된 새로운 희소식을 하나 살펴보면서 이 이야기를 마무리하자. 영양사들은 아연이 임신부와 태아에게 매우 좋다고 말한다. 버밍엄 앨라배마대학교 University of Alabama의 연구에 따르면 일반 산모용 비타민으로 하루에 아연 25밀리그램을 섭취한 여성은 아연을 먹지 않은 여성보다 더 건강하고 우량한 아기를 낳았다고 한다.

카페인과 인공감미료

카페인과 인공감미료는 그 자체로는 음식이 아니지만, 거의 모든 북미인들의 식사에서 아주 중요한 역할을 차지하는 물질인 것이 사실이다. 이것이 임신부에 어떠한 영향을 미치는지 알아보자.

카페인 임신 중의 카페인 섭취를 둘러싸고 아직 열띤 논쟁이 진행되고 있다. 일부 연구자는 임신 중 카페인이 들어간 음료를 하루에 한두 잔 마시는 것은 문제가 없다고 하는 반면, 다른 연구자는 임신 중에 카페인을 전적으로 삼가야 한다고 주장한다. 많은 여성은 지나친 걱정일지라도 카페인을 조심하는 쪽을 택한다. 임신을 하면 굳이 하나 더 보태지 않아도 이미 걱정거리가 많기 때문이다.

카페인이 유산 및 영아돌연사증후군에 영향을 줄 수 있다는 최근의

* 한때는 임신부의 칼슘 섭취량을 높이면 자간전증의 위험을 줄일 수 있다는 말이 있었지만, 국립아동보건 및 인간발달연구소(National Institute of Child Health and Human Development)의 최근 연구결과에 따르면 칼슘을 추가로 섭취한다고 해서 자간전증의 위험이 낮아지는 것은 전혀 아니라고 한다.

연구결과를 차치하고서라도 임신 중 카페인을 피해야 하는 이유가 몇 가지 더 있다. 카페인은 배뇨작용을 촉진해 임신부의 몸에서 수분과 칼슘을 빼앗아간다. 또한 몸의 철분 흡수를 막으며, 감정의 기복을 심화시키고, 불면증을 유발할 수도 있다. 따라서 낮에 마신 커피 한 잔이 정말로 괜찮은 것일까 뒤척이며 새벽 3시까지 잠 못 이루는 것을 바라는 것이 아니라면, 적어도 당분간은 카페인이라는 단어를 아예 잊어버리자.

인공감미료 임신 중에 인공감미료를 섭취하면 위험할 수 있다는 이야기는 많이 들어보았겠지만, 실제로 인공감미료가 위험하다는 증거는 별로 없다. 현재 시중에 유통되고 있는 인공감미료 세 가지 모두—아스파탐, 사카린, 아시설팜칼륨—는 임신 중에 섭취해도 안전한 것으로 알려져 있다.(단 페닐케톤뇨증이 있는 임신부는 아스파탐이 들어간 음식을 먹어서는 안 된다.) 그러나 증거는 없다 할지라도 임신 중의 인공감미료 섭취량을 일정 정도 제한하는 것이 현명한 선택일 수 있다. 괜한 걱정거리를 하나 더 늘리고 싶지 않다면 말이다.

임신 중의 '체중 증가 계획'

임신 중에 잘 먹는 것이 중요하다는 점은 이미 살펴보아 알 수 있겠지만, 앞으로 10개월 동안 정확히 얼마만큼 살을 찌우는 것이 좋을지는 아마 모를 것이다.

미국 과학아카데미 산하 의학연구소Institute of Medicine of the National

【표4】 임신 중의 체중 증가

임신했을 때 체중	증가시켜야 할 체중
저체중 여성	12.7~18킬로그램
표준체중 여성	11.3~16킬로그램
과체중 여성	6.8~11킬로그램
비만 여성	6.8킬로그램 안팎

출처: 미국 과학아카데미 산하 의학연구소

Academy of Sciences에 따르면 모든 임신부에게 권장할 수 있는 '정형화된' 임신부 체중 같은 것은 없다고 한다. 다만 아기를 가졌을 때 저체중이었던 여성은 과체중이었던 여성보다 충분히 살을 찌울 필요가 있다고 한다.

물론 다태임신을 한 경우는 〔표4〕의 권장량보다 살을 더 많이 찌워야 한다. 실제로 《쌍둥이, 세쌍둥이, 네쌍둥이를 임신했을 때 *When You're Expecting Twins, Triplets, or Quads*》(Harper Perennial, 1999)라는 책의 저자 바버라 루크와 타마라 에벌린은 쌍둥이를 임신한 여성은 18~22.6킬로그램을, 세쌍둥이를 임신한 여성은 22.6~27.2킬로그램을, 네쌍둥이를 임신한 여성은 29.4~36.2킬로그램을 찌울 것을 권장한다.*

임신 중에 찌운 살은 어떻게 될까? 미국 산부인과의과대학교에 따르면 임신 중 증가한 체중 13.5킬로그램은 다음과 같이 쓰인다고 한다.

* 다태임신의 경우 모든 의사가 위 수치에 동의하는 것은 아니다. 일부는 임신부가 몇 킬로그램을 찌우느냐에 지나치게 신경 쓰기보다는 적절한 영양분을 섭취하는 것이 더 중요하다고 보기도 한다.

태아: 3.4킬로그램

가슴: 0.9킬로그램

모체 비축 지방과 단백질 및 기타 영양분: 3.1킬로그램

태반: 0.7킬로그램

자궁: 0.9킬로그램

양수: 0.9킬로그램

혈액: 1.8킬로그램

체액: 1.8킬로그램

살을 너무 많이 찌우거나 너무 적게 찌우지 않는 것이 중요한 이유

입으로 들어가는 음식 하나하나의 칼로리를 확인하는 수고를 하고 싶지는 않겠지만, 건강한 수준에서 체중 증가를 확인하는 것은 좋은 일이다. 이유는 다음과 같다.

- 체중을 너무 많이 늘리면 요통, 고혈압, 당뇨와 같은 임신 관련 합병증이 생길 수 있다. 또한 댈러스에 있는 듀크대학교의학센터 Duke University Medical Center의 연구에 따르면, 제왕절개수술의 가능성이 더 높아진다고 한다.
- 체중을 너무 적게 늘리면 저체중아를 낳을 위험이 높아진다.

그러나 전체적인 체중 증가의 정도가 중요한 만큼 체중이 느는 시점 또한 중요하다. 임신 제1삼분기 때에 11킬로그램을 한꺼번에 찌우고

나머지 6개월 동안 더 살이 찌지 않으려고 애쓰는 것보다는, 임신 기간 전체에 걸쳐 천천히 지속적으로 살을 찌우는 것이 좋다. 미국 산부인과 의과대학교는 임신 제1삼분기에 1.4~2.3킬로그램을, 그 이후 제2삼분기와 제3삼분기에는 한 주에 약 0.45~0.9킬로그램씩 찌워나가는 것이 좋다고 권장한다.

임신 중의 체중에 대한 이야기를 마무리하기 전에 하나 더 짚고 넘어가자. 미국 산부인과의과대학교가 추천한 체중 증가 계획을 그대로 따라갈 수 있는 여성은 아마 없다고 해도 과언이 아닐 것이다. 임신 초기에는 전혀 살이 찌지 않다가 나중에 그만큼이 다 찌는 경우도 있고, 아무리 음식을 먹어도 전혀 살이 찌지 않는 경우도 있을 것이다. 살이 얼마나 찌는지, 혹은 찌지 않는지에 대해 너무 집착하지 말자. 그것보다는 몸이 임신 상태를 유지하기 위해 필요한 충분한 영양분을 섭취하고 있는지에 중점을 두는 것이 좋다.

산전운동

임신 결과에 대한 반응이 양성으로 나왔다고 해서 하던 운동을 그만둘 필요는 없다. 거의 모든 임신부들은 가벼운 운동을 할 수 있다. 사실 임신 중에 움직임이 적은 임신부보다는 꾸준히 몸을 움직이는 임신부가 임신과 출산의 과정을 더욱 수월하게 지나간다.

물론 임신 중에 운동을 자제해야 하는 경우도 간혹 있다. 다음과 같은 경우라면 담당의사나 조산사가 아예 운동을 삼가거나, 운동 강도를 줄이라는 조언을 할 것이다.

- 저체중일 경우
- 임신성 고혈압 진단을 받은 경우, 혹은 전부터 심장병이나 당뇨와 같은 질병을 앓고 있을 경우
- 임신 제2삼분기 및 제3삼분기에 지속적인 출혈을 하는 경우
- 현재 또는 이전 임신에서 조기양막파열이나 조기진통을 겪은 경우
- 태아가 정상적인 속도로 자라고 있지 않은 경우
- 자궁경관이 약한 경우
- 임신 제2삼분기에 유산한 적이 있는 경우
- 다태임신인 경우

임신 중에 가벼운 운동을 지속할 경우 좋은 점

임신 중에 꾸준히 몸을 움직여줄 경우 좋은 점이 많이 있다. 우선 에너지 수치가 올라간다. 체중이 늘어나되 상한선을 넘지 않도록 해주며, 더 편안하고 긍정적인 마음 상태를 유지하는 데도 도움이 된다.(현재의 임신을 아무리 좋게 표현해도 '스트레스 많은 시간'이라고밖에 말할 수 없는 여성에게는 엄청난 장점이 아닐 수 없다.) 혈당수치가 더욱 안정적으로 유지되며(이는 임신성 당뇨가 생길 가능성을 낮춘다.), 밤에는 숙면을 취하게 해준다. 요통이나 다리 경련통, 변비를 줄여주고, 앞으로 다가올 진통을 대비할 수 있으며, 출산한 뒤 몸이 회복하는 데 걸리는 시간을 줄여준다.

지금 당장 산전운동 프로그램에 등록하고 싶은 마음이 생기는가? 하

지만 운동하러 나서기 전에 몇 가지 더 알아두어야 할 점이 있다.

- 임신부에게 모든 종류의 운동이 다 좋은 것은 아니다. 쪼그려 앉기, 골반 기울이기 운동 혹은 골반 흔들기 운동, 복부 운동, 골반저근골반을 받치는 근육—옮긴이 운동과 같이 임신부에게 가장 중요한 네 가지 운동은 안전하지만, 무릎 굽혔다 펴기, 윗몸일으키기, 누워서 두 다리 들어올리기, 다리를 쭉 펴서 손끝 발끝 닿기처럼 다칠 염려가 있는 운동은 반드시 피하도록 한다.

  만약 좌골신경통(통증이 엉덩이에서 시작하여 바깥쪽 허벅지를 거쳐 종아리까지 퍼져 내려가는 증상)을 앓고 있다면 달리기나 고강도 에어로빅 같은 체중부하운동은 피해야 한다. 이러한 운동은 관절에 부담을 더해 통증을 악화시킬 수 있기 때문이다.

- 임신 4개월이 지나면 등을 바닥에 대고 누워서 하는 운동은 적합하지 않다. 이러한 자세로 운동을 하면 현기증이 나거나 구토감을 느낄 수 있다.(태내 아기의 무게로 하대정맥—횡경막 이하 하반신에서 오는 정맥혈을 우심방으로 흘러들어가게 하는 정맥—이 눌려 피가 도는 게 방해를 받으면 어지러움을 느낄 수 있다.)

- 운동은 격렬하게 하기보다는 가볍게 하는 것이 좋다. 미국 산부인과의과대학교는 격렬한 운동은 한 번에 15~30분을 넘기지 말 것을 권장한다. 또한 계획을 짤 때 운동 시작 전에는 5분 동안 워밍업을, 끝난 후에는 마무리 운동을 반드시 넣도록 한다.

  만약 운동기구에서 측정하는 심장박동수가 높게 나타나도 걱정할 필요는 없다. 과거에 미국 산부인과의과대학교는 임신부의 심장박동수가 140을 넘지 않는 것이 좋다고 권고했지만, 더 최근의 연구결과에 따라 그 권고를 철회했다. 따라서 과도한 운동은 금물이지만, 몸을 충분히 운동시켜주는 것은 나쁠 것 없다.

- 기운이 소진될 때까지 운동하는 일은 없도록 한다. 또한 하혈을 하거나 자궁수축이 느껴질 경우, 혹은 양막이 파열되었을 경우 즉시 운동을 멈춰야 한다.

- 늘 조심한다. 임신부는 그렇지 않은 여성보다 운동 중 다칠 확률이 더 높다. 배가 불러옴에 따라 몸의 중심을 잡기가 더 어려워지기 때문이기도 하고(휘청거리거나 넘어지게 된다.), 프로게스테론 수치가 높아지면서 체내 결합조직이 느슨해져 근육이나 인대가 과도하게 늘어날 경우 쉽게 다칠 수 있기 때문이다. 운동할 때 반동을 이용하여 몸을 튀기거나 급작스럽게 움직이는 동작을 피하며, 관절을 과도하게 구부리거나 늘리는 것도 피하도록 한다. 이러한 동작은 모두 부상을 입기 쉽다.

- 운동할 때 체온이 너무 높아지거나 수분이 심하게 부족해지면 위험하다는 것을 명심하라. 수분 부족은 조기진통의 원인이 될 수 있으며, 신체의 중심체온이 너무 높을 경우(섭씨 38도 이상) 자라는 태아에게 나쁜 영향을 줄 수 있다. 따라서 날씨가 덥고 습하거나 몸에 열이 있는 날은 운동을 쉬는 편이 더 낫다.

- 임신 중의 운동은 '빨리 몸짱 되기'와 같은 것을 목표로 하지 않는다. 하룻밤 만에 몰라보게 건강해지려고 애쓰기보다는, 현재의 건강 수준을 유지하는 데 초점을 맞추어야 한다.

임신 중의 약물복용

미국 보건복지부에 따르면 미국 여성은 임신 중 평균 네 종류의 처방 및 비처방 의약품을 복용한다. 전부터 앓고 있던 질병(천식 등) 때문에 먹는 의약품, 임신 중 생길 수 있는 감염에 대한 항생제(요로감염 치료제 등), 임신성 합병증(고혈압 등)을 치료하기 위한 의약품, 일상적인 통증을 완화하기 위한 비처방 의약품(두통약 등)이 그것이다.

임신 중에 복용해도 되는 안전한 것도 있지만 태아에게 위험할 수 있는 약품도 있다. 약품은 아기의 성장 단계나 약의 효능, 복용량 등에 따라 모체의 생화학 상태를 바꾸어놓을 수 있다.(이는 태아에게도 간접적으로 영향을 준다.) 또한 태반의 기능을 떨어뜨려 아기에게 산소와 영양이 공급되는 것을 방해할 수 있으며, 다양한 선천적 결손을 유발하거나 태아에게 중독을 일으킬 수 있다.

특정 처방약이나 비처방약을 임신 중에 복용해도 안전한지가 궁금하다면 미국식품의약청FDA이 제시한 안전한 처방약 및 비처방약 목록을 참고하라. 또한 이 책의 웹사이트(www.having-a-baby.com/tryingagain.htm)에 여러 약품이 태아에게 미칠 수 있는 영향에 대해 자세하게 기술해놓았으니 방문해보자.*

---

* 보건복지부가 운영하는 임신·출산·육아 포털사이트인 '아가사랑(www.aga-love.org)'을 방문하면, 알림마당의 자료실에서 '임부금기 의약품 공고' 등 태아에게 영향을 끼치는 약품에 관한 정보를 얻을 수 있다.—옮긴이

다른 종류의 위험

물론 임신 중에 피해야 할 위험 물질로는 약품 외에도 여러 가지가 있다. 자라나는 태아에게 해로울 수 있는 물질로 또 어떤 것이 있는지 살펴보자.

- 흡연 임신 중 흡연이 유산과 사산, 조산, 저체중, 영아돌연사증후군 등 심각한 결과를 낳을 수 있다는 수많은 연구결과가 발표되었음에도, 1995년 임신 중에 흡연을 하는 여성이 전체 미국 여성의 14퍼센트에 달했다. 전에 겪은 임신상실 등을 감안할 때 아마도 이 책의 독자라면 임신 중에 담배를 피우는 일은 없겠지만, 명심해야 할 것이 있다. 임신부 본인만 흡연하지 않는다고 태아가 담배 연기를 맡지 않는 것은 아니다. 만일 남편이 아직 담배를 끊지 않았다면 이번 임신을 기회로 담배를 끊게 할 이유가 충분하다.
- 알코올 과거에는 임신 중에 가끔 술을 마시는 것이 태아에게 나쁜 영향을 주지 않는다고 알려져 있었다. 하지만 지금은 대부분의 사람들이 그러한 '생활의 지혜'를 다시 생각하고 있다. 임신 중에 섭취해도 좋은 알코올의 양이 어느 정도인지를 밝힌 연구결과는 나와 있지 않지만, 임신 중에는 술을 마시지 않는 것이 가장 바람직하다.
- 방사선 복부 엑스레이나 컴퓨터 엑스선 단층촬영CAT, 그 밖에 방사선 염료를 이용하는 진찰 과정은 임신 중에 피해야 한다. 다른 종류의(즉 복부 이외의 신체 부위에) 엑스선 촬영을 해야 한다면 적절한

방사선 차단장치를 반드시 사용한다.

- 독성 물질 태아의 몸은 어른의 몸만큼 독성 물질을 제대로 걸러내지 못한다. 독성 물질이 아기의 체내에 남아 있는 기간은 어른의 경우보다 더 길다. 따라서 냄새가 강한 세제(염소나 암모니아가 들어간 제품)나 페인트, 솔벤트, 잔디 관리용 제초제 및 여타 약효가 강한 화학약품은 임신 중에 반드시 피해야 한다.

- 전염병 임신 중에 일반적인 코감기 정도는 앓을 수 있지만, 그보다 심각한 질병에는 걸리는 일이 없도록 조심해야 한다. 2장 '유산에 대한 진실', 3장 '사산에 대한 진실', 4장 '영아사망에 대한 진실'에서 살펴보았다시피 성병과 같은 특정 전염병이나 고열 등은 자라나는 태아에게 매우 위험할 수 있다. 그 밖에 임신 중에 피해야 할 전염병이 어떤 것이 있는지 278쪽의 〔표5〕 '전염병의 종류 및 태아에게 미치는 영향'에 자세히 소개해놓았다.

임신 중의 성생활

한 번 아기를 잃은 적이 있는 부부의 상당수가 임신 중에 성생활을 계속하면 유산될 확률이 높아지거나, 조기진통 및 여타 산부인과적인 응급상황이 발생할 가능성이 높아지지 않을까 걱정한다.

일반적으로 임신 중의 성생활은 안전하다고 여겨지지만, 몇 가지 예외적인 경우가 있다. 만일 아래에 해당될 경우 의사나 조산사는 성생활 및 유두 자극(이는 자궁을 수축시킨다.), 경우에 따라 오르가슴을 느끼는 일

【표5】 전염병의 종류 및 태아에 미치는 영향 [*]

전염병의 종류	태아에 미치는 영향
수두, 대상포진 (수두 및 대상포진 바이러스에 면역이 되어 있지 않은 임신부 중 10~15퍼센트가 앓게 된다.)	조산, 피부발진, 신경계 기형, 안구 기형, 골격 기형, 위장 및 비뇨생식기계 이상, 사지 기형, 저체중아, 뇌수막염, 유산, 사산
사이토메갈로바이러스 (3장 '사산에 대한 진실'을 참조하라.)	유산, 정신지체, 정신운동성지체, 발달이상, 점진적 청각소실, 호흡기계 질환, 황달, 자궁 내 발육지연, 성장부전, 안구감염
리스테리아병	유산, 사산, 조기진통, 신생아기의 심각한 질병
홍역	조산, 태아사망
볼거리	성인형 당뇨(40세 이후 발병—옮긴이)의 위험을 높임
풍진	심각한 선천적 결손, 태아사망
톡소플라스마증 (임신 후반기보다 전반기인 1~5개월에 더욱 위험하다.)	뇌수종, 안구 질환, 정신운동성지체, 경기, 소안구증, 대뇌석회화(뇌 안에 칼슘이 쌓이는 것)

체의 행위를 삼가라고 조언할 것이다.

- 재발성유산의 전력이 있는 경우
- 전에 조기진통을 겪은 적이 있거나 이번에 조기진통을 겪을 징후

[*] 다른 전염병에 대해서는 3장 '사산에 대한 진실'을 참고하라

가 보이는 경우

- 전치태반이나 태반조기박리를 겪은 적이 있는 경우
- 다태임신인 경우
- 임신부나 남편에게 성병이 있으며 이를 치료받지 않은 경우
- 양막이 파열된 경우

간혹 의사에게 안전하다는 진단을 받았는데도 성생활을 자제하는 부부도 있다. 임신상실을 겪은 뒤 다시 임신한 어떤 여성은 임신 첫 2~3개월간 성관계를 한 이후에 점상출혈이 나타나자 불안해하며 병원을 찾았다. 의사는 그와 같은 점상출혈은 전혀 해가 없으며, 성관계를 할 때 남편의 성기가 자궁경관에 부딪혀서 생긴 것일 뿐이라고 안심시켜주었지만, 그 여성은 불필요하게 불안에 시달리기보다는 성관계를 삼가는 쪽을 택했다. 이 부부는 임신 제2삼분기를 지나고 성관계에도 출혈이 있지 않을 만큼 자궁경관이 탄탄해지자 다시 성생활을 시작할 수 있었다.

만일 부부가 임신 중에 성관계를 삼가기로 합의했다면, 의사소통의 통로를 늘 열어놓는 데 많은 노력을 기울여야 한다. 대부분의 부부 사이에서 매우 중요한 역할을 하는 성생활을 갑자기 포기해야 할 경우 부부에게는 상당한 스트레스가 될 수 있다. 많은 부부들은 서로 관계를 즐겁게 유지하며 다시 성관계를 가져도 안전하다는 진단을 받았을 때까지 어떻게 시간을 보낼지 재미 삼아 계획을 세워보는 것도 나쁘지 않다고 조언한다.

임신 중의 직장생활

임신 중에 일을 하는 것은 대체로 안전하다고 여겨지지만, 아래와 같은 경우 의사는 직종을 바꾸거나 직장을 옮기거나 아예 일을 그만둘 것을 권고할 수 있다.

- 신체적으로 체력 소모가 너무 많은 일을 하고 있을 경우
- 하는 일 중에 수근관증후군(반복사용 긴장성 증후군)의 발병률을 높일 수 있는 반복적인 작업이 많은 경우. 이 증후군은 임신한 여성에게서 특히 잘 나타난다.
- 하는 일 중에 몸을 구부리는 동작, 계단이나 사다리를 오르내리는 일, 무거운 물건을 드는 일이 많은 경우
- 전염병, 화학물질 및 독성 물질에 노출되는 일인 경우
- 하루에 3시간 이상 서 있어야 하는 경우
- 작업환경이 매우 덥거나 춥거나 시끄러운 경우
- 장시간 일하거나 교대근무를 해야 하는 경우

만일 일을 계속하기로 결정한 경우라면 근무시간 동안 가장 안전하고 건강한 환경을 유지하기 위해 최선을 다하도록 하자. 몇 가지 조언을 소개한다.

- 발을 얼마만큼 쓰는지 시간을 확인한다. 한 번에 3시간 이상 서 있으면 태아에게로 가는 혈액의 흐름에 영향을 주어 태아가 공급

받는 산소와 영양분의 양이 줄어들 수 있다. 장시간 서 있어야 하는 직업이라면 한 번에 3시간 이상 서 있는 일을 피하고, 하루 중에 짧은 휴식시간을 서너 번 갖도록 작업일과를 짜며, 이따금씩 자리에 앉아 발을 의자 위에 올려놓고 쉬도록 한다.

- 자리에서 일어나 움직인다. 움직임 없이 한자리에 3시간 이상 앉아 있으면 다리와 발에 부종이 생겨 아기에게 공급되는 혈류량이 줄어들 수 있으며, 근육좌상이나 목과 어깨 부위 결림이 생길 수 있다. 앉아 있는 동안 허리 뒤에 쿠션을 대거나, 발받침을 두어 이따금씩 발의 위치를 바꾸어주거나, 규칙적으로 자리에서 일어나 돌아다니며 몸을 움직이는 방법 등을 활용한다.

- 무거운 물건을 드는 일은 다른 사람에게 부탁한다. 무거운 물건을 들거나 옮기면 요추좌상이나 자궁탈출증 등 여러 가지 임신성 합병증을 겪을 확률이 높아진다. 임신 중에는 임신하지 않았을 때 물건을 들던 만큼 힘을 쓰지 않는 것이 좋으며, 체력 소모가 그보다 적은 것이 좋다.*

- 기회가 날 때마다 발을 위로 올려놓는다. 서류 서랍을 열어 그 위에 발을 올려놓거나 의자 위에 발을 올려놓으면 허리로 가는 부담을 일부 줄일 수 있다.

- 옷은 멋을 내기보다는 편안하게 입어라. 멋지게 차려입을 수 있는 기회는 아기를 무사히 만나고 난 이후에도 충분히 많다. 지금은 편

* 무거운 물건을 들어야 한다면 반드시 무릎을 꿇고 쪼그리고 앉아 척추를 곧게 세운다. 또한 반복적이며 규칙적으로 무거운 물건을 드는 일을 한다면 힘을 덜 쓰는 다른 일로 대체하는 방법을 찾아본다.

안함만 생각하자. 헐렁하고 편안한 옷을 입어라. 또한 덥다고 느낄 때 한두 벌 벗을 수 있도록 옷을 겹쳐 입어라.

- 발을 위한 최선의 선택을 하라. 당분간 하이힐은 신발장 가장 깊숙한 곳에 넣어두자. 굽 낮은 신발을 신는다면 사무실을 분주히 돌아다녀도 발목을 삐거나 넘어지는 일은 거의 없을 것이다.
- 충분히 먹고 충분히 마시며 즐거운 시간을 갖는다. 사무실에서 일이 아무리 정신없이 돌아가더라도 점심을 거르는 일은 없어야 한다. 몸에 수분이 떨어지지 않도록 책상 위에 물 한 잔을 늘 놓아두는 것도 잊지 않아야 하겠다. 매일 처리해야 할 스트레스의 양을 최소화해보자. 잊지 말자. 임신은 그 자체로 평소보다 훨씬 더 큰 스트레스를 일으키는 원인이 된다. 그렇지 않아도 높은 스트레스 수치를 직장 일로 더욱 크게 올리는 일은 없도록 하자.
- 필요한 만큼 쉬어라. 점심시간에 여유가 허락된다면 깊이 낮잠을 잔다. 하루 일과가 끝나고 집에 돌아오면 잠시 동안 소파에 누워 긴장을 풀어주는 시간을 반드시 갖는다.
- 임신 중 업무적인 이유로 한 번이라도 시내에 나갈 일이 있으면 의사에게 산전진단 기록 사본을 꼭 받아두자. 그러면 예기치 않게 가까운 병원 응급실에 들러야 할 일이 생겼을 때 해당 의사에게 임신부와 태아에게 필요한 처방을 더욱 쉽게 받을 수 있다.

지금까지 가장 건강한 상태로 태아를 만날 수 있는 방법에 대해 이야기해보았다. 이제는 또 다른 중요한 주제, 즉 산전검사에 대해 알아보자.

11 장

산전검사에 대하여

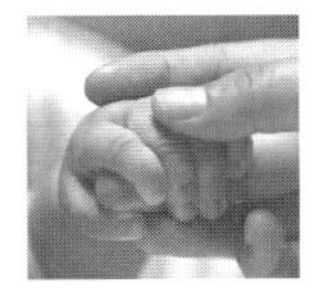지난 30년 동안 분명 산전검사 분야에서는 눈부신 발전이 있었다. 오늘날 의사들은 자궁 안에 있는 태아의 질병이나 선천적 기형을 상당 부분 진단할 수 있다.

그러나 많은 부모가 경험으로 알게 되듯이 이러한 진단이 대가없이 얻어지는 건 아니다. 때로는 한 번의 산전검사에서 알게 된 사실로 뜻하지 않은 여러 검사를 잇따라 받아야만 하는 경우도 발생한다. 산전검사라는 회전목마에 올라타기로 결심하기 전에는 전혀 받을 생각이 없던 검사를 말이다.

이 장에서는 산전검사라는 복잡한 주제에 대해 살펴본다. 우선은 산전검사의 장단점을 비롯해 산전검사를 받게 될 가능성이 큰 경우와 그렇지 않은 경우에 대해 알아볼 것이다. 그 다음은 현재 행하고 있는 다양한 산전검사로 어떤 것이 있는지, 각 검사는 어떤 절차로 진행되며, 그 검사가 어떤 사실을 알려줄 수 있는지 등을 집중적으로 살펴볼 것이다. 마지막으로는 산전검사에서 가장 어려운 부분, 즉 검사 결과에 따라 임신종결 여부를 결정해야 하는 경우 많은 부부가 겪는 심적 고통에 대해 살펴보겠다.

산전검사, 받을 것인가 말 것인가?

아기의 죽음을 경험한 부모로서는 차후임신의 어느 시점이 되면 고민해야 하는 문제가 있다. 바로 산전검사를 받을지 그 여부를 결정하는 것이다. 어떤 부모는 새로 성공한 임신에서 될 수 있는 대로 많은 정보를 입수해 마음의 안정을 얻고 싶어하는 반면, 어떤 부모는 그렇지 않아도 이미 충분히 스트레스가 많은 임신 과정에 불필요한 스트레스를 더하고 싶지 않아 한다.

산전검사의 장점

산점검사를 통해 아기가 태어나기 전에 어떤 문제가 있는지 알 수 있다. 산전검사는 다음과 같은 역할을 한다.

- 출산 이전 아기에게 문제가 있을 경우 치료가 가능하다.(예를 들어 Rh 부적합증을 보이는 태아에게 수혈을 통해 문제를 해결해줄 수 있다.)
- 출산할 때 적합한 선택을 할 수 있다.(예를 들어 태아에게 척추갈림증이 있을 경우 자연분만 할 때 생길 수 있는 출생 관련 부상을 최소화하기 위해 제왕절개를 계획할 수 있다. 혹은 아기가 치명적인 선천적 결손을 가지고 태어날 것이며 태어난 뒤에도 최대 2~3시간밖에 살 수 없음을 미리 안다면 태아긴박증으로 응급 제왕절개수술을 하는 일을 막을 수 있다.)
- 특별한 준비가 필요한 아기의 경우 적절한 대비책을 마련할 수 있으며(예를 들어 최첨단 신생아 보호시설이 있는 병원에서 분만한다거나, 태아가 정신지체아일 경우 정신지체아를 키우는 것에 대해 부모가 마음의 준비를 할 수 있다.), 사산된 아기를 낳을 준비를 할 수 있다.
- 임신을 종결하기로 결정할 수 있다.

산전검사의 단점

- 산점검사를 통해 모든 질병을 미리 알 수 있는 것은 아니다. 10개월 뒤 건강한 아기를 낳을 수 있다고 확신시켜줄 수 있는 검사는 아직 없다.

- 산전검사가 100퍼센트 정확한 것은 아니다. 가장 복잡한 진단검사라 할지라도 미세한 오류 가능성이 있으며, 선별검사의 경우는 허위 양성 결과를 보이는 확률이 매우 높은 것으로 유명하다.(진단검사와 선별검사에 대해서는 뒤에서 깊이 있게 다룰 것이다.)

- 진단검사는 "내 아기가 병에 걸렸습니까?"라는 질문에 답해줄 수 있을 뿐, "그 병이 얼마나 심각합니까?"에 대한 대답을 주지는 못한다. 하지만 병의 경중에 대해 알지 못한다면 부모로서 아기가 태어나서 어떠한 삶을 살게 될지 판단하는 것이 어려울 수 있다.

- 일단 산전검사라는 회전목마에 올라타면 내리기가 매우 어렵다. 예를 들어 임신부의 몸에 그리 큰 영향을 주지 않는 산전 선별검사(단순한 혈액검사인 알파태아단백질검사〔기형아 검사로, 줄여서 AFP 검사라고도 한다.—옮긴이〕 등)에서 양성반응(비정상)이 나왔다면, 그것보다 몸에 훨씬 더 큰 영향을 주는 진단검사(양수검사가 이에 해당한다. 이는 바늘을 양막낭에 삽입해 양수를 소량 채취하는 검사로 유산을 유발할 위험이 있다.)를 받을지 고려해야 한다. 결국 하지 않아도 될 고민에 빠지는 수가 있다.

결정하기

캐릴은 배 속의 아기가 신장 양쪽이 다 없어, 태어난 이후에도 살 수 없으리라는 것을 알고 임신 21주 만에 임신을 종결하기로 결정했다. 그리고 이후 세 번에 걸친 임신에서 각각 산전검사를 받았다. "의사는 알파태아단백질검사를 받으라고 권했어요. 첫 번째 임신에서는 받지 않은 검사였지요. 받았더라면 우리 아기가 치명적인 선천적 결손이 있다는 것을 더 일찍 알 수 있었을 거예요. 21주가 될 때까지도 아기에게 그런 문제가 있다는 걸 전혀 몰랐기 때문에 나는 신체적으로 훨씬 더 힘들었어요."

첫아기를 임신 38주에 사산한 칼라도 그 다음 임신에서는 될 수 있는 대로 많은 정보를 알고 싶어했다. "이번에 가진 아기에게서는 갑자기 놀라운 사실을 알게 되는 일이 없기를 바랐어요. 아기의 성별까지 포함해서요. 임신에 대해 어느 정도는 통제력이 있어야겠더군요. 아는 것은 힘이지요. 많이 알수록 좋아요."

줄리도 첫아기를 사산으로 잃고 다시 임신이 되었을 때 같은 생각이었다. "분만하는 날 놀라는 일이 없기를 바랐어요. 만일 아기에게 결손이 있다면 미리 알고 싶었어요."

반면 아기의 죽음이라는 아픔을 겪고 다시 아기를 가진 모든 여성이 줄리와 같은 생각인 것은 아니다. 현재 건강하게 지내는 첫째와 둘째 사이에 유산을 세 번 경험한 신시아는 산전검사를 사양했다. 여러 가지 불필요한 검사를 함으로써 그렇지 않아도 높은 스트레스 수치를 더 높이고 싶지 않았기 때문이다. "가끔은 너무 많이 알고 있는 게 무서울

때가 있어요. 첫 임신의 경험은 내게 영원토록 소중히 간직될 거예요. 정말로 축복받은 시간이었지요. 그때 나는 앞으로 일어날 여러 복잡한 상황이나 문제에 대해 전혀 알지 못하는, 아무것도 모르는 순진한 예비 엄마였거든요. 처음 임신한 10개월은 정말로 멋진 시간이었지요. 다시는 그런 경험을 할 수 없을 거예요."

신시아는 또한 검사를 통해 아기에게 문제가 있다는 것을 알았다 하더라도 임신을 종결할 수 있을 것 같지 않았다. "남편은 내가 검사를 미리 받기를 바랐어요. 심한 이상이나 질병이 있는 아기를 키울 수는 없다는 입장이었거든요. 대화는 금방 끝났어요. 내가 처음부터 말을 했지요. 만일의 상황이 발생하면 누구나 그에 맞게 잘 대처하게 되어 있다고요. 그리고 가장 중요한 것은 그 모든 일을 내가 겪게 된다는 것이었어요. 나는 내 배 속에 있는 아기를 죽일 수 없어요. 그 아이도 어쨌든 우리 아이니까요."

건강한 아이 둘을 두었으며 네 번 유산한 적이 있는 젠은 마지막 임신에서 산전검사를 받지 않기로 결정했다. 의사가 그녀의 결정을 반신반의했는데도 말이다. "융모성 성선자극호르몬 수치를 측정하는 혈액검사를 빼고는 그 어떤 산전검사도 받지 않겠다고 했어요. 임신 3개월쯤 되었을 때 나는 이미 부분 전치태반으로 침상안정 ^{바깥출입을 삼가고 병원이나 집에 누워 안정을 취하는 것—옮긴이}을 취하고 있었고, 출혈도 몇 번 한 상태였죠. 내 스트레스는 이미 상당히 높았어요. 양성이든 음성이든 결과가 사실이 아닐 수도 있는 검사를 받느라고 부담을 느끼고 불안해할 것을 생각하니 도저히 안 되겠다 싶었지요. 그렇지 않은가요? 의사는 이런 내 결정을 별로 탐탁하게 여기지 않았어요. 알파태아단백질검사를 안 받았다고 계속 눈치를 주는 것 같았지요. 마치 검사를 해서 결과를 알고 싶은 것은 내가 아니라 그 의사였던 것 같아요. 나는 그 검사 결과가 별로 궁금하지 않았거든요."

로라는 둘째 아이가 태어난 지 8일 만에 개심술을 받다가 죽었는데, 그 이후의 임신에서 알파태아단백질검사를 받지 않기로 했다. 로라와 남편은 자신들이 알파태아단백질검사에서 나쁜 결과가 나올 경우 양수검사를 받을 준비가 되어 있지 않다는 것을 알고 있었기 때문이다. "우리 부부가 양수검사를 원하지 않는다는 것은 아주 확실했어요. 그래서 알파태아단백질검사를 받지 않는 쪽을 택했지요. 그 검사를 받고 좋은 결과가 나온다고 해도 특별하게 안심이 되는 것도 없을 테고, 나쁜 결과가 나오면 양수검사를 받지 않고서는 마음이 편치 않을 거 아녜요. 우리 부부는 분명 그 검사를 받고 싶은 마음이 없었어요. 지금까지 경험으로 나는 어떤 산전검사가 스트레스를 더할 것인지 줄여줄 것인지를 생각해보고 그 검사를 받을지 여부를 판단해요. 양수검사처럼 감수해야 할 위험이 큰 검사라면 내가 그 위험을 감수할 마음이 있는지, 그리고 위험을 감수하고 검사를 받아야 할 만큼 그 검사가 유익한지를 곰곰이 따져보지요. 그리고 검사 결과에 따라 어떤 행동을 취할 것인지에 대해서도 생각해요. 검사 자체만으로는 아무런 위험이 없는 알파태아단백질검사의 경우 좋은 결과가 나와 스트레스가 줄어드는지, 또 나쁜 결과가 나왔을 때는 스트레스를 얼마나 더 받게 되는지에 대해 생각하지요. 물론 원치 않는 추가 검사를 하지 않으면 안 되는 상황인지도 따져보고요."

낸시는 산전검사를 받지 않기로 했다. 왜냐하면 우선 첫아기의 사인이 되었던 대사성질환을 감지해낼 수 있는 산전검사는 없다는 것을 알고 있었고, 또한 산전검사가 태아에게 위험을 줄 수도 있는데 그 점을 감수하고 검사를 받을 만한 마음의 준비가 되어 있지 않았기 때문이다. "우리 부부는 문제가 있을 '만일의 경우'를 대비한다는 이유로 별도의 위험을 감수할 만큼 마음이 안정되어 있지 않았어요. 태아에 아무런 이상이 없는데, 만일 그 검사 때문에 유산하는 경우가 생긴다면, 도저히 참을 수 없을 것 같았거든요."

첫아기가 심각한 자궁 내 발육지연으로 죽은 로리는 산전검사를 받을지 말지 고민하는 부부에게 조심스러운 조언을 남겼다. "산전검사는 회전목마와 같아요. 일단 발을 들여놓으면 멈추거나 빠져나오기가 힘들죠. 정보를 많이 모으고, 지금 고려하고 있는 것이 자신과 태아에게 최선의 선택일지 신중하게 생각해보세요. 검사를 받기로 했다면 만일 본인이 원하지 않은 결과가 나올 경우 어떻게 하고 싶은지, 혹은 어떻게는 하고 싶지 않은지도 잘 생각해보세요. 검사가 100퍼센트 정확한 것은 아니며, 특정 부분에 대해서만 정보를 주는 것이라는 사실을 명심하세요. 그 어떤 검사도 태아가 100퍼센트 건강하다는 것을 보장해주지는 못합니다."

나는 산전검사를 받는 게 좋을까?

자신에게 산전검사가 필요할지 궁금하다면 아래의 지침을 통해 도움을 받을 수 있다. 그리고 이 물음에는 옳은 답도 틀린 답도 없다는 점을 명심하자. 무엇이 옳은 선택인지를 결정할 수 있는 것은 오직 임신부 본인과 배우자뿐이다.

산전검사를 받는 것이 좋은 경우 산전검사는 일반적으로 다음과 같은 경우에 권장된다. 유전병의 가족력이 있거나 자신이 특정 질병의 보인자임을 알고 있는 경우, 임신 중에 풍진이나 톡소플라스마증과 같은 심각한 감염에 노출된 적이 있는 경우, 선천적 결손을 일으키는 것으로 알려진 물질에 노출된 적이 있는 경우, 한 번 이상 임신상실을 경험했거나 선천적 결손이 있는 아기를 낳은 적이 있는 경우, 태아에게 감지 가능한 기형이 있는지 확실하게 알고 싶은 경우.

산전검사를 받지 않는 것이 좋은 경우 일반적으로 다음과 같은 경우에는 산전검사를 받지 않는 것이 좋다. 특정 산전검사의 정확도에 회의적인 경우(이 점에 대해서는 이 장 뒷부분에서 자세히 살펴보자.), 검사를 받는 것이 불안을 덜어주지 못하고 더 높일 것 같은 경우, 그 어떤 상황에도 임신종결은 원치 않는 경우, 검사 과정에 대한 두려움이나 의도치 않게 유산될 가능성에 대한 걱정, 그 밖에 어떤 식으로든 건강하고 정상적인 아기에게 해를 끼치지 않을까 특정 종류의(예를 들어 양수검사) 산전검사를 꺼리는 경우.

아직 가라앉지 않은 나이 논쟁 임신부의 나이를 두고 의견이 분분하지만, 나이 자체는 산전검사를 꼭 해야 할 이유가 되지 않는다. 출산 연령이 높을수록 염색체이상이 있는 아기를 낳을 위험이 높은 것은 사실이지만(103쪽의 표5 '다운증후군을 비롯해 기타 염색체이상이 있는 아기를 낳을 위험'을 참조하라.), 이와 같은 위험도는 급작스럽게 높아지는 것이 아니라 서서히 높아지는 것이다.

일부 의사는 검사한 결과 유산이 유발될 위험이, 선천적 결손이 있는 아기를 낳을 위험보다 적을 경우—통계적으로 볼 때, 대개 35세 이상의 여성들은 선천적 결손이 있는 아기를 낳을 위험이 높다.—에만 산전검사를 하는 것이 옳다고 주장하며, 그것을 입증하려고 노력하고 있다. 그러나 이러한 원칙을 일률적으로 적용하기는 어려운 점이 있다. 같은 나이대의 여성이라고 해서 심한 선천적 결손, 경우에 따라서는 치명적인 선천적 결손이 있는 아기를 낳는 것에 모두 똑같은 입장을 보이는 것은 아니기 때문이다.

예를 들어 심각한 선천적 결손이 있는 아기를 낳아 기를 준비가 되어 있지 않은 21세의 여성이라면, 비록 염색체이상이 있는 아기를 낳을 위험(526건 중 한 건)이 양수검사를 할 때 발생할 수 있는 유산의 위험(250회 중 한 건)의 절반밖에 되지 않는다 하더라도, 기꺼이 양수검사를 하는 쪽을 택할 수 있다. 한편 유산을 여러 번 경험한 40세의 여성은, 양수검사에 따르는 복잡한 절차로 발생할 수도 있는 유산의 위험(250분의 1)을 결코 감수하고자 하지 않을 것이다. 비록 염색체이상이 있는 아기를 낳을 가능성(66분의 1)이 그보다 크게 높다 하더라도 말이다.

지금까지 살펴보았듯이 산전검사에 관한 한 '모두에게 들어맞는 정답'은 없다. 임신부 본인과 배우자만이 산전검사의 장단점을 잘 따져 그것이 자신에게 적합한지 아닌지 결정할 수 있을 뿐이다. 요점은 이렇다. 의료진이나 다른 사람에게 압력을 받아, 단지 35세라는 '위험한'

나이를 넘었다는 이유만으로 본인은 특별히 원하지도 않는 검사를 받는 일은 없도록 하자.

산전검사의 두 종류

산전검사에는 기본적으로 두 가지 종류가 있다. 하나는 선별검사고, 다른 하나는 진단검사다. 검사 여부를 결정할 때 충분히 알고 결정하려면 두 검사의 차이점을 잘 알아야 한다.

선별검사

선별검사는 태아에게 심각하거나 치명적인 문제가 있을 확률이 평균 이상인지 가려내기 위해 다수의 임신부에게 실시하는 검사다. 곧 질병이 있는지를 알려주는 검사가 아니라(이는 진단검사의 몫이다.), 단순히 태아에게 문제가 있을 '수도' 있다는 가능성을 알려주는 검사다.

선별검사는 양성반응 오류 비율(검사 결과 태아에게 특정 질병의 위험이 있는 것으로 나왔지만, 실제로 아기에게 아무런 질병이 없는 경우)이 높아 지적을 받기도 한다. 이 점에 대해서는 선별검사를 받을 때 다음과 같은 점을 염두에 두면 도움이 될 것이다. 즉 질병을 감지해내는 비율을 최대화하는 것과 허위 양성반응이 나올 확률을 최소화하는 것 사이에서 절충점을 찾는 것이다. 허위 양성반응이 나오지 않도록 검사의 기준을 너무 엄격하게 잡으면 허위 음성반응(즉 문제가 있는데 감지하지 못하는 경우)이 높게 나올 수 있다.

진단검사

진단검사는 태아에게 하나 또는 그 이상의 특정 문제가 있는지 여부를 알아내는 검사다. 안타깝게도 자라나는 태아에게 있을 수 있는 모든 문제를 감지해낼 진단검사는 존재하지 않는다. 지금과 같이 의료기술이 최첨단으로 발달한 시대에 믿기지 않는 이야기일지도 모르지만, 가능한 진단검사를 모두 실시한다 해도 출산 전에 감지하지 못하는 질병이 많은 것이 현실이다.

구체적인 산전검사

선별검사와 진단검사의 차이점을 알아보았으니 이제 구체적으로 어떤 산전검사가 있는지 알아보자. 먼저 가장 많이 실시되는 산전검사 네 가지인 알파태아단백질검사, 초음파검사, 양수검사, 융모막 융모생검법에 대해 살펴보자. 그 다음에는 덜 알려진 검사인 경피적 태아제대혈채취PUBS와 경복벽 소구경침 배태아경 검사에 대해 알아보자.

알파태아단백질AFP 검사(삼중 또는 사중선별검사라고도 함)

검사 유형 선별검사
검사 시기 임신 15~18주 사이
검사 방법 임신부의 팔에서 혈액 샘플을 채취하여 성분을 분석한다.

임신부 혈액 내의 알파태아단백질(태아의 간에서 생기는 물질) 수치가 높으면 태아에게 신경관결손이 있을 수 있음을 뜻한다. 반면 수치가 낮으면 태아에게 다운증후군이 있을 가능성이 있다. 이 검사는 융모성 성선자극호르몬과 비포함성 에스트리올(임신부의 태반에서 만들어지는 여성 호르몬의 일종) 검사와 함께 실시되는 일이 많은데, 이 경우에는 삼중선별검사라고 하거나, 간단히 모체혈청선별검사MSS라고도 한다. 또한 인히빈A inhibin-A 검사와 함께 실시할 경우 사중선별검사라고 한다.(인히빈A는 난소와 태반에서 만들어지는 화학물질로, 이 검사를 알파태아단백질검사, 에스트리올 검사, 융모성 성선자극호르몬 선별검사와 함께 실시할 경우 다운증후군의 위험을 더욱 정확하게 짚어낼 수 있다.)

결과가 나오기까지 걸리는 시간 2~7일

검사로 알 수 있는 것 이 검사를 통해 태아에게 다운증후군이나 신경관결손의 가능성이 있는지 알 수 있다. 선천적 결손이 전혀 감지되지 않지만 알파태아단백질 수치가 높은 임신부는 조기진통이나 자궁 내 발육지연, 사산의 위험이 높기 때문에, 임신 제3삼분기 동안 특별히 정밀한 감시를 받아야 한다.

정확도 코네티컷대학교University of Conneticut의 연구에 따르면 35세 이하 여성의 경우, 알파태아단백질검사를 통해 개방성 신경관결손을 82.1퍼센트, 다운증후군을 73.7퍼센트 정도 감지해낼 수 있으며, 그 밖에 여러 문제도 짚어낼 수 있다. 하지만 양성반응 오류 비율이 95퍼센트에 달한다. 다시 말해 이 검사에서 양성 결과를 받은 임신부 20명 중 한 명만이 실제로 질병이 있는 태아를 임신하고 있다는 뜻이다.*

위험요소 알파태아단백질검사는 태아에게 직접적인 위험을 주지는 않지만, 허위 양성 검사결과가 나왔을 경우, 몸에 더 큰 영향을 주어 유산의 위험을 높이는 산전검사(양수검사 등)를 공연히 받게 된다는 단점이 있다. 알파태아단백질검사에서 양성반응이 나온 임신부가 통상적으로 밟는 다음 단계는 초음파검사로, 특정 질병의 징후가 있는지 확인하거나 다태임신 여부(다태임신의 경우 알파태아단백질 수치가 높게 나온다.)를 알 수 있다.

초음파검사(소노그램sonogram이라고도 함)

검사유형 선별검사나 진단검사

검사시기 초음파검사는 임신 중 어느 단계에서나 실시할 수 있다. 초기에는 태아의 심장박동을 확인하는 데 쓰이고, 후기에는 태아의 기형 여부를 알아내거나 태아의 성장 정도를 확인하는 데 쓰인다. 전혀 위험요소가 없는 건강한 임신의 경우에도, 태아기형이나 자궁 내 발육지연, 다태임신, 전치태반 여부를 가려내기 위해, 혹은 출산예정일을 정확히 알기 위해 이 검사를 여러 차례 실시하기도 한다.

검사방법 태아에게 고주파음파를 쏘아 그것이 반사되어 나타나는 상을 컴퓨터 화면으로 본다. 탐촉자를 배에 대는 방법과 질 내에 삽입하는

* 알파태아단백질검사는 35세 이하의 여성 중에서도, 태아에게 다운증후군이나 신경관결손의 위험이 있는지 여부를 알고 싶지만, 양수검사를 비롯해 몸에 충격을 더 많이 주는 검사는 받을 생각이 없는 여성에게 적합한 검사다. 이 검사는 35세를 넘은 여성에게는 충분한 정보를 줄 수 없다. 이 검사에서 좋은 결과가 나왔다고 해서 양수검사나 융모막 융모생검법을 받지 않아도 된다고 안심할 수는 없기 때문이다.

두 가지 방법이 있다.(탐촉자를 질 내에 삽입하는 방법은 임신 초기에 더 많이 쓰인다. 복부를 통해서는 태아의 심장박동을 감지하기가 어렵기 때문이다.) 임신 20주 이전, 복부 초음파검사를 받는 여성은 검사를 할 때 방광이 꽉 차 있는 것이 도움이 되므로 검사 전에 물 1리터를 마시는 경우도 있다.(방광이 꽉 차 있으면 자궁이 골반강 밖으로 밀려나오므로 검사장비에 자궁 전체가 잡히기 때문이다.)

결과가 나오기까지 걸리는 시간 초음파검사는 바로 검사 결과를 알 수 있다. 만약 초음파 기술자가 검사를 실시할 경우에는 의사가 검사 결과를 보기까지 기다려야 한다.

검사로 알 수 있는 것 초음파검사를 통해서는 출산예정일, 자궁 내 피임장치 여부, 다태임신 여부를 알 수 있으며, 태아의 성장과 발육을 관찰할 수 있다. 또한 특정 종류의 태아기형을 감지할 수 있다. 양수검사와 융모막 융모생검법을 실시할 때 초음파검사로 태아와 탯줄, 태반의 위치를 알 수 있다. 양수의 양이 어느 정도인지 알 수 있으며, 비정상적인 출혈이 있을 경우 원인을 알아낼 수 있다. 태반과 자궁경관의 건강 상태를 알 수 있으며, 유산이나 자궁외임신, 포상기태, 태아의 사망 여부를 나타내는 징후가 있는지 알 수 있다. 태아의 성별을 알 수 있으며, 태아의 크기와 위치, 태반의 위치 및 경우에 따라 제왕절개수술이 필요한지를 알 수 있다. 또한 임신이 정상적으로 진행되고 있음을 임신부에게 확인시켜줄 수 있다.

정확도 숙련된 전문 기술자가 적절한 장비로 검사할 경우 정확한 정보를 얻을 수 있다. 정확도는 화면으로 보이는 이상이 어떤 종류의 것인지에 따라 달라진다.

위험요소 초음파검사는 특별한 위험요소가 없는 것으로 알려져 있지만, 그래도 아직은 비교적 새로운 기술에 속한다.

양수검사

검사유형 진단검사

검사시기 대개 임신 15주에 검사하지만, 일부의 경우 12~14주 사이(이 경우는 조기 양수검사라고 한다.)에 검사하기도 한다.

검사방법 미세한 바늘을 임신부의 복부를 통해 양막 안으로 집어넣는다. 분석에 필요한 소량의(30밀리리터 이하) 양수를 채취한다. 양막의 위치를 짚어내고, 태아와 태반에 상처를 입힐 수 있는 위험을 줄이기 위해 초음파를 이용한다.*

결과가 나오기까지 걸리는 시간 10~14일

검사로 알 수 있는 것 양수검사로는 염색체이상이나 신경관결손, 특정 유전병 및 골격이상, 태아감염, 중추신경계 질병, 혈액질환, 특정 화학 물질의 이상 및 결핍 여부를 알아낼 수 있다. 태아의 성별을 알아내는 데도 쓰이며(태아의 성별은 부부가 혈우병과 같은 성별에 관련된 질병의 보인자일 경우 중요한 정보다.), 태아의 폐 성숙도를 알 수 있고(임신부가 조기진통을 겪을 위험이 있거나 조산을 수반하는 임신 관련 합병증을 앓고 있을 경우 중요한 정보다.), **양수 내 빌리루빈** 쓸개즙 색소를 이루는 등황색 물질—옮긴이 **수치를 알 수 있다.**(이를 통해 Rh 부적합증이 있는 태아에게 태어나기 전에 수혈이 필요한지 그 여부를 알 수 있다.)

정확도 정확도는 무엇을 알기 위한 검사였는지에 따라 다르지만, 대체

---

* 검사할 때 국소마취를 할 수도 있고 하지 않을 수도 있다.

로 높다.

위험요소 양수검사를 받은 여성 가운데 약 200~500명 중 한 명이 이 검사로 유산하거나 조기진통을 겪는다. 조기 양수검사를 받은 이들은 임신 제2삼분기에 검사를 받은 여성보다 유산의 위험이 높다. 드문 경우지만 이 검사로 태아나 태반, 탯줄이 손상을 입는 경우도 있다.

융모막 융모생검법

검사유형 진단검사
검사시기 임신 10~12주 사이에 실시한다.
검사방법 카테터를 복부나 자궁경관으로 삽입하여 융모조직(태반의 전신인 조직)을 채취한다.
결과가 나오기까지 걸리는 시간 2~3일에서 2~3주 사이
검사로 알 수 있는 것 태아에게 다운증후군, 겸상적혈구빈혈증, 지중해성빈혈, 낭포성섬유증, 혈우병, 헌팅턴병, 근이영양증 등이 있는지 알 수 있다. 이 검사는 양수검사와 달리 신경관결손을 감지하지는 못한다.
정확도 이 검사는 채취 조직이 모체 세포로 오염되었을 가능성이 있기 때문에 양수검사만큼 정확하지는 않다.
위험요소 이 검사는 조기 양수검사보다는 덜 위험하지만, 통상적인 양수검사보다는 위험이 더 크다. 이 검사에 따르는 유산의 가능성은 약 1퍼센트 정도다. 이 검사를 받은 여성 가운데 약 30퍼센트가 출혈을 경험한다. 몇 년 전, 임신 중에 이 검사를 받는 것이 태아의 사지축소기형을 유발하는 원인이 된다는 의견이 제기되었지만, 그러한 연관성은 아

직 증명되지 않았다.

경피적 태아제대혈 채취PUBS

검사유형 진단검사

검사시기 임신 16주 이후에 실시한다.

검사방법 양수검사를 할 때 쓰는 바늘을 임신부의 복벽을 통해 탯줄 속으로 삽입(탯줄과 태반이 만나는 지점), 태아의 혈액 샘플을 채취한다. 검사하는 동안 초음파를 사용한다. 태아의 혈액 샘플을 분석해 혈액질환과 감염 여부를 알 수 있다.*

결과가 나오기까지 걸리는 시간 행해지는 검사의 유형에 따라 달라진다. 태아빈혈 여부를 알기 위한 검사라면 비교적 짧은 시간 안에 결과를 알 수 있지만, 배양이 필요한 검사(예를 들어 특정 종류의 감염 여부를 알기 위한 검사)는 결과를 알기까지 시간이 더 오래 걸린다.

검사로 알 수 있는 것 Rh 부적합증, 혈액질환, 감염, 염색체이상 등을 알 수 있다.

정확도 매우 정확하다.

위험요소 이 검사에 따른 합병증으로 약 50~100명 중 한 명의 태아가 사망한다.

* 이는 대개 드물게 행해지는 검사로, 융모막 융모생검법으로 얻은 유전자 결과를 더 분명히 알기 위해 추가적으로 태아 세포가 요구되는 경우나 태아 빈혈이 의심되는 경우에 한에서만 실시된다.

경복벽 소구경침 배태아경검사

검사유형 진단검사

검사시기 임신 10주 이후에 실시한다.

검사방법 초미세 내시경을 임신부의 복부를 통과시켜 자궁 안으로 삽입한다.

결과가 나오기까지 걸리는 시간 눈으로 확인할 수 있는 결과는 바로 알 수 있지만, 조직검사 결과를 받아보려면 2~3일이 걸린다.

검사로 알 수 있는 것 이 검사로 태아 및 태반, 양수를 관찰할 수 있으며, 탯줄의 혈액 샘플뿐 아니라 태아조직이나 태반조직을 소량 채취하는 데도 쓰일 수 있다. 이전 임신에서 다른 종류의 산전검사를 받았지만 태아의 이상을 감지해내지 못했던 경우 대개 이 검사를 받는다.

정확도 확인하고자 하는 부위가 시야에 잘 잡혔을 경우 매우 정확하다.

위험요소 유산할 가능성이 3~5퍼센트 정도다.

검사 결과가 안 좋다면 어떻게 해야 할까?

산전검사를 받는 모든 부부는 만일 검사 결과가 나쁘게 나오면 어떻게 할 것인지에 대해 생각해야만 한다. 아기에게 어떠한 이상이 있든 상관없이 임신을 만기까지 유지하기로 결정하는 부부도 있고, 또 될 수 있는 대로 일찍 임신을 종결시키는 것이 좋겠다는 어렵고 가슴 아픈 결정을 하는 부부도 있다.

마음 아픈 결과로 임신을 지속할 것인지 그 여부를 결정해야만 하는 상황이라면 다음과 같은 점을 고려해보자.

- 심각한 장애가 있는 아기를 키울 준비가 되었는가? 혹은 아기가 사산되거나 태어나자마자 죽을 경우에 준비가 되어 있는가?
- 아기가 무사히 태어났을 경우, 아기는 신체적으로나 정서적으로 어느 정도의 고통을 받게 되는가? 아이의 장애는 치료 가능한가? 여러 가지 치료를 실시할 경우 성공률은 얼마인가? 그러한 치료를 받은 후에 아기는 어떠한 삶을 살게 될 것인가?
- 아기가 태어났을 경우 부모와 함께 집에서 살 수 있는가, 아니면 병원에서 지내야만 하는가?
- 심각한 장애아를 키우는 정서적 · 경제적 고충을 견딜 만큼 부부 관계가 안정적인가?
- 그 어떤 경우에도 인공 임신중절에 반대하는가, 혹은 특정 상황의 인공 임신중절에만 반대하는가? 인공 임신중절에 대해 배우자도 의견이 같은가?
- 아기에게 심각한 장애, 또는 치명적인 선천적 결손이 있다는 것을 알게 된 뒤 임신을 만기까지 지속하는 것에 대해 어떻게 느끼는가? 남은 임신 기간을 소중히 여기며 이후의 일은 자연의 순리에 맡길 수 있겠는가, 아니면 견딜 수 없이 고통스러운가?
- 무사히 태어난 아기가 힘들고 고통스러운 치료를 받아야 할지도 모른다는 사실이 걱정스러운가?

이러한 물음에 간단히 대답할 수 있는 방법은 없다. 옳은 결정을 내렸는지 확신할 수 없어 불안하다면 《텅 빈 요람, 아픈 마음》의 저자 데버러 데이비스 박사의 조언에 귀 기울여보자. "(결정을 내릴 시간이) 2분이 있든 2년이 있든, 어떤 결정을 내려도 감정적인 혼란은 따라올 수밖에 없다는 것을 잊지 말자. 어느 쪽을 택해도 가슴 아플 수밖에 없는 어려운 선택을 해야 하는 상황인 것이다."

가브리엘라는 배 속의 아들 에단이 출생하고 길어야 2~3시간밖에 살 수 없는 심각한 선천적 결손을 갖고 있다는 것을 알고, 첫 번째였던 임신을 종결하기로 결정했다. 그녀는 그것이 너무도 고통스러웠음을 인정하지만, 자신과 남편은 그 결정에 마음이 편안하다고 말했다. "우리 아기의 뇌가 두개골 밖으로 나왔다는 것을 알면서도 달이 찰 때까지 아기를 배고 있을 수는 없었어요. 부풀어 오른 배 속에 생명이 있어야 마땅한데, 그 반대의 것이 들어 있다니요. 우리 부부는 바로 결정을 내렸어요. 물론 그래도 어렵고 힘들더군요. 하지만 조금도 후회하지 않아요. 배 속의 아기를 보고, 또 아기의 문제가 얼마나 심각한지 알고 나니 그 아기가 결코 우리의 바람대로 뛰고, 놀고, 학교에 가는 건강한 삶을 살 수는 없으리라는 것을 잘 알 수 있었으니까요."

캐런과 그녀의 남편 역시 배 속의 아기가 다운증후군을 앓고 있다는 사실을 알고 임신을 종결하기로 했다. "힘든 결정이었죠. 하지만 남편과 나는 우리가 아기를 사랑하기 때문에 그런 결정을 내린 것이지, 아기가 싫어서 그런 것이 아니라는 점을 잊지 않으려고 해요. 그 누구라도 내리기 어려운 결정이었음에는 틀림없지만, 우리 부부에게는 옳은 결정이었어요."

12장

임신 중에 격정스러운 점들

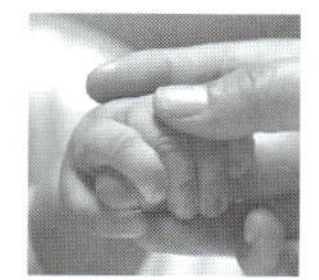어떤 여성은 임신한 날부터 아기가 태어나기까지 뭔가 잘못될 수 있다는 생각은 전혀 할 필요 없다는 듯 순탄하게 10개월을 보내는 행운을 누린다. 그러나 안타깝게도, 한 번 아기의 죽음을 경험한 여성은 이런 마음의 여유를 더는 누릴 수 없다. 그들은 임신이 늘 건강한 아기의 탄생으로 이어지지는 않는다는 것, 그리고 태어난 뒤에도 아기가 죽을 수 있으며 실제로 그러한 일이 일어난다는 사실을 아픈 경험을 통해 알고 있다.

이 장에서는 유산이나 사산, 영아사망 등을 경험한 부부가 가장 흔하게 갖는 임신에 대한 걱정에 대해 살펴보겠다.(고위험임신에 관련된 걱정거리는 13장 '고위험임신에 대처하기'에서 자세히 다룰 것이다.)

임신 제1삼분기에 하는 걱정

임신검사기가 양성반응을 보이자마자 당신은 벌써 걱정을 시작했을 것이다. 임신부를 밤새 뒤척이게 할 걱정 몇 가지를 아래 소개한다.

이 아기 역시 죽게 될까요?

다시 아기의 죽음을 경험할지도 모른다는 생각은 떠올리기조차 싫겠지만, 이번에도 아기와 작별하게 되면 어쩌나 하는 걱정이 드는 것은 지극히 당연하다.

첫아기를 사산으로 잃은 지니는 다시 임신이 되었을 때 또 안 좋은 일이 일어날 수도 있다는 두려움에 일부러 냉정해지려고 애썼다. "가끔씩 걱정거리가 떠오를 때면 최악의 상황을 받아들일 마음의 준비를 했어요. 이번 임신에서도 또 아기를 잃는다면 어떻게 대처해야 할지 머릿속으로 그려보았지요. 그리고 너무 기뻐하지 않으려고도 노력했어요. 별로 기뻐하지 않는다면 만에 하나 아기를 잃게 되었을 때 아무래도 대처해나가기가 더 쉬울 거라는 생각이 들었거든요."

안타깝게도 새로 가지게 된 아기도 잃을 수 있다는 두려움은 마침내 건강한 아기를 품 안에 안아보기 전까지는 해결할 방법이 없다. 다만 그 두려움을 털어놓을 만한 사람, 즉 남편이나 믿을 만한 친구, 임신상실 지지모임의 회원, 상담가, 의사나 조산사 등이 있다면 남은 시간을 보내기가 조금 더 수월할 것이다. 그러한 두려움을 누구에게 말하는지는 크게 중요하지 않다. 걱정하는 당신의 마음을 '모든 게 다 잘 될 것'이라는 식으로 너무 쉽게 안심시키려 하지 않고 진지하게 들어주는 사람이라면 누구든 괜찮다.

아기가 건강할까요?

아기가 무사히 살아서 태어날 수 있을까 하는 걱정과 더불어 많은 부모가 마음 쓰는 것이 바로 아기의 건강이다. 쌍태아간 수혈증후군으로 딸 로빈을 잃었던 마이클도 이것이 가장 큰 걱정이었다. "(주디가 그 이후로 임신이 되었을 때마다) 아기에게 아무 이상이 없을까 하는 걱정을 한시도 떨쳐낼 수 없었어요. 자꾸 이런 걱정을 하는 것이, 혹시 실제로 아기에게 어떤 이상이 있어 마음이 스스로 그것을 준비하는 건가 하는 생각도 들었지요. 이런 생각이 일종의 징크스가 될 것 같아 불안하면서도 어떻게 할 수가 없더군요. 정말이지 건강하지 못한 습관이었지요.”

다시 말하지만, 이는 소아과 의사가 아기에게 아무 이상이 없다는 건강 진단서를 써주기 전까지는 떨쳐버릴 수 없는 걱정거리다. 그러나 정말로 걱정이 된다면 그런 심정을 병원에 말해 아기에게 큰 이상이 없다는 것을 확인해줄 검사(초음파검사 등)를 받을 수 있다.

입덧이 태아에게 해롭지는 않을까요?

계속해서 화장실로 달려가기를 수없이 반복하다보면 ‘내가 이렇게 심하게 입덧을 하는데 아기에게 필요한 영양분이 제대로 전달되고 있는 것일까?’ 하는 걱정이 들 수 있다.

만일 배 속의 아기가 임신부가 하루 섭취하는 음식에만 의존한다면 그것이야말로 걱정할 일일 것이다. 그러나 안심하라. 아기는 당신의 몸이 ‘기아’와 같은 상태가 될 것에 대비해 저장해놓은 모든 영양성분에서 영양을 취한다. 그래서 여성의 몸이 남성의 몸보다 더 많은 지방을 저장해두도록 만들어진 것이다. 이것이 바로, 기아나 입덧 그 어떤 종류의 일시적인 음식 공급이 중단되더라도 임신에 지장을 주지 않도록 안전하게 몸을 설계한 자연의 법칙이다.

속이 너무 안 좋을 때는 임신에 무슨 문제가 생긴 게 아닌가 하는 생각도 할 수 있지만, 사실은 정반대다. 연구결과에 따르면, 입덧을 너무 적게 하거나 아예 안 하는 여성은 입덧을 많이 하는 여성보다 유산할 확률이 두세 배 높은 것으로 드러났다.

　입덧에 가장 좋은 해결책은 시간이 지나가도록 내버려두는 것이지만, 그래도 입덧을 하는 동안 메스꺼움을 최소화할 수 있는 요령을 몇 가지 소개한다.

- 아침에 침대에서 나오기 전에 뭔가를 먹어라. 위가 비었을 때 입덧이 훨씬 더 심하다.
- 크래커를 주머니에 넣고 다니거나 사무실 책상 위에 두고 수시로 먹어 위가 너무 비는 일이 없도록 하자.
- 몸에 좋은 음식이라도 지금 입에 당기지 않는다면 억지로 먹으려고 하지 말자. 억지로 방울다다기양배추 몇 잎을 먹다가 화장실로 뛰어가는 것보다는 단지 크래커만으로 허기를 채우는 게 더 낫다.
- 속이 메스꺼워지는 음식은 피한다. 기본적으로 튀긴 음식, 기름진 음식, 지방이 많은 음식, 먹으면 장에 가스가 잘 차는 음식 등은 속을 메스껍게 한다. 이런 음식 보다는 소화가 잘 되는 음식을 고르는 것이 좋다.
- 자신이 먹는 음식의 양을 잘 살핀다. 한 번에 너무 많이 먹거나 너무 적게 먹는 것은 속을 메스껍게할 뿐이다.
- 껌을 씹거나 딱딱한 사탕을 입에 물고 있어도 도움이 된다. 위를 안정시킨다.
- 레몬을 조각으로 썰어 입에 물고 있거나 냄새를 맡는다.(입덧에 이 방법이 특히 효과가 좋았다고 하는 여성이 많다.)
- 담배 연기나 기타 강한 냄새를 피하라.
- 허리띠를 하지 말고 꽉 조이는 옷을 피하라.

• 동네 임신용품점에서 구입할 수 있는 입덧 방지용 지압밴드를 하는 것도 좋다. 경혈점을 지속적으로 눌러주어 메스꺼움을 조절해 주고, 입덧의 강도를 줄이는 데 도움을 준다.

물론 입덧을 전혀 걱정할 필요가 없다는 뜻은 아니다. 매우 드문 경우지만 임신부 300명 가운데 한 명이 임신오조증을 겪는데, 이는 입덧 증상이 너무 심해 전해질 균형이 깨지는 것을 말한다. 임신오조증 때문에 심한 구역질(24시간 이상 음식물이나 물을 전혀 섭취하지 못하는 증상)을 비롯해, 소변 횟수가 줄고(이는 탈수증상 때문이다.), 입이 마르며, 눈이 뻑뻑하고 피부가 건조해지는 증상이 나타날 수 있다. 극도의 피로감을 느끼고 몸이 매우 약해져 정신을 잃을 수도 있고, 정신혼란이 오기도 한다. 이 증상은 보통 정맥 내 수액주사와 메스꺼움 방지 약물로 치료한다.

다행히도 거의 모든 여성에게 입덧은, 정말 심각한 건강 문제에 비하면 차라리 성가신 불편함에 가깝다.

생리통이 느껴지는데, 유산이 되었다는 뜻일까요?

임신한 뒤 첫 생리주기가 돌아왔을 때 (생리혈이 나오지는 않으면서) 생리통이 느껴지는 것은 드문 일이 아니다. 이와 같은 복부통증은 임신 초기 호르몬 변화 때문에 일어난다. 생리통이 심한 출혈(유산을 나타내는 유력한 징후)과 동반되지만 않는다면, 혹은 날카로운 통증이 복부 한쪽에서만 느껴지는 것(자궁외임신의 유력한 징후)이 아니라면 크게 걱정할 것은 없다.

점상출혈이 일어났는데, 유산하게 될까요?

임신 중에 질을 통한 출혈이 나타나면 그 정도가 가벼운 것이든 심각한 것이든 크게 위험하다는 표시가 아닐까 걱정하게 된다. 그러나 대체적으로 가벼운 점상출혈(자궁경부에서 피가 나거나 자궁조직이 벗겨지면서 일어나는 아주 가벼운 출혈)은 통증을 동반하는 심한 출혈이 아니라면 그다지 걱정할 일이 아니다. 하지만 임신 중에 출혈을 경험하게 되면 정도가 어떠하든 의사나 조산사에게 알리는 것이 좋다. 병원에서는 혈액검사나 경우에 따라 초음파검사 등을 실시해 이상이 있는지 확인해줄 것이다.

임신 초기에는 여러 가지 이유로 점상출혈이 일어날 수 있다. 우선 임신한 지 7일 후, 수정란이 자궁벽에서 떨어져나갈 때 출혈이 일어날 수 있고(이를 '착상출혈'이라고 한다.), 호르몬 변화로 특히 약해져 있는 자궁경관이 성관계 중이나 내진 때 충격을 받아 출혈이 일어날 수도 있다.

질 출혈은 만에 하나 유산의 표시가 될 수도 있으므로 가능하면 빨리 의사에게 이런 사실을 알리는 것이 좋지만, 이상 유무의 정확한 결과를 받아보기 전까지는 크게 걱정할 필요가 없다. 많은 경우 가벼운 점상출혈은 전혀 해롭지 않기 때문이다.

임신증상이 없어졌는데, 계류유산이 아닐까요?

몇 주간 아침마다 현기증에 시달리며 화장실로 달려가고, 유방동통이 너무 심해 가슴에 손을 댈 때마다 가슴을 움츠려야만 했는데, 갑자기 입덧이나 유방동통이 없어져버렸다면 임신부는 기뻐하기보다는 겁

아래와 같은 증상을 하나 이상 겪는다면 곧바로 의사나 조산사를 부르자.

- 심한 질 출혈이 있을 때, 핏덩어리가 나왔을 때, 자궁조직이 질을 통해 배출됐을 때
- 경미한 질 출혈이 하루 이상 지속될·때
- 정도에 상관없이 질 출혈에 통증, 열, 오한이 동반될 때
- 극심한 복부 및 어깨 통증
- 심하거나 지속적인 두통(특히 어지러움, 기절, 눈이 침침해지는 증상과 같이 나타날 때)
- 탈수증상
- 38도 이상의 고열
- 소변을 볼 때 통증이 느껴질 때
- 질에서 묽은 분비물이 나올 때
- 얼굴과 손, 발 등이 갑자기 부을 때
- 조기진통 증상이 나타날 때(이 증상에 대해서는 321쪽 '조기진통의 징후들'을 참조하라.)
- 임신 24주 후 태아의 움직임이 현저하게 줄어들었을 때

을 먹게 된다. 임신증상이 갑자기 없어졌다는 것은 계류유산(태아가 배 속에서 죽었지만 그 즉시 자궁 밖으로 빠져나오지 않은 상태)이 되었다는 뜻이 아닐까 걱정하게 된다.

하지만 임신증상이 없어졌으니 유산된 것이라고 단정 짓는 대신, 임신 몇 주째에 접어들었는지를 계산해보자. 임신 초기에 겪었던 입덧이나 유방동통이 임신 제2삼분기에 접어들면서 사라지는 것은 지극히 정

상이기 때문이다.

질 분비물이 달라졌는데, 질염일까요?

세균성질염과 조기진통은 깊은 관련이 있으므로 질염에 감염되지 않았는지 늘 확인하는 것은 중요하지만, 임신 중의 호르몬 변화가 여성의 질 분비물에도 영향을 미친다는 것을 명심하도록 하자. 임신 중에 대하(냄새가 없는 흰색 점액질 질 분비물)의 양이 많아지는 것은 지극히 정상이다. 하지만 질 분비물이 푸르스름한 노란색이거나, 안 좋은 냄새가 나거나, 너무 묽어졌다면 의심해보아야 한다. 이러한 분비물은 치료받아야 할 질염에 감염되었다는 뜻일 수 있으며, 혹은 양막이 너무 일찍 파열되었다는 뜻일 수도 있다.*

오늘 계단에서 넘어졌는데, 아기가 괜찮을까요?

임신 중에 넘어졌거나 가벼운 자동차 접촉사고가 났다면 덜컥 걱정부터 되겠지만, 대부분 이 정도의 경미한 충격은 아기에게 아무런 해도 입히지 않는다. 여성의 몸은 배 속의 아기를 보호할 수 있도록 정교하게 만들어졌기 때문이다. 자궁은 벽이 두껍고 강력한 근육으로 만들어져 있어 안에 들어 있는 아기를 안전하게 지켜주며, 또한 자궁 안에 있는 아기는 다시 양수 안에 떠다니므로 충격으로부터 한 번 더 보호를

* 양수검사를 받은 뒤 질 분비물이 늘어났다면 어떤 종류의 변화이든 의사에게 알려야 한다.

받는다. 뿐만 아니라 (임신 제1삼분기의) 자궁은 두꺼운 골반으로부터 보호받기도 한다. 물이 가득 담긴 병 안에서 떠다니는 달걀을, 단지 그 병을 흔들기만 한다고 해서 깨뜨릴 수 있을지 상상해보라. 당신의 자궁이 요새처럼 튼튼하게 아기를 보호한다는 사실을 믿을 수 있을 것이다.

하지만 신체적 충격이 태아에게 해로운 영향을 주는 경우도 있다. 대체로 임신 24주 후에 넘어지거나 접촉사고가 일어났다면 정도가 어떠하든 의사나 조산사에게 알리는 것이 좋으며, 그로 인해 통증이나 출혈이 있었는지를 반드시 말하도록 한다. 아기의 심장이 잘 뛰고 있는지 검사를 받는 것이 좋을 수도 있다.

임신부가 나이가 많은데, 아기에게 염색체이상이 있을 가능성이 더 큰가요?

임신부의 나이가 많아짐에 따라 염색체이상이 있는 아기를 낳을 가능성이 더 커지는 것은 사실이지만, 그 위험은 갑작스럽게 높아지는 것이 아니라 매우 점진적으로 높아진다. 예를 들어 염색체이상이 있는 아기를 낳을 위험이 35세의 여성에게는 192명 중 한 명꼴이며, 40세의 여성에게는 66명 중 한 명꼴이다. 자리에 앉아 계산을 해보면 이러한 수치는 그다지 걱정할 만한 것이 아님을 알 수 있을 것이다. 위의 경우 염색체이상이 있는 아기를 낳을 확률은 0.5퍼센트에서 1.5퍼센트로 올라가는 것뿐이다. 다시 말해 5년이라는 나이 차이에 비해 위험률은 1퍼센트 올라갈 뿐이며, 1퍼센트 올라갔다 해도 염색체이상이 없는 건강한 아기를 낳을 확률은 98퍼센트가 넘는 것이다.

물론 염색체이상은 근본적으로 임의적인 수치상의 문제라기보다는 유전적인 문제이므로, 유전적인 원인이 있을 경우에는 재발할 확률이 평균보다 높다.

산전검사 결과가 아주 안전하게 나왔지만, 그래도 돌아서면 바로 불안해져요. 저만 그런가요?

이전에 유산이나 사산, 신생아사망을 겪었다면 아기의 건강에 대해 그토록 불안해하는 것도 전혀 이상한 일이 아니다. 산전검사 후 의사나 조산사가 아무 이상이 없다며 깨끗한 건강 증명서를 보여준다면 그때는 일시적으로 안심이 될지 모르겠지만, 이러한 안도감은 너무 빨리 사라져버리곤 한다.

임신상실을 경험한 많은 여성이 임신 전반부의 4~5개월이 특히 더 불안하다고 한다. 이는 임신 제1삼분기(이 시기에 약 4명 중 한 명꼴로 유산한다.)가 임신상실의 위험이 가장 높은 시기이기 때문이고, 이에 더해 태아의 움직임을 느끼기에는 아직 이른 시기여서 아기가 살아 있는지를 날마다 확인하기가 어렵기 때문이기도 하다.

임신상실과 영아상실을 여러 번 겪은 제인은 임신 제1삼분기를 지나며 마음이 얼마나 힘들었는지를 떠올렸다. "가장 걱정했던 것은 아기의 심장이 멈추었는데 내가 그걸 알지 못하는 상황이 벌어지는 것이었어요. 아기가 괜찮은지 아닌지 확인할 수 없다는 사실이 못 견디게 싫었어요. 화장실에 갈 때마다 혹시 속옷에 피가 묻어 있지는 않을까 잔뜩 겁에 질렸고, 출혈이 일어나는 게 아닌가 싶어서 화장실로 달려간

적도 많아요." 아기를 무사히 품에 안아보기 전까지는 그러한 불안의
정도를 낮출 방법이 없겠지만, 그래도 아기의 움직임을 더욱 힘차게 느
낄 수 있는 시기가 되면 불안감은 조금이라도 누그러질 것이다. 결국
아기의 움직임을, 날마다, 그리고 매 시간마다 느끼는 것보다 더욱 안
심되는 것은 없다.

아이들 역시 임신에 영향을 받을지 걱정이 돼요.

임신에 따른 불안감을 아이들에게 숨기고 싶은 마음은 아주 자연스
러운 것이다. 그러나 안타깝게도 그것이 언제나 가능한 것은 아니다.
아이가 동생의 죽음을 기억할 만큼 충분히 큰 나이라면, 이번에도 동생
이 죽지는 않을까 걱정할 수 있다.

로라는 다섯 살 난 딸 엘리자베스에게 곧 동생이 생길 것이라고 알렸
을 때 아이가 어떻게 대답했는지 회상했다. "엘리자베스는 이번에도
뭔가가 잘못되면 어쩌냐고 걱정을 했어요. 보모에게 이렇게 말했더군
요. '이번에는 장례식 치를 일이 없었으면 좋겠어요.' 라고."

이번에는 꼭 좋은 결과가 있을 거라고 아이를 안심시켜주고 싶은 마
음은 이해하지만, 그런 확신은 당신도 줄 수 없다. 그것보다는 차선책
에 충실하자. 동생이 무사히 태어날 수 있도록 당신이 할 수 있는 모든
노력을 하고 있으며, 당신 역시 행복한 결말을 바라고 있다는 것을 아
이에게 알려주는 것이다.

아이가 이번 임신에 대해 궁금한 점이 많거나 걱정을 많이 한다면 돌
아오는 산전검사 때 아이를 함께 데려가자. 그러면 도플러 청진기를 통

해 태아의 심장박동을 들을 수도 있고, 궁금한 점을 의사나 조산사에게
직접 물어볼 수도 있을 것이다.

임신 제2삼분기에 하는 걱정

임신 제2삼분기에 접어들면서는 다음과 같은 걱정을 많이 하게 된다.

**임신상실과 영아상실에 대한 책을 많이 읽었어요. 잘못될 수 있는 가능
성을 모두 알고 있어 겁이 나요.**

유산이나 사산, 영아사망의 원인에 대해 깊이 아는 것은 좋은 일이지
만, 유일한 단점이 있다면 다소 편집증적이 될 수 있다는 것이다. 전에
아기가 죽게 된 원인에 대해 걱정하는 것은 물론이요, 그 외의 걱정거
리까지 늘어나는 것이다.

캐시의 경우도 정확히 이와 같았다. 그녀는 첫아기를 유산으로 잃은
뒤 임신상실 지지모임 몇 군데에 참여했고, 지금 다시 임신을 했다.
"지지모임은 정말 훌륭하다고 생각해요. 그들이 없었더라면 내가 그
시기를 어떻게 지났을지 상상도 할 수 없을 정도니까요. 하지만 다른
사람들의 이야기를 들으면서 일어날 수 있는 여러 가지 안 좋은 일에
대해서도 많이 알게 되었죠. 탯줄에 매듭이 생길 수 있다거나, 아기가
B형 연쇄상구균에 감염될 수 있다거나, 그 밖에 여러 가지 무서운 일이
일어날 수 있다는 것을 알게 되었어요. 이러한 것에 대해 그저 책으로

만 읽든지 아니면 나 혼자서만 걱정했다면 몰라도, 실제로 그런 일로 아기를 잃은 사람을 만나니까 만일의 경우 일어날 일이 더욱 현실적으로 느껴져요."

이러한 두려움에 대처하는 가장 좋은 방법이 있다. 바로, 임신의 대부분이 건강한 아기의 출생으로 마무리되며, 마음 아픈 일이 일어날 수도 있고, 또 실제로 일어나고 있지만 그것은 어디까지나 보통 있는 일이라기보다는 예외적인 것임을 계속 떠올리는 것이다.

조기진통의 증상을 잘 알 수 있을까요?

아기의 죽음을 한 번 겪은 여성은, 전에 비록 조기진통을 경험한 일이 없다 하더라도 새로 생긴 아기가 너무 일찍(즉 임신 20~37주 사이에) 태어나지는 않을까 걱정하는 경우가 많다.

낸시도 딸아이 칼리가 사산되고 다시 임신했을 때 이와 같은 걱정이 들었다. 아기에게 어떤 문제가 생겼을 때 몸이 알려줄 것이라는 믿음을 가질 수 없었기 때문이다. "조기진통이 오면 어쩌나 하는 걱정을 많이 했어요. 혹시 신호가 오지 않을까 진작부터 신경을 많이 썼고, 브랙스톤 힉스 수축(몸이 실제로 분만 과정에 들어가기 이전에 일종의 '준비' 작업으로 시행하는 수축 증상)도 몇 번 왔었지만, 그래도 겁이 나더군요. 뭔가가 잘못되어도 내가 알 수 없다는 것이 너무 걱정스러웠어요. 칼리에게 이상이 있었을 때도 내가 알지 못했는데, 이번이라고 그러지 말라는 법은 없잖아요?"

조기진통이 드문 증상이 아니기는 하지만—전체 임신 가운데 10퍼센트에 해당한다.—전에 조기진통을 겪은 여성에게서 더 많이 나타나는 것이 사실이다. 조산한 적이 한 번도 없는 여성은 다음 임신에서 만기 이전에 진통이 시작될 위험이 5퍼센트에 해당하지만, 전에 조산한 적이 있는 여성은 다시 조산할 확률이 15퍼센트나 된다. 또한 연달아 두 번 조산한 적이 있는 여성은 세 번째로 조산할 확률이 32퍼센트에 이른다.

조산을 피하는 가장 좋은 방법은 조기진통의 증상에 대해서 잘 숙지하고 있는 것이다.(오른쪽 '조기진통의 징후들'을 참조하라.) 브랙스톤 힉스 수축(가짜 진통)과 조기진통('진짜' 진통이 너무 이른 시기에 시작되는 것)을 분간하기 어렵다면 의사나 조산사에게 전화해 물어보자. 가끔은 내진을 해보아야만 가짜와 진짜 진통을 구분할 수 있는 경우도 있다. 조기진통이 시작되었다고 확신했는데 가짜 진통인 것으로 밝혀졌다고 해서 괜한 소란을 피웠다고 생각하지는 말자. 조기진통으로 가슴 아파할 일이 생기는 것보다는 안전한 것이 더 낫다.

임신 18주가 되었는데도 아기의 움직임이 느껴지지 않아요. 아기에게 이상이 있다는 뜻일까요?

거의 모든 여성이 아기의 첫 움직임을 임신 18~22주 사이에(착상된 지는 16~20주 사이에) 느낀다. 첫 태동은 장내 가스와 혼동하기가 쉽다. 처음에는 발로 차거나 밀어내는 느낌보다는 꿈틀거리거나 꼬물거리는 느낌이지만, 시간이 지나면서 점점 강해진다.

태동은 또한 처음에는 다소 불규칙적인 경향이 있다. 24시간 동안 아래와 같은 증상을 하나 이상 겪고 있다면 조기진통어 들어간 것일 수 있다.

- 통증을 동반하거나 동반하지 않은 자궁 수축(조이는 느낌): 특히 이러한 수축이 규칙적이거나, 한 시간에 네 번 이상 일어나거나, 몸을 옆으로 누이고 주스나 물을 큰 컵으로 한 잔 마셨는데도 완화되지 않는다면 조기진통을 의심해봐야 한다.
- 질 출혈이나 질 분비물: 질 분비물의 양이 달라지거나 내용물이 달라졌다면, 즉 분비물의 색이 분홍색이나 갈색을 띤다면, 혹은 평소보다 끈적거리거나 묽어졌다면 의사나 조산사에게 꼭 알려야 한다.
- 질이나 골반 주변에서 느껴지는 압력: 이러한 압박감은 허벅지까지 전달될 수도 있다. 아기가 '떨어지는 듯한' 느낌을 받을 수 있다.
- 아랫배에서 느껴지는 생리통과 같은 통증: 지속적이거나 간헐적인 불편한 느낌을 준다.
- 무지근한 요통: 옆구리나 몸 앞쪽까지 전달되며, 어떤 자세를 취해도 통증이 줄어들지 않는다.
- 설사나 현기증, 소화불량을 동반하는 위 및 장 경련, 복부팽만감
- 전반적인 불편함

기록한 태동의 숫자는 임신 7개월까지는 꾸준히 증가하다가, 임신 7개월 이후부터는 자궁 안의 공간이 적어지므로 아기의 일상적인 움직임이 그전처럼 활발하지 않게 된다.

하지만 모든 아기가 그처럼 활발하게 움직이는 것은 아니다. 임신 20주에 아기가 발로 걸어차는 횟수는 하루에 50회에서 1000회에 이르기

까지 다양하며, 대부분의 아기들은 하루에 250회 발차기를 한다.

아기의 태동은 임신부가 쉴 때 가장 잘 느껴진다. 일부 연구에 따르면, 태아는 낮 동안 엄마의 움직임에 흔들려 잠을 자다가, 저녁 8시에서 아침 8시 사이에 가장 활발하게 움직인다고 한다.

이전 경험이 있으므로, 아기에게 무슨 일이 일어난 게 틀림없다고 생각할 만한 일이 적어도 한 번은 일어날 수 있다. 그럴 때 너무 놀라지 말자. 재년 역시 그처럼 깜짝 놀랐던 적이 있다. "아기가 나오기 2주 전쯤, 영화를 보려고 앉아 있었어요. 그런데 아기가 움직이지 않는 거예요. 아기를 쿡쿡 찔러도 보고 밀어도 보았지요. 나는 너무 걱정이 되어서 친구한테 연락해 응급실에 데려다 달라고 해야겠다 싶었어요. 전화를 걸려던 찰나 아기가 움직이더군요. 덕분에 영화 앞부분은 죄다 놓치고 말았지요."

당 선별검사 결과 비정상이 나왔어요. 임신성 당뇨라는 뜻인가요?

이름이 알려주듯, 당 선별검사는 단순히 당뇨병 환자를 선별하기 위해(다시 말해 당신에게 임신성 당뇨의 위험이 있는지 여부를 알려주기 위해) 만들어진 검사다. 이 검사 결과가 비정상으로 나왔다고 해서 그것이 곧 임신성 당뇨에 걸렸다는 뜻은 아니다. 사실 당뇨에 걸리지 않았을 확률이 85퍼센트다.

임신성 당뇨에 걸렸는지를 분명히 알 수 있는 방법은 당부하검사 하나뿐이다. 이 검사는 검사를 받기 적어도 8시간 전부터 금식을 해야 하며, 검사 전에 혈당을 재고 고농도 포도당이 든 음료를 마신 뒤 일정한 간격으로 혈당을 재는 방법으로 이루어진다.

임신성 당뇨 판정을 받았더라도 용기를 내자. 대다수의 여성이 하루 2000~2400칼로리 사이를 유지하는 특별 식단을 따르기 때문에 당뇨 증상을 조절할 수 있다. 인슐린의 도움을 받아야만 하는 경우는 소수에 지나지 않으며, 임신성 당뇨로 사산이나 영아사망을 겪는 여성의 숫자는 극히 적다.

침대에 누울 때마다 아랫배에서 찌르는 듯한 통증이 느껴져요. 걱정할 만한 것인가요?

때때로 찌르는 듯 격렬하게 느껴지는 이런 통증을 자궁 원인대自宮 가장자리의 인대—옮긴이 통증이라고 한다. 이것은 자궁이 커짐에 따라 커진 자궁을 지탱하기 위해 인대와 근육이 갑자기 늘어나면서 생기는 통증으로, 임신 제2삼분기의 전반기에 가장 심해지는 경향이 있다. 이 시기는 자궁이 인대에는 압력을 줄 만큼 늘어나되 근처의 골반에 무게를 실을 수 있을 만큼은 늘어나지 않는 시점이기 때문이다. 자세를 바꿀 때마다 배를 손으로 받쳐주고 천천히, 그리고 조심스럽게 움직이면 이러한 통증을 완화할 수 있다. 따뜻한 물에 몸을 담그고 있어도 이런 불편함을 줄이는 데 도움이 된다.

하루가 끝날 즈음에는 손가락에 낀 반지가 꽉 끼일 정도로 몸이 부어요. 자간전증일까요?

임신한 여성은 거의 모두 몸이 약간 붓는 경험을 하는데, 이는 자연스러운 것이다. 몸속에 프로게스테론 양이 많아져 체내에 저장되는 수분양이 늘어날 뿐 아니라, 다리에서부터 혈액을 회수해오는 정맥이 자궁에 압박을 받아 발이나 발목에 수분이 정체되기 쉽기 때문이다.

하지만 몸이 심하게 붓는다고 느껴진다면 의사에게 알리는 것이 좋다. 혈압을 재고, 소변의 단백질 수치를 검사해 자간전증이 생기지 않았는지 여부를 확인해줄 것이다.

자간전증(생명에 위협이 될 수도 있는 증상으로, 몸이 붓고 혈압이 높아지는 것이 특징이다.)까지는 아니지만 일상적으로 몸이 붓는 증상에 대처하고 싶다면 여분의 수분을 제거하는 방법을 추천한다.

- 옆으로 눕거나, 적어도 발을 위쪽으로 올리고 앉는다.
- 따뜻한 물—뜨거운 물이 아님—에 몸을 담근다.(이는 몸이 붓는 증상을 어느 정도 완화해준다.)
- 수분 섭취량을 늘린다.
- 소금 섭취량을 줄인다.(단, 섭취를 중단하지는 않는다.)

이번이 첫 임신이냐고 누가 물으면 뭐라고 답할지 모르겠어요.

전에 임신상실을 겪은 여성에게 이 질문은 정말 중요하다. 죽은 아기가 마치 세상에 존재한 적이 없었던 것처럼 말함으로써 그 아기를 배신하는 기분이 드는 것이 싫지만, 그렇다고 본인의 임신 경험을 예를 들어 가게 점원에게까지 일일이 다 말한다는 것도 이상하게 느껴질 것이기 때문이다.

다른 부부의 선례를 따르는 것도 좋은 해결책이 될 것이다. 어떤 이는 자신의 이야기를 공감하고 이해해줄 것으로 생각되는 사람에게만 본인의 임신 이야기를 털어놓고, 그 밖에 만나는 사람에게는 개인사를 시시콜콜 이야기하지 않는 방법을 쓴다.

아기의 성별을 미리 알아야 할지 결정하기 힘들어요.

될 수 있는 대로 일찍 아기의 성별을 꼭 알고 싶어하는 부부가 있다. 지난번 임신에서 모르고 있다가 뒤늦게 알고 놀란 사실이 너무 많아서 이번에는 아기의 성별을 비롯해 아기에 대해 될 수 있는 대로 많이 알고 있어야겠다고 생각하는 것이다. 또 어떤 부부는 특정 성별을 원하기 때문에 될수록 일찍 아기의 성별을 알고 싶어하기도 한다.

어떤 부부는 특정 성별의 아기를 바라는 것에 대해 깊은 죄책감을 느낀다. 그들은 성별에 상관없이 무사히 태어났다는 것만으로도 감사해야 한다고 생각한다.

하지만 문제가 그렇게 간단하지만은 않다. 데버러 데이비스 박사가 《텅 빈 요람, 아픈 마음》에서 지적했듯이 어떤 부모는 새로 태어날 아기가 죽은 아기와 성별이 같기를 간절히 바라는 반면, 또 어떤 부모는 반드시 성별이 다르기를 바란다. 데이비스 박사는 딸이 없는 여성이 배 속의 여아를 잃은 뒤 남아를 가졌을 경우 실망하는 경우가 특히 많다고 지적하며 이렇게 말한다. "산모는 딸아이를 잃은 뒤 딸 대신 아들이 태어났을 때 자기 자신을 잃었고, 그 상실이 회복되지 못했다고 느낄 수 있다. 혹은 모녀지간만이 가질 수 있는 특별한 유대를 맺을 기회가 이제 영원히 없어지는 것은 아닌가 하는 두려움을 느낄 수 있다.”

아기의 성별을 미리 아는 문제에 대해 어떻게 하기로—지금 당장 알거나, 또는 나중에 태어난 뒤 알기로—했든지, 중요한 것은 의사에게 당신의 결정을 알리는 것이다. 만일 태어나기 전까지 아기의 성별을 알고 싶지 않다면 미리 의사에게 당신의 뜻을 알려야 한다. 그래야 초음파검사를 하는 동안 의사가 아기의 성별을 은연중에 암시하는 실수를 하지 않을 것이기 때문이다.

배우자의 도움이 가장 필요한 때에 오히려 배우자와 더 멀어지는 느낌이 들어요. 정상인가요?

아기가 죽은 이후 순탄치 않은 시간을 보내는 부부가 많다. 남자와 여자는 슬퍼하는 방식이 상당히 다르기 때문에 한동안은 서로의 마음을 이해하기가 매우 어렵다고 느낄 것이다. 이러한 문제는 그 다음 임신 때문에 스트레스를 받는 상황에 놓일 때 더욱 깊어진다.

중요한 것은 배우자와 의사소통의 통로를 닫아두지 않는 것이다. 특히 의사로부터 임신 중 성관계를 피하라는 조언을 받은 경우라면(혹은 성관계를 갖는 것에 대한 걱정이 커서 본인 스스로 성관계를 삼가기로 결심한 경우라면) 더욱 그렇다. 성적인 친밀감은 거의 모든 부부의 결혼생활에서 매우 중요한 역할을 하기 때문에, 서로 마음을 주고받을 수 있는 다른 방법을 찾아야만 한다. 그렇지 않으면 이 임신 기간이 인생에서 가장 괴로운 시기로 남을 수도 있다.*

임신 제3삼분기에 하는 걱정

임신 마지막 단계인 제3삼분기에 들어서면 다가오는 출산에 대한 염려가 특히 늘어난다.

배 속의 아기와 연결되어 있다는 느낌이 별로 들지 않는 것 같아요.

임신한 여성의 감정 상태가 태아의 성격에 영향을 준다는 사실을 입증하는 수많은 연구결과를 접해본 적이 있을 것이다. 어떤 연구에 따르면, 임신 중에 불안해하는 여성은 불안해하는 성격의 아기를 낳는 경향이 있다고 하며, 출산 전 아기에게 아무런 유대감을 느끼지 못하는 여성은 감정적으로 문제가 있는 아기를 낳을 수 있다는 주장도 있다.

만일 아기에게 유대감을 느끼는 것이 어렵다면—이는 임신상실을 겪은 뒤 다시 임신한 여성에게서 흔히 볼 수 있다.—이러한 연구결과에 더욱 걱정이 될 것이다. 젠 역시 그런 경우로, 그녀는 새로 태어날 아기 제이든의 탄생보다는 죽음을 위한 준비에 더 많은 시간을 들였다고 솔직히 고백했다. 아기를 무사히 집으로 데려갈 수 없으리라는 생각이 강하게 들었기 때문이다. "나는 부고장을 몇 장 써 두었어요. 묘지 광고가 난 것을 찾기 위해 광고지를 뒤적거렸지요. 그래요, 참 이상해보이

---

* 의사에게 성관계를 삼가라는 권고를 받았다면 이를 어기고 싶은 마음이 들더라도 자제하자. 패트리샤는 의사의 권고를 무시했다가 곧바로 후회했다. "남편과 부부관계를 한 것에 대해서 스스로 기겁을 했어요. 너무 걱정이 돼서 며칠 동안은 화장실에서 나올 수가 없더라고요. 그 일 이후 우리 부부는 서로의 몸에 손도 대지 않았지요."

죠. 하지만 그 임신은 정말 힘들었고, 아기에게는 이상이 아주 많았어요. 임신이 지속될지 회의적이라는 말까지 들었는걸요. 아기에게 마음을 주기가 두려웠어요. 너무 마음을 줬다가 또 잃게 되면 어쩌나 겁이 났지요."

하지만 젠이 그 당시 깨닫지 못했던 사실은, 본인이 아무리 애쓴다 해도 아기에게 마음을 주지 않기는 사실상 불가능하다는 것이다. 데이비스 박사는 이렇게 말한다. "임신부는 아기에게 뭔가 이상이 생겼을 때 자신이 이 아기에게 사실상 얼마나 많은 것을 주고 있었는지를 깨닫게 된다. 비록 겁은 나겠지만, 이번 아기를 만날 것에 대해 기대와 희망을 가져보자. 그리고 용기를 내어 아기에게 열심히 마음을 쏟자. 하지만 그렇게 하기가 도저히 힘들다면, 적어도 이렇게 생각하며 마음을 편히 갖자. 아기가 무사히 세상에 나와 품에 안기면, 그때부터는 엄마가 된다는 기쁨과 모성애가 무엇인지 충분히 느끼게 될 것이라고 말이다."

데이비스 박사는 또한 그 어떤 문제 상황이 생긴다 해도 시간이 지나면서 엄마와 아기 사이에서 생기고 자라나는 특유의 강력한 유대감을 끊을 수는 없다고 강조한다. "유대감은 한 번에 일어나는 사건이 아니라, 과정이다. 즉 시간이 걸린다."

어젯밤, 배 속의 아기에게 이야기를 하다가 모르고 죽은 아기의 이름을 불렀어요.

이미 아이가 있는 여성 대부분이 자녀의 이름을 섞어 부르는 실수를 곧잘 저지른다. 배 속의 아기에게 그런 실수를 했다고 해서 지나치게 자책하지 말자. 그것은 당신에게 문제가 있다는 뜻이 아니다. 죽은 아기는 지금 당신 곁에 살아 있지는 않지만, 당신 마음속에서는 언제나 함께하고 있을 것이다. 그렇다면 죽은 아기의 이름이 나도 모르게 튀어나왔다고 해서 이상할 것이 전혀 없다.

친구가 임신 축하파티를 열어주고 싶어하는데, 나는 그것이 '징크스'가 될까봐 겁이 나요.

이번에는 아기를 무사히 품에 안아볼 수 있을지 확신하지 못하는 상황에서 아기의 탄생을 미리 축하한다는 것은 쉽지 않은 일이다. 아기가 태어나기 전에 미리 축하하는 자리가 불안감만 높여줄 뿐이라면, 친구에게 아기가 태어난 뒤에 파티를 해달라고 부탁하라. 그때가 되면 당신 또한 더욱 즐거운 마음으로 파티를 즐길 수 있을 것이다.

아기가 태어나기 전에 아기용품을 사는 것 또한 마찬가지다. 지금 아기용품을 마련하는 것이 '징크스'가 될까 겁이 난다면, 아기용품을 사는 것 자체는 아기에게 그 어떤 해도 끼칠 수 없다는 사실을 떠올려라. 임신 축하파티나 아기용품 준비 등을 어떻게 할 것인지는 전적으로 임신부 본인이 결정할 문제다. 아기용품을 몇 가지 사는 것이 희망적인 기분을 준다면 사도록 하자. 반면 그것이 오히려 두려움과 불안감을 준다면 아기용품은 아기가 태어난 뒤에 사도 늦지 않다.

새 아기의 탄생을 알리는 카드에서 죽은 아기를 언급해야 할지 잘 모르겠어요.

많은 부부가 새로운 아기의 탄생카드<sup>아기가 태어났을 때 아기의 사진과 함께
아기의 이름, 생년월일 등을 적어 가족 및 지인에게 보내 아기의 탄생을 알리는 카드다.―옮
긴이</sup>를 보낼 때 편한 마음으로 죽은 아기에 대해 언급한다. 죽은 아기가
여전히 그들 삶의 중요한 부분임을 그런 식으로 알리는 것이다. 이와
달리 어떤 부부는 죽은 아기에 대한 생각에 잠기기보다는 새로운 아기
의 탄생이라는 행복한 일에만 집중하는 쪽을 더 좋아한다. 본인과 배우
자가 어떤 방식을 좋아하는지는 당사자만 결정할 수 있다.

**친구가 다가오는 출산을 축하해주는데, 그래서 죽은 아기를 잊어버리게
될까봐 걱정돼요.**

이는 아기를 잃은 부부가 공통적으로 하는 걱정이다. 안타까운 일이
지만, 그들은 그렇게 하는 것이 당연하다고 생각한다. 가족과 친구는
다시 아기를 가졌다는 것은 당신이 삶의 다음 단계로 기꺼이 '넘어가
고자' 한다는 뜻이며, 그래서 더 이상 죽은 아기에 대해 생각하느라 많
은 시간을 보내지 않을 것이라고 짐작한다. 이 문제를 해결하는 가장
좋은 방법은 그렇지 않다고 분명히 말하는 것이다. 죽은 아기는 당신에
게 몇 명의 자녀가 있든 언제나 당신 삶의 중요한 한 부분일 것임을 친
구와 가족에게 알려라.

**지금 배 속의 아기도 전에 아기가 죽은 시점에서 죽게 될까봐 너무 겁이
나요.**

아기를 잃은 뒤 다시 임신한 많은 부부는 특정한 날, 즉 전에 아기가 죽은 날이나 죽은 아기의 출산예정일, 죽은 아기가 태어난 날 등을 지나기까지 마음을 놓지 못한다.

재넌은 차후임신에서 29주를 지날 때 가장 마음이 불안했다. 그때가 전에 아기가 사산된 시점이었기 때문이다. "내 아들이 29주째에 죽었거든요. 그래서 그즈음에는 매우 힘들었어요. 임신 29주가 되던 날 비수축검사를 받았는데, 아기의 심장박동을 바로 찾을 수 없는 거예요. 나는 울음을 터뜨리고 말았지요."

이 문제를 해결할 수 있는 좋은 방법은 하나밖에 없다. 전에 겪은 임신상실은 과거에 일어난 일일 뿐, 같은 일이 꼭 반복될 이유가 없음을 스스로에게 일깨우는 것이다. 그리고 이러한 기념일을, 더욱 깊이 슬퍼함으로써 슬픔의 감정을 씻어낼 수 있는 기회로 삼아라.

지금까지 내 출산력을 볼 때, 분만 시 감정적인 면을 잘 처리할 수 있을지 걱정돼요.

분만은 최상의 컨디션에서라도 상당히 어려운 일이다. 하물며 배 속에서 죽은 아기를 낳았거나 아니면 출산 직후 아기가 죽는 경험을 한 적이 있다면, 분만은 더욱 힘든 일이 된다. 전에 겪었던 아픈 기억이 분만 중에 갑자기 밀려오지는 않을까 겁이 나서 아기를 낳는 것에 집중하기 어려워질 수가 있다.

의사나 조산사와 이 점에 대해 이야기를 나누고, 아이를 낳을 때 만일 이러한 어려움이 느껴질 경우 분만을 어떻게 진행시킬지 미리 계획을 짜는 것이 좋다. 예를 들어 분만할 때의 고통과, 이전 경험에서 느껴지는 슬픔이 동시에 밀려와 감당하기 어렵다면, 아이를 낳을 때 약물을 전혀 쓰지 않겠다던 애초의 계획을 수정할 수 있을 것이다. 그러나 많은 여성이, 실제로 분만 과정에 들어가면 이에 집중하느라 슬퍼할 겨를이 별로 없다는 것을 알고 놀라워한다. 그렇다 해도 한창 분만의 정점에 있을 때 무방비로 돌발 상황에 빠지는 것보다는 이러한 가능성을 미리 준비하는 게 좋다.

태동 기록과 비수축검사 때문에 더 불안해요!

모순적이게도, 대개 임신이 무탈하게 진행되고 있음을 알려 임신부를 안심시키기 위해 권장하는 비수축검사와 태동 기록은 때때로 반대의 결과를 낳는다. 비수축검사와 태동 기록이 불안을 덜어주기는커녕 오히려 가중시킨다고 느끼는 여성이 꽤 있다.

딸아이를 사산하고 건강한 아들을 둘 낳은 낸시는 비수축검사를 할 때 극도로 불안감을 느꼈다고 회상했다. "매주 비수축검사를 받았는데, 어찌나 불안에 떨었는지 몰라요. 코디가 움직여 검사기가 심장박동을 놓칠 때마다 나는 가슴이 철렁 내려앉았죠. 불안한 마음을 진정시키려고 검사받으러 온 건데, 그 반대의 결과가 나타난 거예요. 간호사가 칼리의 심박을 찾지 못하던 그때를 아직 잊지 못하고 있어요."

킴 또한 태동을 기록하는 일에 너무 집착하게 되었노라고 말했다. "임신 말기로 갈수록 내가 가장 크게 걱정한 것은 단연, 아기의 태동을 놓쳐서는 안 된다는 것이었어요. 만일 태동이 약해지면 문제를 제때에

잡아내지 못할 것이고, 그렇다면 탯줄사고로 몰리를 잃었듯이 또 그런 일이 일어날 수 있었으니까요. 임신 처음부터 끝까지 내내 아기의 움직임 하나하나에 집착하게 되더군요. 만일 누군가 '아기의 태동을 마지막으로 느낀 게 언제냐.'는 무서운 질문을 하면 자신 있게 대답하고 싶었어요. 몰리를 잃었을 때 내가 가장 깊이 후회했던 것이, 발차기와 자궁수축이 헷갈려서 그 질문에 확실한 대답을 못했다는 점이거든요."

많은 의사가 태동 기록을 권장하지만, 그것이 임신부에게 도움이 되는지에 대해서는 아직도 논란이 있다. 어떤 의사는 아기에게 문제가 있을 경우 임신부가 빨리 감지할 수 있다는 점에서 도움이 된다고 생각하는 반면, 또 어떤 의사는 태동을 기록한 결과로 알 수 있는 것이 그렇게 많지 않다고 주장한다. 조이스 배릿 박사와 테레사 피트먼이 《임신과 출산: 가장 좋은 증거 _Pregnancy and Birth: The Best Evidence_》(Key Porter Books, 1999)에서 태동 기록에 대해 언급한 내용을 참고하자. "(태동 기록에 대한) 연구가 끝났을 때 태동 기록이 그다지 활용할 만하지 않은 자료라는 결과가 나왔다. 더 안 좋은 소식은, 아기의 태동이 적어졌다고 보고할 경우 임신부는 다른 태동검사를 받아야 하고, 병원에 입원해야 하며, 병원 측에서는 분만을 인공적으로 유도하게 될 확률이 높다는 것이다. 각각의 모든 과정에는 그에 해당하는 합병증 증상이 따르고 비용이 든다. 게다가 아기에게도 어떤 점에서도 도움이 되지 않는다."

B형 연쇄상구균검사에 양성반응이 나왔어요. 분만할 때 태아나 내게 문제가 있을 수 있다는 뜻인가요?

앞서 4장 '영아사망에 대한 진실'에서 살펴본 것처럼 임신한 여성의 20~40퍼센트가 B형 연쇄상구균 보균자다. 보균자 여성에게서 태어난 아기 중 약 2퍼센트가 B형 연쇄상구균 관련 질병에 감염된다. 이는 심각한 증상으로, 치사율이 6퍼센트에 이른다.

검사 결과 임신부가 B형 연쇄상구균 보균자로 밝혀졌다면 분만에 들어갔을 때 항생제를 처방받게 될 것이다. 거의 대부분의 경우 이와 같은 항생제 투여로 치명적일 수도 있는 질병에서 아기를 보호할 수 있다.*

너무 불안해서 못 견디겠어요. 그냥 의사가 아기를 몇 주 빨리 나오게 할 수는 없을까요?

담당의사나 조산사 역시 아기가 무사히 태어나기 바라며 마음을 졸이는 것은 임신부와 다를 바 없겠지만, 예정일보다 이른 시기에 출산을 유도하기로 할 때는 진통과 분만에 훨씬 더 많은 것을 고려해야만 한다. 의사는 우선 아기가 일찍 나와도 될 만큼 충분히 자랐는지를 확인해야 한다. 그렇지 않을 경우라면 자궁 안에 조금 더 머물러 있어야 할 아기가 너무 빨리 분만되어 큰 위험에 놓일 수 있기 때문이다.

의사는 아기의 상태가 어떠한지 알기 위해 다음과 같은 몇 가지 검사를 할 것이다.

---

* B형 연쇄상구균 보균자인 임신부가 조기진통에 들어갈 경우, 임신부의 양막이 파열되고 분만하기까지 18시간이나 그 이상이 걸릴 경우, 혹은 전에 B형 연쇄상구균에 감염된 아기를 낳은 적이 있을 경우 대개 의사나 조산사는 항생제를 처방한다.

- 비수축검사   임신부의 복부에 태아감시 장치를 부착해 태아의 심박을 확인한다.
- 수축검사   임신부의 복부에 태아감시 장치를 부착하고 손이나 유축기로 유두를 자극하면서 아기의 심박을 확인한다.
- 옥시토신 자극검사   임신부의 복부에 태아감시 장치를 부착하고 자궁을 수축시키기 위해 피토신—합성 옥시토신의 일종—을 정맥 주사해 아기의 심박을 확인한다.
- 생물리학 계수biophysical profile   정밀 초음파로 태아의 호흡, 몸의 움직임, 근긴장, 양수의 양 등을 평가해 아기의 건강 상태를 확인한다.

의사는 이와 같은 검사 결과를 바탕으로 이른 분만을 유도해도 좋은지를 결정할 것이다. 아기를 일찍 출산해야 할 긴급한 의학적 사유(예를 들어 자간전증이나 태반부전 등)가 없는 이상 37주 이전에 분만을 유도하는 일은 매우 드물다.

이번에 태어나는 아기가 지난번 아기가 죽은 날에 태어날까봐 걱정이에요.

우연찮게도 새로 임신한 아기가 죽은 아기의 출산예정일, 또는 특정한 날이나 그 근접한 날에 태어나는 일도 있을 수 있다. 혹시라도 죽은 아기의 출산예정일이나 장례식 날, 사망한 날에 맞추어 또는 그 근접한 날에 새로운 아기가 태어났다면, 부모로서는 긍정적인 쪽으로든 부정적인 쪽으로든 크게 신경이 쓰일 수밖에 없다.

마이클과 주디는 새로 임신한 아기가 죽은 딸아이 로빈의 장례식 날에 태어날까봐 크게 걱정했다.(그들은 캐롤린과 쌍둥이인 로빈이 태어난 날 죽었기 때문에, 로빈의 출생과 사망을 캐롤린의 생일에 기념하는 대신 장례식 날 기념하기로 정했다.) "우리는 새로 태어날 아기가 로빈의 장례식 날에 태어나서 로빈의 자리를 차지하면 어쩌나 정말 걱정을 많이 했어요." 주디 부부가 두려웠던 일은 결국 일어나지 않았다. 새로 태어난 아기 그레고리가 용케도 시간을 늦추어 누나의 장례식 바로 다음날에 태어났기 때문이다.

사라도 아기가 태어나는 시점과 관련해 비슷한 경험을 했다. 그녀는 사산된 아들의 돌아오는 첫 생일날 새로운 아기가 태어날 것이라는 사실을 알고 깊이 상심했다. "죽은 아기의 첫돌이 되기 바로 전날 양수검사를 받았어요. 배 속에 있는 아기의 폐 성숙도를 확인하고 싶어서였죠. 검사를 받는 동안 딸아이가 태변을 보았어요. 의사는 우리를 집으로 보냈지만, 나중에 검사 결과 비디오를 몇 번 더 돌려봤는지 자동응답기에 메시지를 남겼더군요. 바로 그날 저녁에 병원으로 와서 진찰을 받아야 한다는 거였어요. 그 말은 우리 아기가 죽은 아들의 생일날 태어날 수도 있다는 뜻이었죠.

병원에 도착해서 입원수속을 밟는데 간호사에게 상황을 설명하다가 울음을 터뜨리고 말았어요. 간호사가 담당의사에게 가서 내 사정을 말했지요. 하루만 더 경과를 지켜보면서, 우리 딸이 죽은 아들의 생일 다음 날 나오게 할 수는 없겠느냐고 말이에요. 그는 의사된 도리로서, 더욱이 우리 부부가 전에 사산한 것을 알고 있는 이상 그럴 수 없다고 했어요. 곧 태어날 아기가 위험에 처해 있는데, 죽은 아기의 생일이 지나

기를 기다리며 아기를 자궁 안에 있게 할 수는 없다고 했죠. 무슨 말인
지는 충분히 이해할 수 있었지만, 정말이지 받아들이기 힘든 상황이었
어요."

　지금까지, 유산과 사산, 영아사망을 겪은 뒤 임신한 부부가 겪을 수
있는 감정적인 어려움에 대해 살펴보았다. 이제 의학적으로 고위험군
群으로 분류되는 임신을 한 부부들이 맞닥뜨리는 특유의 어려움에 대
해 알아보자.

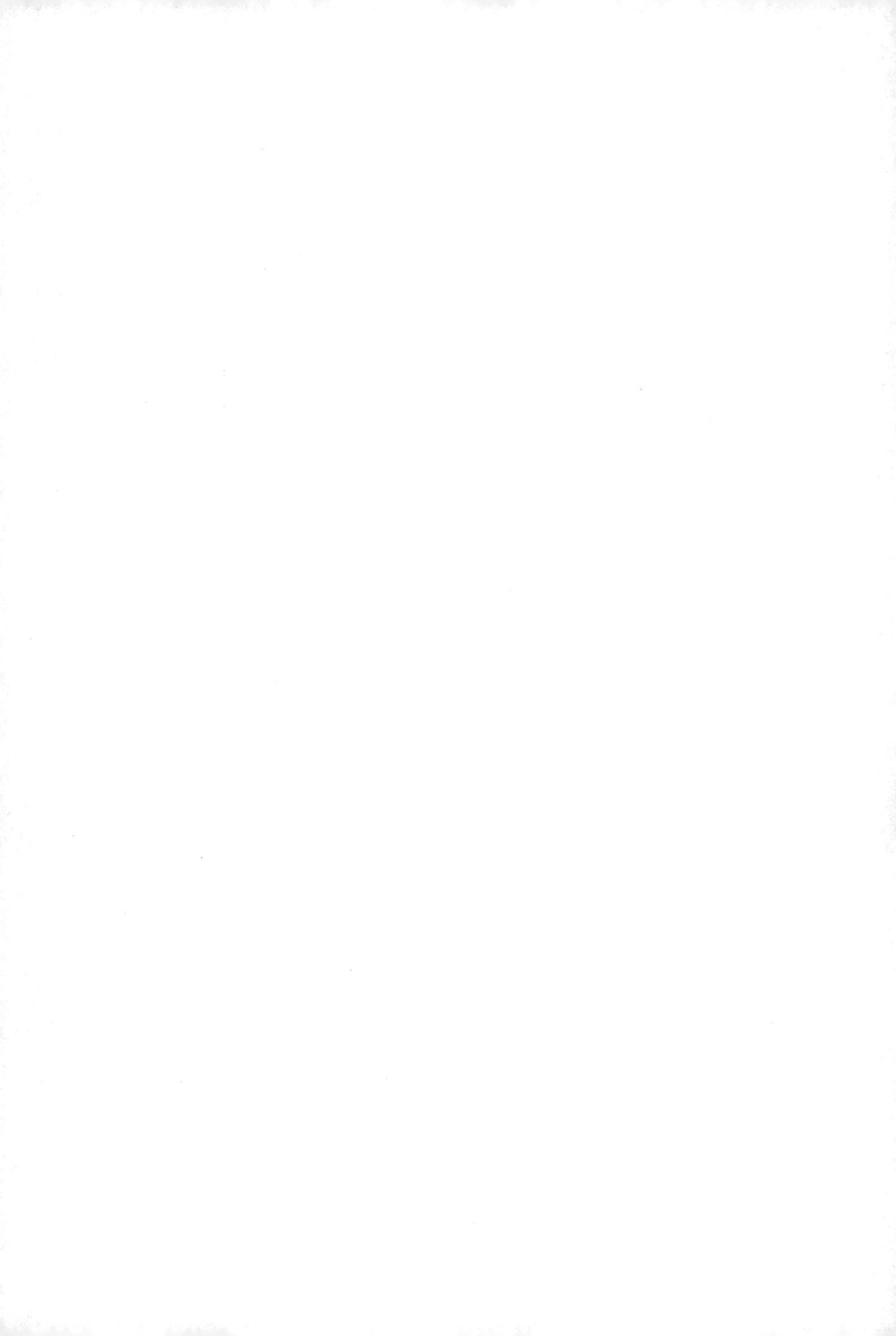

13장

고위험임신에 대처하기

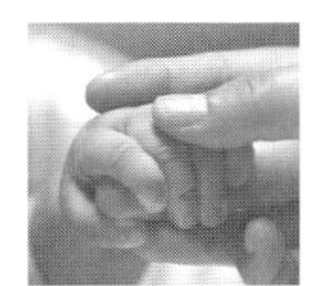

유산이나 사산, 영아사망을 경험했다면 '위험이 낮은' 임신이라고 해도 대처하기가 쉽지 않을 것이다. 그러므로 병원에서 '고위험' 임신이라는 판정을 받는다면 걱정을 넘어 두려움마저 들 수 있다. 용어 자체도 꽤 심각한 느낌을 준다. 하지만 출산을 앞둔 많은 부부가 놓치는 사실이 있으니, 바로 '고위험'이라는 말이 상당히 넓은 의미로 적용된다는 점이다. 기본적으로 임신부가 임신 중이나 출산 시에 합병증을 겪을 위험이 평균보다 높을 경우, 혹은 아기의 건강에 이상이 있을 확률이 건강 상태가 완벽한 아기에 비해 더 높을 경우 고위험임신으로 분류한다. 다시 말해 '고위험'이라는 꼬리표는 단순히, 어떤 식으로든지 문제를 겪을 확률이 이른바 '완벽히 정상적인 임신'에 비할 때 수치상으로 높다는 사실을 뜻할 뿐이다.

이 장에서는 어떤 경우에 고위험임신으로 분류되는지, 그리고 인생에서 가장 스트레스가 많을 10개월을 어떻게 하면 건강한 마음으로 보낼 수 있는지 알아보자.

'고위험' 임신이라는 말이
임신부와 태아에게 뜻하는 것

다음과 같은 경우 고위험임신으로 분류될 수 있다.

• 임신에 영향을 줄 수 있는 만성질환이 있는 경우(구체적인 사항은 이

책의 66~72쪽에 '모체질환' 부분과 오른쪽의 표1 '합병증을 유발하거나 고위험임신을 야기할 수 있는 질환'을 참조하라.)

- 임신 관련 합병증을 겪은 적이 있는 경우(3장 '사산에 대한 진실' 및 오른쪽 표1 '합병증을 유발하거나 고위험임신을 야기할 수 있는 질환'을 참조하라.)
- 유산이나 사산을 경험한 경우(유산과 사산의 가장 흔한 원인에 대해서는 2장 '유산에 대한 진실'과 3장 '사산에 대한 진실'을 참조하라.)
- 살아서 태어난 영아가 죽은 적이 있거나, 유전병이 있는 아기를 낳은 적이 있거나, 부모 본인이 유전병 보인자일 경우
- 35세 이상이어서 염색체이상이 있는 아기를 낳을 위험이 높은 경우
- 다태임신의 경우(쌍둥이를 임신한 여성이 합병증을 겪을 확률은 단태아를 임신한 여성보다 여덟 배 높고, 사산할 확률은 네 배 높다. 353쪽 표2 '다태임신의 경우 임신 중과 분만 시에 일어날 수 있는 문제'를 참조하라.)
- 골반염이나 자궁내막증, 자궁근종(근종의 크기가 크며 증상이 나타나는 경우) 등의 부인과 질병을 앓은 적이 있는 경우
- 임신 중이나 분만 시에 아기에게 옮길 수 있는 성병을 앓고 있을 경우
- 보조생식술의 도움으로 임신한 경우(이 경우 다태임신의 가능성이 높음)
- 임신부의 어머니가 임신부를 가졌을 때 디에틸스틸베스트롤이라는 유산방지제를 복용한 경우. 이 경우 임신부가 유산할 확률이 높다.(2장 '유산에 대한 진실'을 참조하라.)

【표1】 합병증을 유발하거나 고위험임신을 야기할 수 있는 질환

만성질환	임신에 미치는 영향
부신선질환	
쿠싱증후군(부신피질호르몬의 일종인 당질코르티코이드가 과다하게 분비되는 것)	조산과 사산의 위험이 높아진다.
애디슨병(부신피질호르몬이 적게 분비되는 것)	임신 중 생명에 위협이 되는 감염이나 여타 합병증에 노출될 수 있다.
자기면역질환	
낭창	유산이나 사산의 확률이 25퍼센트, 조기진통의 확률이 25퍼센트, 자간전증에 걸릴 확률이 20퍼센트, 태아가 신생아낭창(생후 6개월 동안 지속되는 낭창의 일종으로, 태아에게 영구적인 심장 이상을 유발할 수 있다.)에 걸릴 확률이 3퍼센트다. 중추신경계나 폐, 심장, 신장 및 여타 내장기관에 침범한 정도가 중등증, 또는 중증(침범의 정도를 경증, 중등증, 중증으로 분류한다.—옮긴이)일 경우 병원에서는 임신을 피할 것을 권장할 수 있다.
피부경화증 (점진적인 결합조직 질환으로, 폐와 심장, 신장 및 여타 내장기관 손상을 유발하며, 인대 염증과 운동이 부자연스러워지는 것이 특징이다.)	임신 중 병이 악화될 확률이 40퍼센트에 달한다. 조기진통과 사산의 위험이 높다.
중증근무력증 (골격근이 약화되며, 그로 인해 쉽게 피로해진다.)	임신 중 병이 악화될 확률이 40퍼센트에 이른다. 조산의 위험이 20퍼센트, 일시적인 질병을 가진 태아가 태어날 확률이 10~20퍼센트 된다.

만성질환	임신에 미치는 영향
혈액질환	
빈혈	피로감, 체력 약화, 호흡이 가빠짐, 어지러움, 손발 저림, 몸의 균형감각과 조절감각 상실, 피부와 잇몸, 손톱 색깔이 옅어짐, 피부와 눈의 황달, 심할 경우 심부전과 같은 증상을 보일 수 있다.
겸상적혈구성빈혈	유산의 위험이 25퍼센트, 사산의 위험이 8~10퍼센트, 영아사망의 위험이 185퍼센트다. 고혈압 관련 질병과 독혈증에 걸릴 위험이 33퍼센트에 달한다. 요로감염이나 폐렴에 걸릴 위험이 있으며, 폐조직 손상이 올 수 있다. 배우자 역시 이 질병의 유전자를 갖고 있을 경우 태아에게도 같은 질병을 물려줄 수 있다. 겸상적혈구성빈혈은 임신 중에 위급한 상태에 놓일 확률이 높다.
지중해성빈혈	임신 중에 수혈이 필요할 정도의 심각한 빈혈과 울혈성심부전을 경험할 수 있다. 베타지중해성빈혈(경증지중해성빈혈)의 경우도 임신 중에 수혈이 필요할 수 있으며, 배우자 역시 지중해성질병 유전자를 가지고 있을 경우 아기에게도 이 병이 유전될 위험이 있다.
혈소판 감소증	제왕절개수술을 해야 할 확률이 높다.(심각한 혈소판 감소증이 있는 임신부의 아기가 질을 통해 태어날 경우 혈소판 수치가 낮을 수 있으며, 출혈 및 특히 뇌출혈의 문제가 있을 수 있다.)
빌레브란트씨병 (유전적 혈액질환의 일종)	분만 중의 심각한 혈액 손실을 막기 위해 혈액응고인자 정맥주사를 맞아야 한다.
뇌질환(뇌혈관질환)	
뇌질환(뇌혈관질환)	뇌졸중, 뇌출혈, 뇌혈전을 일으킨 적이 있다면, 임신은 적절한 선택이 아닐 수 있다. 예를 들어 뇌동정맥기형인 여성은 임신 중 사망할 확률이

만성질환	임신에 미치는 영향
	33퍼센트에 이른다.
암(악성질환)	
암(악성질환)	임신 중에 병이 재발하지 않으리라는 것을 충분히 확신할 수 있을 때까지는 임신을 피해야 한다. 임신 중에 질병이 재발한 여성은 임신을 종결할 것을 권유받는다. 임신부를 치료해 생존율을 높이는 것이 필요하기 때문이다.
당뇨	
진성당뇨	당뇨가 있을 경우 혈당수치를 임신 전에는 70~140 mg/dL까지, 임신 중에는 평균 80~87mg/dL까지 낮춘다면 유산과 사산, 영아사망의 위험, 혹은 심장이나 신장, 척수 결손이 있는 아기를 낳을 위험을 줄일 수 있다. 임신 2~3개월에 당화혈색소(헤모글로빈 A1c) 검사를 받으면 선천적 결손이 있는 아기를 낳을 위험이 어느 정도인지 알 수 있다. 검사 결과 수치가 높지 않으면, 선천적 결손이 있는 아기를 낳을 위험은 보통의 임신부와 비슷하다.
위장질환	
소화성궤양 (소화기관의 점막이 헐어 점막 아래 부분까지 드러나는 만성질환)	임신 중 증상이 심해질 확률이 12퍼센트 정도다.
궤양성 대장염 (대장과 직장의 염증성 질환)	임신되었을 때 이 병이 진행되고 있었다면 일부 경우지만 임신 중 응급수술이 필요할 수 있다. 이러한 수술은 조산이나 제왕절개의 위험을 야기할 수 있다.
크론병(염증성 장질환)	임신했을 때 이 병이 진행되고 있었다면 유산할 확률이 50퍼센트 정도다.

만성질환	임신에 미치는 영향
심장질환	
류마티스심장병 (심장판막에 손상을 줄 수 있는 패혈성인두염과 같은 염증에 대한 자가 면역 반응)	임신 기간 내내 집중적인 감시가 필요하며, 분만 시에는 다발성심장질환 약물을 투여해야 한다. 또한 임신 중 임신부가 사망할 확률이 높다.
심각한 선천적 심장질환 (희귀성 선천적 심장질환인 아이젠멩거증후군, 원발성폐고혈압 등)	임신이 산모에게 치명적일 수 있다. 다행히도 선천적인 심장질환을 가진 여성 대다수가 비교적 경미한 증상(예를 들어 승모판탈출증)을 보이고 있어 임신부나 태아에게 큰 위험을 주지는 않는다.*
고혈압	
고혈압	중증만성고혈압이라면(혈압이 160/105mmHg 이상, 혹은 합병증으로 신장질환이나 심장질환이 있는 경우) 자간전증에 걸릴 확률이나 제왕절개수술이 필요할 확률이 50퍼센트이며, 태반조기박리의 위험은 10퍼센트다. 또한 40세 이상이거나, 혈압으로 생긴 병의 증상이 15년 이상 지속되고 있거나, 혈액응고 관련 질병을 앓은 적이 있거나, 이전 임신에서 극심한 자간전증을 앓은 적이 있거나, 이전 임신에서 태반조기 박리를 경험한 적이 있다면 문제가 생길 위험이 평균보다 높다.
신장질환	
중증 신장 질환	영구적인 손상을 야기할 수 있는 급성 신장염에 걸릴 위험, 조산할 위험, 태아가 자궁 내 발육지연을 겪을 위험이 평균보다 높다.
만성 신장 질환과 고혈압	임신 중 고혈압 증세가 심각해질 위험이 50퍼센트다.

* 일부 의사는 승모판탈출증이 있는 여성에게 잠재적인 합병증을 예방하고자 분만 중 항생제를 처방한다.

만성질환	임신에 미치는 영향
임신 전에 투석치료를 받은 경우	임신 중에는 투석치료를 더 자주 받아야 한다.
신장 이식	거부반응 제어 약물을 지속적으로 복용해야 한다. 다시 임신할 계획은 이식 후 2~5년 이후로 잡는 것이 좋다.
간질환	
B형 간염	B형 간염 바이러스 보균자이며 아무런 예방적 치료를 받지 않은 여성의 약 10~20퍼센트가 태아에게 같은 바이러스를 옮긴다. 임신 제3삼분기에 B형 간염에 감염된 여성이 태아에게 바이러스를 옮길 위험은 90퍼센트에 이른다. 그러나 질병통제센터가 권장하는 선별검사와 예방접종, 산모 및 신생아 치료를 받으면 태아에게 병을 옮길 확률은 85~95퍼센트 정도 줄어든다.
C형 간염	C형 간염 바이러스를 가진 여성 가운데 약 7퍼센트가 태아에게도 같은 바이러스를 옮긴다. 모체에서 태아에게로 바이러스가 옮겨가는 것을 막을 수 있는 방법이 현재까지는 알려져 있지 않다.
폐질환	
천식	임신부가 임신 전부터 앓고 있던 거의 모든 폐질환(결핵이나 유육종증〔원인을 알 수 없는 전신 염증질환─옮긴이〕 등)은 임신 중 특별한 감시를 필요로 하지 않지만, 천식은 예외다. 천식이 있는 여성 가운데 25퍼센트가 임신 중 질병이 호전되고, 50퍼센트는 병세가 안정되지만, 25퍼센트는 증상의 악화를 경험한다. 게다가 임신한 여성 가운데 1퍼센트는 임신합병증으로 천식을 앓게 된다. 천식이 있는데 임신했다면 천식을 유발하는 물질을 피해야 한다. 감기와 독감, 호흡기계 감염에 걸리지 않도록 각별히 주의해야 하며, 독감 예방접종을 받는

만성질환	임신에 미치는 영향
	것이 좋다. 알레르기 주사를 지속적으로 맞고, (의사의 승인을 받은) 천식약을 늘 복용한다. 임신부에게 천식 발작이 왔다면 그 즉시 치료해야 태아에게 산소부족이 일어나는 일을 막을 수 있다.
신경질환	
간질, 혹은 다른 종류의 발작질환	아기에게도 발작질환이 있을 확률이 30분의 1 정도 된다. 또한 이러한 종류의 증상을 치료하는 데 쓰이는 약물 가운데 상당수가 태아에게 다음과 같은 문제를 일으키는 원인이 된다. 얼굴이나 두개골 및 사지 기형, 신생아의 치명적 출혈, 희귀성 소아암, 구개열이나 구순열, 선천적 심장질환, 척추갈림증, 자궁 내 발육부진, 태아의 사망 등이 그것이다. 연구에 따르면 의사의 처방대로 간질약을 복용하면 이러한 위험을 줄일 수 있다고 한다. 처방대로 약물을 복용할 경우 건강한 아기를 낳을 확률은 85~90퍼센트에 달한다.
다발성경화증	태아에게 이 병을 물려줄 확률은 1~5퍼센트로 매우 적다. 하체에 감각이 없어진다면 임신 말기에 집중적인 감시가 필요하다. 진통이 시작되는 것을 감지하지 못할 수 있기 때문이다. 또한 다발성경화증이 하체에 힘을 주는 능력에 영향을 줄 수 있으므로 겸자분만 및 흡입분만, 제왕절개수술이 필요할 수도 있다.
부갑상선질환	
부갑상선기능항진증 (부갑상선호르몬이 너무 많이 분비됨)	사산이나 영아사망, 태아가 테타니증(칼슘 부족 때문에 생기는 극심한 근육경련과 마비)을 앓게 될 위험이 높아진다.
부갑상선기능저하증 (부갑상선호르몬이 너무 적게 분비됨)	의사는 칼슘과 비타민D 보충제를 처방해줄 것이다. 이는 아기가 골 질환에 걸릴 수 있는 위험을 줄이기 위한 것이다.

만성질환	임신에 미치는 영향
페닐케톤뇨증(PKU)	
페닐케톤뇨증	유산할 확률이 평균보다 높으며, 태아에게 소두증, 심장결손, 정신지체, 자궁 내 발육부진, 저체중이 있을 수 있다. 건강한 출산을 위해 임신부가 할 수 있는 일은 임신 전과 임신 중에 특별식단을 잘 따르는 것이다.
뇌하수체질환	
뇌하수체 종양, 요붕증 (뇌하수체에서 만들어지는 항이뇨호르몬이 감소해 생기는 드문 병), 뇌하수체기능부전	임신 중에 특별한 태아감시나 치료가 필요할 수 있다.
성병 및 기타 감염	
헤르페스	이 병을 아기에게 옮기지 않으려면 치료를 받아야 한다. 헤르페스는 태아에게 치명적일 수 있다.
매독	매독은 태아의 선천적 결손의 원인이 되므로 치료를 받아야 한다.
임질 또는 클라미디아 (과거 감염 및 현재 감염 모두)	자궁외임신의 위험이 높다.
HIV 감염	태아에게 전염될 위험이 있다. 아기가 태어나기 전에 지도부딘을 복용하면, 이 병을 옮길 위험이 20~30퍼센트에서 1퍼센트로 줄어든다.
B형 간염	태아에게 전염될 위험이 있다. 출생 12시간 안에 태아에게 B형 간염 예방접종을 하고 면역글로불린을 주사하며, 생후 1개월과 6개월이 되었을 때 같은 치료를 반복하면 전염의 위험을 줄일 수 있다.

만성질환	임신에 미치는 영향
세균성질염	조기진통, 양수 조기파열, 또는 조산의 위험이 높다.
갑상선질환	
갑상선기능항진증	갑상선 급성발작(갑상선기능항진증이 매우 심해진 상태. 극심한 체온 상승과 심장박동수 증가 등의 증상을 보인다.—옮긴이)을 일으킬 위험이 있다. 이는 매우 위험한 증상으로 조산과 저체중의 위험을 높인다.
갑상선기능저하증	갑상선 호르몬 약을 복용하는 한 임신 중에 특별한 위험에 처하지는 않는다.

임신 관련 질환 및 합병증	임신에 미치는 영향
양수 이상	
양수과다증 (양수가 너무 많은 증상)	태아에게 Rh 부적합증이나 당뇨가 있을 수 있으며, 다태임신일 수 있다. 아기에게 위험이 있어 보인다면 양수검사를 통해 양수를 일부 빼낼 수 있다.
양수과소증 (양수가 너무 적은 증상)	신장이 없거나 신장이 제대로 기능하지 않는 아기를 낳을 수 있다. 또 조기양막파열로 양수가 샐 수 있다. 이 경우는 대개 될 수 있는 대로 빨리 분만하도록 해야 한다.
융모양막염 (양수와 태아양막의 감염)	양막이 조기파열되거나 조기진통에 들어갈 위험이 높다. 이 증상은 항생제 치료나 진통을 일찍 유도함으로써 치료한다. 임신 100건 중 한 건 꼴로 일어난다. 처음에는 빠른 심장박동, 섭씨 38도 이상의 열을 제외하고는 이렇다 할 증상이 없기 때문에 미리 진단하기가 어렵다.

임신 관련 질환 및 합병증	임신에 미치는 영향
기타 질환	
임신오조증 (과도한 입덧)	병원에 입원해 정맥주사를 맞거나 양수를 공급받게 된다. 이 증상은 임신 300건 중 한 건 꼴로 일어나며, 첫 임신인 경우, 다태임신인 경우, 전에 이러한 증상을 겪은 경우에 더 많이 일어난다. 이는 영양실조와 탈수를 유발해 그에 따른 태아의 자궁 내 발육지연이나 조기진통의 원인이 될 수 있다.
임신성 당뇨	사산의 위험이 높으며, 자궁 밖으로 나왔을 때 저혈당 및 저칼슘으로 어려움을 겪는 거대아를 가질 위험이 높다. 분만한 뒤에도 당뇨가 계속되거나 이후 재발할 수 있다. 식이요법 및 필요할 경우 인슐린 투여를 통해 증상을 조절할 수 있으며, 극심한 경우 입원해야 한다. 다음에 해당하는 여성은 임신성 당뇨를 앓게 될 확률이 평균보다 높다. 임신성 당뇨를 앓은 적이 있는 경우, 당뇨 가족력이 있는 경우, 4킬로그램 이상의 아기를 낳은 적이 있는 경우, 이유가 밝혀지지 않은 임신상실을 겪은 경우, 비만인 경우, 고혈압인 경우, 현재 효모감염에 걸린 경우.
자궁 내 발육지연 (IUGR, 자궁 내 발육지체라고도 한다.)	만일 태아가 자궁 내 발육지연의 징후를 보이면('과소체중', 즉 태아의 체중이 예정 체중의 10 백분위수 미만인 경우〔같은 임신 기간의 100명의 아기를 체중별로 정렬했을 때 최저체중 1~9번째에 해당하는 아기들을 가리킨다.—옮긴이〕) 침상안정이나 입원, 유도분만이 필요할 수 있다. 유도분만은 아기가 자궁 안에 있는 것보다 의학적인 양육 환경에 있는 것이 더 낫다고 판단될 경우 실시한다. 자궁 내 발육지연은 사산이나 여러 건강문제가 있는 저체중아를 낳게 하는 원인이 될 수 있다. 또한 다음과 같은 여성에게서 나타날 확률이 더 높다. 만성질병이 있는 여성, 건강하지 않은 생활방식을 가진 여성, 고혈압인 경우, 다태임신의 경우, 첫 임신이거나 5회 이상 임신인 경우, 태아에게 염

임신 관련 질환 및 합병증	임신에 미치는 영향
	색체이상이 있는 경우
황달(간내 담즙정체)	조산이나 사산의 위험이 높다.
태반이상	
태반조기박리	태반이 자궁벽에서 떨어져 나오기 시작하는 징후가 느껴진다면(즉 심각한 질 출혈, 조기진통, 자궁압통, 허리통증) 침상안정을 취하며 세심한 태아감시를 받거나(부분박리일 경우), 응급 제왕절개수술을 받아야 한다.(산모와 아기 모두의 생명에 위협이 되는 완전박리가 분명한 것으로 보일 경우) 태반조기박리는 임신 150건 중 한 건 꼴로 일어난다.
태반기능부전증	혈액응고, 부분적인 태반조기박리, 너무 작거나 미성숙한 태반, 과숙임신, 모체의 당뇨 등으로 자궁으로 가는 혈류량이 부족할 때 일어난다. 일부의 경우, 태아를 태반에 의존하게 두는 것보다 일찍 분만시키는 것이 더 좋다.
전치태반	기침을 하거나 힘을 주거나 성관계를 할 때 출혈을 경험할 수 있다. 전치태반은 임신 200건 중 한 건 꼴로 일어나며, 출산 경험이 여러 번 있는 여성에게서 더 자주 나타난다. 침상안정, 태아감시, 입원, 경우에 따라 제왕절개수술이 필요할 수 있다. 임신 초기에 태반조기박리가 일어났다면, 이 증상은 진통이 시작되기 전에 저절로 없어질 수 있다.
자간전증	경미한 경우에는 침상안정을 취하고, 산모와 태아의 생명이 모두 위험할 경우에는 즉각적인 분만 등 상황에 적합한 처치가 필요하다. 특징적인 증상으로는 손발부종, 혈압 상승(140/90mmHg 및 그 이상), 갑작스러운 체중 증가, 소변 내 단백질 수치 상승, 두통과 구역질, 구토, 임신 제2삼분기 및 제3삼분기의 복통 등이 있다. 첫 임신인 경우, 다태임신의 경우, 만성 고혈압이나 당뇨, 신장질환이

임신 관련 질환 및 합병증	임신에 미치는 영향
	있는 경우, 자간전증의 가족력이 있는 경우 발병률이 높다. 발작과 동반될 때 자간증이라고 한다.
조기진통	다음과 같은 경우 조기진통을 겪을 위험이 평균보다 높다. 현재 임신 중 개복수술을 받은 경우, 자궁 구조가 비정상인 경우, 자궁근종이 있는 경우, 신체적 또는 정신적으로 스트레스가 극심한 경우, 고혈압인 경우, 임신 중 고열이나 신장염을 앓은 적이 있는 경우, 임신부가 16세 이하이거나 35세 이상인 경우, 임신 중 디에틸스틸베스트롤을 복용한 경우, 전치태반이나 양수과다증 진단을 받은 경우, 임신 중 체중이 충분히 늘지 않은 경우, 전에 조기진통이나 조산을 경험한 경우, 이유를 알 수 없는 질 출혈을 겪은 경우, 흡연자인 경우 등이다. 조기진통에 들어갔을 경우 처치법은 진통이 더 진행되는 것을 멈추는 것이 얼마나 중요한지(즉 태아의 성숙 정도가 어느 정도인지)에 따라 달라진다. 진통을 완화시키거나 멈추기 위해 침상안정, 정맥 내 수액주사, 혹은 약물을 이용한다. 하지만 이러한 방법은 대개 자궁경부가 아직 얇아지지 않고 3센티미터 이상 확장되지 않은 경우에만 효과가 있다.

【표2】 다태임신의 경우 임신 중과 분만 시에 일어날 수 있는 문제

문제 유형	일어날 수 있는 일
빈혈	쌍태아를 가진 임신부는 단태아를 가진 임신부보다 빈혈을 경험할 확률이 2.5배 높다.
선천적 결손	선천적 결손은 단태아보다 다태아의 경우 두 배 더 많이 나타난다. 또한 이란성 쌍둥이보다 일란성 쌍둥이에게서 훨씬 더 많이 나타난다.

문제 유형	일어날 수 있는 일
성장불일치	다태아 중 하나가 나머지보다 늦게 자라거나 빨리 자라는 것을 말한다. 자궁 내 자리 부족, 쌍태아간 수혈증후군과 같은 태반 문제가 원인이 될 수 있다. 일부의 경우 태아를 자궁 안에 있게 하는 것보다 조기에 분만하는 것이 더 좋다.
자궁 내 발육지연	단태임신보다 다태임신에서 훨씬 더 많이 나타난다. 조기 유도분만이 필요할 수 있다. 태아 수가 많다면 나머지 아기에게 따르는 위험을 줄이는 방법으로 선택적 유산(한 명 및 그 이상의 태아를 선택적으로 낙태하는 것)을 고려해볼 수 있다.
저체중	쌍태아 중 약 절반 정도가 출생 시 몸무게가 2.5킬로그램이 채 되지 않는다. 이는 자궁 내 자리가 부족해서이기도 하고, 영양분이 둘에게 나뉘기 때문이기도 하다. 일란성 쌍둥이는 이란성 쌍둥이보다 몸무게가 적은 경향이 있다.
유산	일란성 쌍둥이는 이란성 쌍둥이보다 유산될 확률이 더 높다.
단일양막(일란성 쌍둥이가 한 양막낭 안에 있는 것)	쌍태아의 경우 치사율이 50퍼센트에 달한다. 두 태아가 결합되어 있거나(즉 샴쌍둥이), 서로의 탯줄에 엉켜 사망하는 것이 원인이 된다.
신생아 사망	쌍태아는 생후 28일 이내에 죽을 확률이 단태아보다 다섯 배 높다. 미숙아인 것이 가장 큰 이유다. 영아돌연사증후군의 위험은 단태아보다 쌍태아일 때 두 배 높다.
자간전증	다태임신을 한 여성은 단태임신의 경우보다 자간전증 발병률이 두 배 더 높다.
임신성 고혈압	다태임신의 경우 단태임신보다 임신성 고혈압일 확률이 2.5배 높다. 임신성 고혈압에는 분만 외에 해결책이 없기 때문에, 조기분만을 하는 경우가 때때로 있다.

문제 유형	일어날 수 있는 일
태위이상(자궁 내 태아의 위치가 바르지 못한 것)	태위이상이 있을 때 단태임신보다 다태임신의 경우 제왕절개수술을 할 확률이 높다.
조산	다태임신은 단태임신보다 출산이 이른 경향이 있다. 평균 임신 기간은 쌍둥이일 경우 37~38주, 세쌍둥이일 경우 34주다.
산후출혈	자궁은 임신 기간 중에 극심하게 늘어나기 때문에 분만 이후 제자리로 돌아가는 데 큰 어려움을 겪는다. 다태아를 낳은 여성은 단태아를 낳은 여성보다 산후출혈을 겪을 확률이 더 높다.
사산	아기의 수가 많을수록 사산의 위험도도 높아진다. 쌍둥이는 단태임신에 비해 사산의 위험이 두 배 높고, 세쌍둥이는 4~6배 높다.
쌍태아간 수혈증후군	일란성 쌍둥이가 한 태반 안에 있을 때 영양이 골고루 나누어지지 않을 경우 발생한다. '공혈자' 태아(혈액과 영양을 적게 공급받은 쪽)는 몸집이 더 작고 빈혈 증상을 보이는 반면, '수혈자' 태아(혈액과 영양을 더 많이 공급받은 쪽)는 황달, 호흡기계 이상, 심한 경우 혈액과다로 심부전을 겪는다.

고위험임신의 스트레스에 대처하는 법

고위험임신은 가장 좋은 상황에서라도 대처하기가 쉽지 않다. 하물며 전에 아기의 죽음을 경험한 적이 있다면 더욱 힘겹게 느껴질 수밖에 없다. 당신이 바랐던 '완벽한 임신'이 아니라는 점에서 슬프고 화가 날 수 있다. 별다른 어려움 없이 정상적인 임신 과정을 통과한 주변 사람을 보며 억울한 마음이 들지도 모른다. 스스로를 건사하기 위해 다른 사람에게 의존해야만 하는 상황에 무력감이 느껴질지도 모른다. 고위험임신이 될 만한 원인을 제공한 자기 자신을, 정당한 이유로든 아니든 책망하게 될지도 모른다. 아기를 잃어버리는 악몽을 또다시 겪어야 하는 것은 아닐까 하는 두려움에 사로잡힐 수도 있다.

침상안정을 취해야 할 때

침상안정을 취해야만 하는 상황이라면 고위험임신의 스트레스는 한층 가중된다. 젠 역시 지난번 임신에서 그와 같은 경험을 했다. 그녀는 배 속에 있는 아기가 무사히 태어나기만을 기다리며 가만히 누워 지내는 동안 끝도 없이 이어지는 걱정으로 머릿속이 복잡했다고 회상했다. "임신 제3삼분기에 접어드니까 아기가 조산이 되면 어쩌나, 아기에게 혹시 어떤 문제가 있으면 어쩌나 하는 걱정이 들기 시작하더군요. 계속 진통이 와서 가정용 자궁 진단감시기로 자궁 상태를 늘 확인하는 것은 물론이고, 터부탈린조기진통 시 자궁수축을 막아주는 약물—옮긴이도 맞고 있었는데 말이에요. 양수과다증이었기 때문에 배가 아주 커다랗어요. 양수가 많기도 하고 아기도 매우 컸기 때문에 당시 내 임신 주수에 비할 때 거의 6주나 앞선 크기였지요.

날마다 침대에만 누워 있으려니 정말이지 갑갑하더군요. 정신적으로는 지쳐가기 시작했지요. 집에 세 살짜리 아들이 있었는데, 나의 임신이 아들에게 안 좋은 영향을 미치는 것은 아닌지 걱정이 됐어요. 아이는 왜 엄마가 자기랑 놀아주지 않는지 이해하지 못했어요. 그래서 아주

화가 나 있었지요. 몸은 몸대로 상태가 별로 좋지 않았어요. 근육이 특히 힘이 없어져서 무사히 분만할 수 있을지 걱정이 많이 됐지요. 놀라시겠지만, 첫아이를 낳을 때 36시간 진통을 했거든요. 아기가 태어났을 때는 남아 있는 기운이라곤 전혀 없었죠. 가볍게 말해서 그 정도인 거예요. 아기를 안을 힘조차 없었으니까요. 그러니 이번에는 몸이 더욱 약해져 있는데 아기를 무사히 낳을 수 있을지 걱정이 되었지요."

침상안정 시 해야 할 것과 하지 말아야 할 것 겪어보지 않았다면 믿기 어렵겠지만, 가만히 누워만 있는 것은 육체적으로 매우 지치는 일이다. 같은 자세로 오랜 시간 있다 보면 몸이 쑤시고 욱신거리며, 평소보다 훨씬 쉽게 피곤을 느낀다. 시간이 더 지나면 아킬레스건이 딱딱하게 굳어져 걷기가 더욱 힘들어질 것이다. 따라서 의사에게 침상안정 시 할 수 있는 운동을 추천받아 이처럼 몸이 쇠약해지는 것을 막는 것이 좋다. 예를 들어 골반 기울이기 운동, 케겔 운동, 둔부 근육 운동, 다리와 발목·발꿈치 들어올리기, 무릎 펴기, 팔 들어올리기, 어깨 움츠리기, 손목과 목 돌리기 등의 운동을 할 수 있다.*

건강한 정신을 유지하기 인생에서 무척 힘들 수 있는 이 시기를 잘 대처하기 위해 도움이 될 만한 정보를 소개한다.

* 침상안정 시 할 수 있는 것과 하면 안 되는 것을 의사에게 정확히 확인받자. 고위험임신으로 침상안정의 경험이 많은 한 여성은, 날씨가 좋은 날에는 뒷마당에서 일광욕을 즐기는 것도 좋다고 제안한다. 하지만 이는 의사에게 긴 안락의자에 누워 있어도 좋다는 허락을 받았을 경우에만 가능한 일이다.

침상안정을 취하라는 권고를 받았을 때 의사에게 물어봐야 하는 질문을 몇 가지 소개한다.

- 얼마나 이렇게 쉬어야 하나요?
- 입원으로 이어질 가능성은 어느 정도 되나요? 어떤 경우 병원에 입원하게 되나요?
- 소파에 누워 있어도 되나요, 아니면 반드시 침대에 옆으로 누운 자세로 있어야만 하나요?
- 몸을 일으켜 침대에 앉아 있어도 되나요, 아니면 아기에게로 가는 혈액량을 최대화하기 위해 늘 왼쪽 옆으로만 누워 있어야 하나요?
- 태아감시가 필요할 경우 어떤 방식으로 하게 되나요? 발차기 횟수로 측정하나요? 전자 태아감시 장치로 하나요?
- 걸어서 화장실에 가는 정도는 괜찮나요, 아니면 침대에 누워서 환자용 변기에 볼일을 보아야 하나요? 변비 때문에 힘을 주는 일이 일어나지 않도록 적절한 예방 조치를 받아야 하나요?
- 계단을 오르내려도 되나요?
- 샤워를 해도 되나요, 아니면 누운 채로 수건으로 닦아내기만 하는 것이 좋은가요?
- 누워서 일을 해도 되나요?
- 물건을 들어도 되나요? 들어도 된다면 어느 정도 무게까지 가능한가요?
- 운동을 해도 되나요? 해도 된다면 어느 정도 강도까지 가능한가요?
- 성관계를 해도 되나요? 그 밖에 오르가슴을 느낄 수 있는 행위를 해도 되나요? 유두 자극은 괜찮은가요?
- 차를 운전하거나 타도 될까요?

- 온라인을 활용하라. 침상안정을 취해야만 하는 임신부를 위한 온라인 지지모임이 많이 있다. 인터넷 사이트를 검색해 이와 같은 모임의 회원이 되거나 게시판에 글을 남길 수 있다. 혹은 사이드라인Sidelines 및 사이드라인 캐나다Sidelines Canada에 연락해 온라인 지지모임에 대한 자료를 얻을 수 있다.*

- 필요한 모든 것을 손이 닿는 거리에 두어라. 전화기, 전화번호 수첩, 라디오, 텔레비전이나 전축 리모컨, 휴지, 찬 음료가 가득 든 보온병, 건강한 간식거리, 점심식사, 음악을 들을 수 있는 CD나 카세트테이프 플레이어, 오디오북, 사진첩, 일기장, 여러 가지 읽을거리 등이 필요할 수 있다.

- 시간을 보낼 수 있는 창의적인 방법을 찾아라. 지난번 임신했을 때 침상안정을 취해야만 했던 패트리샤는 이런 방법을 썼다. "펜과 종이를 가져다가 일주일 단위로 달력을 만들었어요. 임신에 대해 짤막하게 기록을 남겼지요. 정신건강에 큰 도움이 되었어요. 목표지점인 36주를 향해 가는 동안 카운트다운을 하는 역할도 됐고, 또 임신 일지의 구실도 한 셈이었지요. 거기다가 달력을 그리고 장식하느라 손을 놀릴 틈이 없으니 좋았어요. 달력에는 이것저것 가리지 않고 모두 써 넣었어요. 아기가 발차기한 횟수나 수축이 온 횟수, 심지어 내가 보고 싶은 텔레비전 프로그램의 채널과

---

* 인터넷에 친숙하지 않은 임신부라면, 사이드라인 및 사이드라인 캐나다로 전화를 걸어보자. 그쪽에서 전화로 대화를 나눌 수 있는 친구를 소개해줄 것이다. 대화를 통해 분만일까지 건강한 마음을 유지하는 데 도움을 받을 수 있다.(부록 2를 살펴보면 임신에 대한 다양한 정보가 있는 한국 웹사이트와 관련 커뮤니티의 주소를 알 수 있다. 커뮤니티를 통해 다음 임신을 위한 최신 정보를 공유할 수 있으며, 오프라인 모임에 참가할 수도 있다.—옮긴이)

날짜, 시간까지도 적었어요. 정말 창의적인 표현 수단이었다고 생각해요."

- 은둔 상태로 들어가지 마라. 일주일에 두세 번은 친구를 초대해 점심을 같이 먹어라. 그렇게 해 세상으로부터 단절되었다는 느낌이 들 때 기분을 전환할 수 있도록 한다.

- 임신부와 남편에게 개인 출산교육을 해줄 수 있는 둘라나 출산전문가를 찾아라.*

- 건강관리기구HMO에 연락해, 침상안정을 취할 동안 개인 간호조무사를 쓸 수 있는 비용을 보조해주는지 알아보라. 처음 문의했을 때 보조해주지 않는다는 답변을 받았다면 의사에게 소견서를 써달라고 요청하라. 당신의 의견을 개진하는 데 도움이 되는 경우가 때때로 있다.**

- 의사소통의 통로를 늘 열어두어라. 당신이 누워 있는 동안 남편이 집안일을 하는 방식이 성에 차지 않더라도 너무 지적하지 말자. 이 시기는 당신과 남편 모두에게 스트레스를 주는 시기다. 지난번 임신에서 아내 조디가 침대에 누워 지내야만 했던 롭은 이렇게 회상했다. "내가 할 일이 너무 많았어요. 회사도 가야 했고, 아이 보는 일과 집안일까지 해야 했으니까요. 건강한 아기를 만나기

---

* 출산전문가를 알아볼 때 전에 임신상실을 겪은 적이 있으며 고위험임신을 겪고 있는 부부를 잘 이해해줄 경력을 갖추었는지 확인하도록 한다.
** 이는 미국의 상황이며 우리나라의 경우 보건복지부에서 저소득층을 상대로 산모도우미 서비스를 실시하고 있다. 그리고 간호조무사와 같은 임신도우미의 서비스는 사설업체를 통해 받을 수 있다. 만약 임신도우미에 대해 궁금한 점이 있다면 베이비센터를 방문해보자 (www.babycenterkorea.co.kr).―옮긴이

위해 이런 시간을 보내는 것이라는 사실을 잊지 않으려 애썼지만, 쉽지는 않았어요. 골치 아픈 상황이 터진 순간에는 10개월을 채우고 나오는 건강한 아기를 만난다는 생각 따위는 온데간데없이 사라졌지요. 분통이 치민 적도 있었죠.”

- 아이가 있다면, 시간이 지나면 모든 게 예전처럼 돌아오리라는 것을 알려주어 안심시키자. 아이는 현재의 상황에 화를 내거나 때로 겁을 먹을 수도 있다.

- 침상안정을 취해야 한다는 사실을 상사에게 알렸을 때 탐탁지 않게 여기는 반응이 돌아올 수 있다는 사실을 염두에 두라. 대부분의 상사는 결국에는 이해하거나 지지해주는 반응을 보이는 게 보통이지지만, 일부는 처음부터 상당히 부정적인 반응을 보일 수 있다. 사라 역시 이러한 경험을 했는데, 그녀에게 침상안정이 필요하다는 말을 들은 상사는 사라와 아기의 건강에 대해 묻는 대신 언제 직장으로 복귀할 수 있는지부터 물었다.

- 긴 안목으로 내다보자. 지난번 임신에서 침상안정을 취해야 했던 몰리는 이렇게 말한다. “인내심과 희망을 갖는 게 중요해요. 지금 배 속에 있는 아기를 잃는 것만큼 나쁜 일이 어디 있겠어요? 꼼짝없이 누워 있어야만 하는 게 지루하고, 괴롭고, 짜증나더라도 그렇게 해서 아기를 만날 수 있다면 참고 견딜 만한 가치가 있는 것 아닌가요?”

지금까지 임신의 과정에서 생길 수 있는 걱정거리에 대해 알아보았다. 이제는 다가올 아기의 탄생을 당신이 어떻게 느낄지에 대해 살펴보자.

14장

곧 태어날 아기를 위한 준비

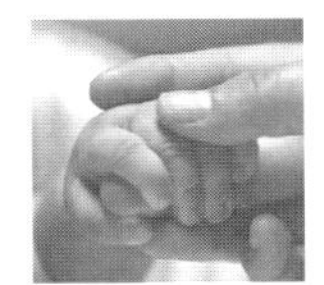출산예정일이 다가올수록 머릿속은 곧 태어날 아기에 대한 많은 생각으로 가득 찰 것이다. 전에 겪은 임신상실이 임신 초기에 일어났다면 이제 몇 주만 있으면 무사히 아기를 품에 안아볼 수 있으리라는 기대를 갖기 시작할 것이다. 반면 이전 임신상실이 임신 말기나 아기가 태어난 직후에 일어났다면 행복한 결말을 점치기에는 아직 이르다며 불안해하고 있을 수도 있다.

이 장에서는 아기의 탄생을 바라보는 단계에서 고려해야 할 것에 대해 살펴보려 한다. 산전교실에 등록하는 문제, 임신상실을 겪었던 병원을 다시 방문하는 일, 분만계획표를 작성하는 것, 둘라分娩 지지 전문가―옮긴이를 고용하는 일, 유도분만으로 출산하는 것, 출산예정일을 넘겼을 때 대처하는 법, 분만의 어려움에 대처하는 법, 새로 태어난 아기를 반갑게 맞이하는 법 등에 대해 알아볼 것이다. 마지막으로는, 그 어떤 부모도 생각하기 꺼려하는 주제, 즉 또다시 아기의 죽음을 경험할 수 있는 가능성에 대해 간단히 살펴보려고 한다.

산전교실에 꼭 등록해야 할까?

아기의 탄생을 기다리는 거의 모든 부부에게 느긋한 마음으로 산전교실에 다니는 것은 임신 과정의 자연스러운 일부겠지만, 아기의 죽음을 경험한 많은 부모는 이 수업을 듣지 않는 쪽을 택한다. 이유는 분명하다. 본인에게는 무사히 아기를 품에 안아볼 수 있을지가 일생일대의 관건인 상황에서, 임신선임신 후 피부가 늘어나서 생기는 선―옮긴이이 생기는 것이라든가 또는 제왕절개수술을 받는 것이 가장 큰 걱정인 임신부와 어울리기는 쉽지 않기 때문이다.

첫 임신에서 사산을 경험했던 제니퍼는 두 번째 임신이 되었을 때 산전수업을 듣지 않는 쪽을 택했다. 당시의 본인과 남편에게 산전수업이 줄 수 있는 것이 그다지 많지 않다고 생각했기 때문이다. "남편이랑 저는 그런 수업이 우리에게 별로 맞지 않을 거라고 생각했어요. 거기서는 (분만과 출산에 대한) 지극히 일반적인 문제에 대해서만 이야기할 뿐이니까요. 우리 부부에게 중요한 문제와는 거리가 멀었지요."

또한 어울리지 않는 자리에 있다는 기분이 들까봐 걱정이 되기도 했다. "그런 수업에 가면 늘 자기소개를 하고 아이가 몇이나 있는지 등을 이야기하지요. 남편과 나는 우리의 소중한 첫 딸아이가 어떻게 사산되었는지를 이야기해서, 그 수업의 모든 엄마가 우리 부부를 멀리하게 되는 일은 겪고 싶지 않았어요. 아기를 가진 부부는 우리와 가까이 하고 싶어하지 않는다는 걸 지난번 수업을 들을 때 알았거든요. 마치 우리의 '불운'이 그들에게 옮기라도 한다는 것처럼 말이에요. 우리 부부는 사산 이후의 임신 그 자체만으로도 이미 충분히 외로웠어요. 우리가 실제로 얼마나 고립되어 있는지 끊임없이 상기시켜줄 자리는 굳이 필요 없었지요."

한편 첫아이와 현재 둘째 사이에 사산 한 번과 유산 세 번을 경험한 그레이스는 산전수업을 듣기로 했다. 수업을 들으면서 임신 기간에 조금이라도 더 '정상'이라는 기분을 느끼고 싶었기 때문이다. "무슨 일이 있어도 임신 기간을 즐거운 마음으로 보내고 싶었어요." 그레이스의 말이다.

산전교실에 등록하기로 했다면 강사에게 미리 당신의 경험에 대해 말하고, 아기의 죽음을 경험한 부부와 같이 수업을 하는 것을 편안하게 느끼는지 확인하는 것이 좋다. 강사에게 아래와 같은 질문을 미리 해보면 도움이 될 것이다.

- 전에 아기의 죽음을 경험한 부부와 수업해본 적이 있습니까?
- 수업에서 보통 유산이나 사산, 영아사망에 대해 언급하는 편입니까? 그러한 주제를 다룰 때 우리 부부의 경험을 모두에게 자세히 공개해도 괜찮습니까?
- 수업을 듣는 인원은 어느 정도 됩니까? 그 가운데 첫 임신인 부부는 어느 정도 됩니까? 아기의 죽음을 경험한 부부가 혹시 또 있습니까?

여럿이 듣는 수업에 참가하는 대신 개인적으로 산전수업을 들을 수 있다는 것도 잊지 말자. 그쪽이 더 편하게 느껴진다면 그렇게 하는 것도 좋다. 출산전문가를 통해 집에서 개인적으로 산전교육을 받는 것은 생각보다 어렵지 않다.*

로르는 개인적인 경험 때문에 일반적인 산전교실에 참여하기는 어려울 것 같다고 판단했다. 그래도 아기가 태어나기 전에 어떤 식으로든 산전교육을 받고 싶었으므로 개인적으로 수업을 듣는 쪽을 택했다. "이번

---

* 우리나라에도 여러 출산전문가가 있지만 미국처럼 집에서 산전교육을 받기는 어렵다. 대개 교육강좌를 통해 산전교육을 받을 수 있다.—옮긴이

임신에는 브래들리 분만법 좋은 식사습관과 임신 중의 운동을 강조하는 분만법—옮
긴이 수업을 들었어요. 물론 우리 집에서 개인적으로요. 하나같이 '정
상인' 엄마들 사이에 있기가 힘들 것 같아서요. 그들이 모여서 모든 일
이 얼마나 잘 되어가고 있는지 이야기하는 것을 듣고 싶지는 않았어요.
나는 악몽 같은 시간을 네 번이나 겪었고, 어떤 것이 어떻게 잘못될 수
있는지를 잘 알고 있으니까요. 수업을 개인적으로 들으니까 그런 나의
두려움을 마음껏 표현할 수 있어 좋더군요."*

아기를 낳았던 병원에 가봐야 할까?

임신의 막바지에서 고려해야 할 또 다른 주제로는 전에 아기를 낳은
병원을 미리 들를 것인지를 정하는 일이 있다. 이번에 아기를 낳으려고
하는 병원이 전에 아기가 죽은 곳이라면 병원에 미리 들러 분만 시 다
시 떠오를지도 모르는 감정을 정리하고 싶을 수 있다.

낸시 부부는 새로 임신한 아기 코디가 태어나기 전에, 딸아이 칼리가
사산된 분만원을 다시 한번 방문하기로 했다. "그곳의 간호사에게 연
락해 병실에 가서 잠시 앉아 있어도 되냐고 물었어요. 코디가 태어날
때 맞닥뜨리게 될 많은 감정을 잘 처리하도록 마음의 준비를 하고 싶었
거든요. 간호사 대부분이 우리 부부를 기억하고 있었고 아주 적극적으

* 임신상실을 겪은 부부를 위한 지지 프로그램을 운영하는 기관 가운데 상당수가 차후임신 부
  부를 위한 수업을 열기 시작했다. 현재 사는 지역에 이와 같은 수업이 있는지 꼭 알아보자.

로 도와주었어요. 간호사 한 명이 전에 내가 칼리를 낳고 또 아이가 죽고 나서 회복하는 동안 머물었던 병실로 우리를 데려다주더군요. 이번에는 다른 병실에서 아이를 낳기로 되어 있는데도 말이에요. 그 병실에서 잠시 있어도 된다고 했어요. 이번 분만이 아주 멋진 경험이 될 수 있게끔 거기 있는 모든 사람이 최선을 다해줄 거라는 사실을 우리 부부는 확신할 수 있었지요."

첫아이를 사산한 신디도 그 다음에 갖게 된 아기를 분만하기 위해 같은 병원을 찾았다. 그녀는 이번에도 전에 아기를 낳은 병실에서 분만하기를 원했다. 간호사들은 더할 나위 없이 친절하게 성심껏 도와주었다. "그들은 내가 왜 전에 썼던 병실을 쓰고 싶어하는지 이해하고는, 내게 신체적으로, 그리고 감정적으로 필요한 것을 모두 맞추어주기 위해 최선을 다해주었어요."

병원에 미리 들르는 것이 이처럼 도움이 되었다는 경우도 있지만, 모두에게 그런 것은 아니다. 재넌은 전에 아기를 낳은 병원을 미리 들르지 않는 쪽을 택했다. 거기서 아기가 사산되었을 뿐 아니라 어머니도 돌아가신 탓에 아픈 기억이 너무 많았기 때문이다. 남아 있을지 모르는 감정은 분만할 때 다루기로 했다.

전에 아기를 낳은 병원이나 분만원을 진통이 시작되기 전에 방문하기로 했다면 미리 전화로 약속을 잡도록 한다. 이와 같이 의료진에게 당신의 상황을 미리 알림으로써 다가오는 출산에 대해 궁금한 것을 질문하거나 걱정스러운 점을 표현했을 때 적절한 대답을 들을 수 있다. 또한 아기가 죽은 곳을 다시 방문했을 때 감정적인 지지를 받을 수 있도록 남편이나 친구를 동행하는 것이 좋다. 밀려오는 기억이 생각보다 강렬할 수 있기 때문이다.

분만계획표 작성하기

임신의 막바지에서 또 생각해봐야 할 게 분만계획표를 작성하는 일이다.

분만계획표를 짜면 어느 부부에게라도 도움이 되겠지만, 전에 아기의 죽음을 겪은 부부에게는 특별히 더 유용하다. 신체적으로나 감정적으로 분만에 너무 집중되어 의료진에게 이전 출산력에 대해, 혹은 분만 과정에서 당신의 의견이나 바라는 점에 대해 말할 수 없을 때, 분만계획표가 유용하게 쓰일 수 있다.

아기를 만날 준비를 하며 작성한 분만계획표에 표현해두면 좋을 사항을 아래 소개한다.

- 당신이 생각하는 출산의 목표와 출산에 기대하는 점
- 당신이 분만하고 싶은 곳(만일 강하게 마음이 끌리는 특정 병실이 있다면 꼭 적어두자.)
- 이전 출산력에 대해 될 수 있는 대로 자세하게 기술한다.(예를 들어 2년 전 이 병원에서 아기가 죽었다는 것 등)
- 아기가 태어날 때 초대하고 싶은 사람들(남편, 자녀, 가족, 친구, 또는 둘라나 분만 시 지지해줄 수 있는 다른 이), 각자가 해줄 수 있는 역할
- 원하는 분만실 분위기(예를 들어 조용하고 어두운 실내)

- 아기의 죽음에 대한 기억을 상기시킬 수 있는 일반적인 검사나 시술에 대해 불편하게 느끼는지 여부(예를 들어 간호사가 아기의 심장박동을 곧바로 감지해내지 못할 때 겁에 질리지 않을지 여부)
- 진통 시간의 대부분을 보내고 싶은 장소(집, 병원 욕조, 병동을 걸으며 등)
- 회음절개, 유도분만, 태아감시, 내진과 같은 분만 시의 의학적 처치에 대해 어떻게 느끼는지
- 분만 시의 통증완화방법 중 선호하는 방법(분만 시 통증을 완화하는 의료적 처치법 및 비의료적 처치법에 대해서는 372쪽 표1 '분만할 때 선택할 수 있는 통증완화 방법들'을 참조하라.)
- 분만실에 의과대학생이나 레지던트가 참석해도 괜찮은지 여부
- 사용하고 싶은 분만 도구(예를 들어 분만의자, 지지 막대, 분만욕조)
- 아기와 떨어지지 않기 위해, 신생아 검사를 실행할 때 (가능할 경우) 참관하고 싶은지
- 출산 이후 얼마나 병원에 입원해 있고 싶은지
- 이번에도 아기가 죽을 경우 남편과 의료진이 어떻게 지지해주었으면 좋겠는지

미리암 부부는 분만계획표를 작성할 때 이번 분만에 대해 기대하는 바를 아주 자세하게 적었다. 미리암이 분만하는 동안 어떠한 종류의 감정적 지지를 받고 싶어하는지도 구체적으로 썼다. "분만이 진행되는 동안 어떠한 단계까지 진행되고 있는지, 그리고 아기가 잘 대처하고 있는지, 아니면 무언가 문제가 있는지를 내게 알려준다면 좋겠습니다. 우리 부부는 재스민(사산된 아기)의 이름이 언급되어도 개의치 않습니다.

【표1】 분만할 때 선택할 수 있는 통증완화 방법들

분만 중 통증을 완화하는 의료적 처치 및 비의료적 처치로는 아래와 같은 방법들이 있다.

비의료적 통증완화법

침술	팔다리나 귀에 침을 놓아 해당하는 통증 자극을 차단한다.
자기최면	자기최면기법을 이용해 이완 효과를 얻을 수 있다.
수중분만	중력을 감소시켜 분만의 통증을 덜어준다. 산모의 긴장을 이완시켜주는 효과도 있다.
긴장이완호흡법과 긍정적 시각화	분만 시 긴장을 덜어주는 데 도움이 된다.
경피적 전기신경자극 (TENS)	허리 부위 신경을 자극해 통증 자극이 뇌로 전달되는 것을 막는다.
그 밖의 기술	음악, 마사지, 자세 변경, 열요법 및 냉요법, 역압(逆壓), 신뢰하는 사람과의 신체접촉으로 생기는 심리적 안정, 적절한 수분공급

의료적 통증완화법

경막외 마취	마취제나 진통제를 경막외강(뼈에 붙어 있는 황색 인대와 척수를 싸고 있는 경막 사이의 공간)에 주입해 하반신을 마취시킨다. 여성 중 85퍼센트는 완전한 통증완화를, 12퍼센트는 부분적인 통증완화를 경험하며, 3퍼센트는 완화 효과가 전혀 없다. 지속적으로 소량의 경막외 마취를 실시할 경우 분만 중 움직임이 가능하다. 부작용으로는 저혈압, 소변을 볼 때의 어려움, 심각한 산후 두통 등이 발생할 수 있다. 특정한 신경 질환이 있는 여성이나 경막외 마취를 실시하려는 시점에 자궁경부가 3~4센티미터밖에 열리지 않았을 경우에는 실시하지 않는 것이 좋다. 산모가 힘을 주는 능력을 감소시켜 겸자분만이 필요할 수 있다.

미추마취	천골(등뼈 가장 아랫부분의 뼈 구조물) 부근의 척수에 마취제를 주입해 회음부(질 입구와 항문 사이의 피부로 피하지방과 근육조직으로 되어 있는 부분)를 마취시킨다. 미추마취는 단기간의 통증완화가 필요할 때(예를 들어 겸자분만이나 흡입분만 시) 좋은 선택이지만, 최근에는 예전만큼 사용되지는 않는다.
흡입 마취제 (아산화질소)	뇌의 통증 중추를 마취시킨다. 필요한 만큼 아산화질소 가스를 들이마신다. 이 방법은 널리 쓰이고 있지 않으며, 나른함과 구역질을 유발한다. 일부 연구에 따르면 아산화질소를 들이마신 여성은 위 안의 내용물을 흡인하게 될 수 있다고 한다.
데메롤과 같은 주사용 마취제, 기타 마취제 및 누바인, 스타돌과 같은 마취성 진통제	15분 이내에 통증을 완화시킨다. 이와 같은 통증완화는 2시간까지 지속된다. 안타깝게도 임신부에게 투여되는 양은 필요한 만큼 통증완화 효과를 주지 못하는 경우가 많으며, 나른함과 구역질, 구토, 호흡저하, 저혈압과 같은 부작용을 일으킨다. 또한 이와 같은 약물을 투여한 지 2~3시간 안에 아기가 태어날 경우 신생아는 호흡곤란을 겪을 수 있다.
국소 마취	회음부 조직에 국소 마취를 실시하는 것으로, 회음 절개 시 또는 분만 후 회음부 봉합 시 사용된다. 일부 연구는 국소마취제 주사가 회음조직을 약화시키고, 회음절개를 하지 않을 경우 오히려 회음부가 찢어질 가능성이 높다고 한다.
자궁경관 주변부 마취	자궁경관 주변 조직에 국소마취제를 주입한다. 통증완화 효과는 45~60분 동안만 지속되며, 이는 아기의 심장박동을 늦출 수 있다.
외음부 마취	질 주변 신경과 회음부에 국소마취제를 주입한다. 이 마취법은 회음절개 시에도 가끔 사용된다. 안타깝게도 자궁의 통증을 덜어주지는 못하며, 아기의 머리가 산도로 너무 많이 내려와 있으면 실시할 수 없다.

척추 마취	마취제를 허리 척수에 주사하여, 약 4분 안에 하반신을 마비시킬 수 있다. 대개 제왕절개 시 사용된다. 극심한 자간전증이 있는 여성에게는 권장하지 않는다. 저혈압, 극심한 분만 후 두통, 일시적인 방광 기능장애, 구역질, (드문 경우) 경련이나 감염의 위험이 있다.

(……) 사실 의료진 여러분이 우리에게 괜찮은지를 물어보아주신다면 좋겠습니다. 여러 가지 질문을 해서 지금 태어날 아기에 대해 우리가 어떻게 느끼는지는 물론이고 재스민이 태어나고 죽었을 때의 감정에 대해 표현할 수 있는 기회를 준다면 반가울 겁니다."

첫 임신이 유산으로 끝났던 도넷 또한 분만계획표를 자세하게 썼다. 아기가 사산되거나 태어난 직후 죽는 일이 일어났을 때 그 상황이 어떻게 처리되기를 바라는지에 대해서도 썼다. "우리 아기가 태어난 이후 죽을 수도 있다고 생각할 만한 이유는 전혀 없었어요. 하지만 그래도 만일 그런 일이 일어나면 어쩌나 하는 두려움은 있었지요. 그래서 만에 하나 아기가 죽었을 경우 내가 어떤 식으로 아기를 안아보고 싶은지를 구체적으로 적었어요."

아기의 죽음을 경험한 많은 부부는 병원이나 분만원에서 아기를 낳지만, 개중에는 집에서 낳는 것을 더 편하게 느끼는 경우도 있다. 이 방법을 택한 경우라도 분만계획표를 쓰면 이점이 많다. 분만 시 당신이 원하는 바를 조산사에게 당연히 알릴 수 있으며, 곧 태어날 아기를 맞이하기 위해 필요한 준비를 다 마쳤다는 확신을 본인과 남편 모두 가질 수 있다.

둘라 고용하기

본인과 남편 모두 다가오는 출산의 스트레스를 처리하기 위해 도움이 필요할 것으로 보이는가? 그렇다면 둘라를 고용하는 것은 어떤지 생각해보라.

연구결과에 따르면 분만 시 둘라의 도움을 받은 여성은 제왕절개수술, 분만 시 통증완화법, 겸자분만 등을 필요로 하는 확률이 더 적다고 한다. 그들은 또한 둘라의 지지 없이 아기를 낳은 여성보다 분만 경험에 대해 더욱 만족하는 경향을 보인다.

둘라는 사실상 10년 전까지만 해도 생소한 말이었지만, 빠른 속도로 많은 이에게 알려지고 있다. 1988년, 미국에서만 4만 건의 출산에서 둘라가 함께했다. 둘라 비용은 한 번 출산 시 300~600달러에 이르며, 더욱더 많은 건강보험회사가 둘라 업무를 보험적용 대상에 포함시키는 데 동의하고 있다.*

둘라는 혈압 측정이나 내진과 같은 의료적 업무를 수행할 권한은 없지만, 출산의 모든 과정에서 임신부와 남편에게 조언을 하는 역할을 한다. 대개 임신부 및 남편과 미리 분만계획에 대해 이야기를 나누고, 분만 중 지속적인 지지를 보내며, 산후 몇 시간, 혹은 며칠 동안은 수많은 실질적인 도움을 준다.

* 우리나라는 미국과 달리 둘라에 대해 잘 알려져 있지 않다. 그러나 대한출산교육협회에서는 우리나라의 건강한 출산문화를 정착시키기 위해 2003년 제1차 둘라 자격을 위한 세미나를 열었다. 이 세미나는 앞으로도 꾸준히 진행될 예정이다.—옮긴이

유도분만을 해도 괜찮을까?

임신부가 전에 한 번 이상 임신상실을 겪었다는 이유만으로, 안전할 경우 될 수 있는 대로 이른 시기에 조기분만을 유도하는 것이 좋은지에 대해서는 의사들 사이에서도 자주 논란이 있다.

조기 유도분만에 찬성하는 쪽은 그것이 임신부의 불안을 줄여주며, 경우에 따라서는 의사의 불안도 덜어주기 때문에 필요하다고 주장한다. 이와 달리 조기 유도분만에 반대하는 쪽은 분만의 시기는 합당한 이유 없이 임의적으로 개입하기보다는 자연의 섭리에 맡기는 것이 가장 좋다고 주장한다.

의사는 다음과 같은 경우 출산예정일보다 이른 시기의 유도분만을 권할 수 있다.

- 태아가 자궁 안에서 건강 상태가 좋지 않으며, 일찍 분만되는 것이 더 나은 것으로 보일 때
- 수축검사나 비수축검사 결과 태반이 더 이상 적절하게 기능하고 있지 않아 아기가 될 수 있는 대로 빨리 자궁에서 나오는 것이 최선의 선택으로 보일 때
- 양막이 터진 지 24시간 이상 지났지만 진통이 시작되지 않을 때
- 자간전증이나 기타 심각한 질환이 생겨 아기뿐 아니라 산모의 건강을 위해서도 조기분만이 필요할 때
- 분만이 빨리 진행되어 예상치 못하게 집에서 아기를 낳은 적이 있는 경우

- 병원과 거리가 너무 멀어 진통이 시작되고 나서 아기가 나올 시점에 병원까지 도착하기 어려울 때*

영아사망 한 번과 유산 세 번을 경험하고 건강한 첫아이를 낳은 데지래는, 첫아이를 낳을 때 의사가 조기 유도분만이라는 선택권을 주어 안심이 되었다. "그때 나는 정신적으로 폭발하기 일보직전이었는데 의사가 내 마음을 정확히 이해했어요. 망설임 없이 유도분만 계획을 잡더군요. 사실 의사는 임신 초기부터 유도분만이 가능하다는 사실을 알려주었어요."

재년의 담당의사 역시 조기분만을 유도하는 것에 동의했다. "의사는 2주 일찍 분만을 유도했어요. 임신에 대해 논의하는 자리에서 조기 유도분만을 하겠다고 말하더군요. 2주 이르게 분만을 유도하겠다고 했는데, 그 말을 들었을 때는 좀 걱정이 되었어요. 지나친 보호가 아닌가 하는 생각이 들더군요. 하지만 임신이 되고 나서 의사가 왜 그렇게 말했는지를 이해하게 되었고 무척 고마운 마음이 들었어요. 임신이 진행될수록 모든 게 더 수월해질 거라고 생각했는데, 실은 그 반대였죠. 특히 밤 시간이 가장 힘들었어요. 밤이 되면 더 겁이 났고, 한밤중에 그런 두려움을 물리치기란 너무 어려웠죠."

조기 유도분만을 고려할 때 생각해야 할 점이 몇 가지 있다.

---

* 유도분만을 42주차보다 41주차에 실시하는 것이 더 좋다는 많은 연구결과가 잇따라 발표되고 있다. 유도분만의 시기에 대한 11건의 연구를 종합한 결과, 자연적으로 진통이 시작되기까지 기다리는 것보다 41주차에 유도분만을 실시할 경우 태아의 주산기 사망률이 분만 1000건당 2.5건에서 0.3건으로 떨어진다는 사실이 밝혀졌다.

당신의 몸이 분만할 준비가 되었는가?

유도분만은 많은 여성이 생각하는 것보다 훨씬 더 복잡한 과정이다. 유도분만이 될 수 있는 대로 순조롭게 진행되려면 임신부의 몸이 분만에 들어갈 준비가 되어 있어야 한다. 유도분만에 관련해 무서운 이야기를 때때로 들어보았을 텐데, 아직 준비가 되지 않은 상태에서 분만을 유도할 경우 진통이 시작되지 않아 분만유도 작업을 여러 차례 시도해야만 하는 경우가 바로 이에 해당한다.

비숍측정법 유도분만의 적절성 여부를 측정하는 방법—옮긴이 을 이용해 몸이 분만에 들어갈 준비가 되었는지 여부를 알 수 있다.(오른쪽 표2 '비숍측정법' 이 이에 대한 설명이다.) 오른쪽 표에서 보는 것과 같이 0점에서 3점까지 다섯 가지 요소로 점수를 매긴다. 비숍 점수가 8점 이상이라면 유도분만을 하기에 적절하다.

물론 유도분만이 전혀 적절하지 않은 경우도 있다.

- 태반이 자궁경관을 막고 있을 경우(전치태반)
- 아기가 질을 통한 분만이 바람직하지 않거나 불가능한 위치에 있을 경우(옆으로 비스듬히 있는 횡태위〔橫胎位〕, 머리가 위로 올라온 둔위〔臀位〕)
- 모체의 골반을 통해 나오기에는 아기가 너무 크다고 여겨질 경우 이를 아두골반불균형이라고 하는데, 태아의 머리에 비해 산모의 골반이 너무 작아 태아가 빠져나오기 어려운 경우를 말한다.—옮긴이
- 산모가 현재 음부 헤르페스 감염에 걸린 경우
- 다태임신일 경우(선택적 유산의 경우에는 유도분만이 적절할 수 있다.)

점수	0	1	2	3
자궁경관 개대 (자궁경관이 열린 정도)	닫혀 있음	1~2 센티미터 열림	3~4 센티미터 열림	5 센티미터 이상 열림
자궁경관 소실 (자궁경관이 얇아진 정도)	0~30 퍼센트 소실	40~50 퍼센트 소실	60~70 퍼센트 소실	80퍼센트 이상 소실
하강도(태아가 산도를 따라 내려온 정도)	-3	-2	-1, 0	+1, +2
자궁경관의 경도	단단함	중간	부드러움	
자궁경관의 위치	뒤쪽	중간	앞쪽	

- 응급 분만이 요구되는 태아긴박증이 있을 경우
- 자궁이 비정상적으로 커서 자궁파열의 위험이 있는 경우
- 전에 출산한 적이 5회 이상인 경우
- 전에 제왕절개수술을 해 수직상의 자궁 상처(피부 상처 아님)가 있는 경우

아기가 나올 준비가 되었는가?

의사는 산모의 분만 준비 상태만 확인하는 것이 아니다. 태아가 자궁

밖으로 나와 살 수 있을 만큼 준비가 되었는지도 확인해야 한다. 임신부의 산전 기록부를 찾아 출산예정일이 정확한지 확인하는 것은 물론, 양수검사를 통해 태아의 폐 성숙도를 알아보아야 한다. 혹시라도 태아가 아직 자궁에서 나올 준비가 되지 않았는데 분만을 유도할 경우 그 위험은 매우 크다. 따라서 의사는 중요한 결정을 내리기 전에 필요한 요소를 미리 검토해야 한다.

유도분만 중 어떤 일들이 일어나는가?

유도분만에 대해 들은 바가 있겠지만, 모든 유도분만이 힘든 것은 아니다. 사실 연구에 따르면, 자연분만하는 여성과 유도분만을 선택하는 여성에게 경막외 마취를 사용하는 빈도는 거의 비슷하다고 한다.

유도분만을 하기로 선택할 경우 의사는 아래의 다섯 가지 방법 중에서 하나 및 그 이상의 방법을 사용할 것이다.

인공양막파열(인공파막) 코바늘과 비슷하게 생긴 산부인과 집기가 자궁경관을 관통하여 양막낭 안으로 작은 구멍을 낸다. 자궁경관이 이미 열리기 시작했을 경우 이 시술로 생기는 통증은 사실상 없다. 하지만 자궁경관이 1센티미터 이상 열리지 않았다면 다소 통증을 느낄 수 있다. 이 방법이 실패할 경우 다른 방법으로 분만을 유도해야 한다. 일단 양막이 파열되면 되돌릴 수 있는 방법은 없다.

프로스타글란딘E 좌약이나 젤 프로스타글란딘E 좌약이나 젤은 자궁경관을 부드럽게 하는 데 도움을 준다. 이 좌약이나 젤을 사용한 경우 산모의 절반 정도는 자연적으로 진통을 시작해 24시간 안에 아기를 낳게 된다.

미소프로스톨 정 미소프로스톨 정은 질 위쪽으로 투여되어 자궁경관을 부드럽게 하고 진통을 유발한다. 미국식품의약청은 미소프로스톨 정을 질 내에 투여하는 방식으로 처방하는 것을 공식적으로 허가하지 않았지만, 많은 의사는 이 방법이 프로스타글란딘E보다 더 안전하고 효과적이며 사용하기 쉬운 대안이라고 보고 있다.

피토신 일종의 합성 옥시토신인 피토신은 분만 시 자궁을 수축시키는 체내자연생성 호르몬이다. 피토신을 정맥 내 점적투여한 뒤 자궁수축의 강도를 관찰한다. 자궁이 아직 충분히 부드러워지지 않았을 경우 진통을 유발하기 위해 두세 번 더 투여하게 된다.

자궁경관 확장기 자궁경관 확장기는 직접적으로 자궁경관을 확장시키는 방법으로, 압축시킨 건조 해초나 합성물질로 막대를 만들어 자궁경관으로 집어넣는다. 이 해초 막대가 수분을 빨아들여 팽창하기 시작하면서 자궁경관을 열리게 한다.

일부 의사들은 진통을 유발하기 위해 유두를 자극하는 방법을 쓰지만, 이 방법은 실제로 매우 위험할 수 있다. 유두가 자극될 때 몸이 분비하는 옥시토신의 양을 조절하는 것이 불가능하므로, 드문 경우 유두

자극에 따른 자궁수축이 과도하게 일어나 태아와 태반으로 들어가는 혈류량을 감소시켜 태아긴박증을 일으킬 수 있다.

아기가 출산예정일을 넘겼을 때 대처법

배 속에 아기를 가진 채 보내는 40주는 모든 여건이 최상인 상황에서라도 충분히 긴 시간이다. 건강한 아기를 품에 안아볼 수 있을지 초조하고 걱정하면서 40주의 대부분을 보냈다면 그 시간은 아마 영원히 끝나지 않을 것처럼 느껴질 수도 있다. 그러므로 출산예정일이 지났는데도 아직 진통의 징후가 없다면 매우 초조하고 우울해지는 것은 지극히 자연스러운 일이다.

물론 임신이 계속 연장될 경우 우려할 만한 이유는 충분히 있다. 대부분의 의사는 임신 42주차가 시작될 때(대략 출산예정일로부터 일주일이 경과된 시기) 분만을 유도하는 것이 가장 좋은 방법이라는 데 동의한다. 그 이유는 다음과 같다.

- 임신 42주차부터 태반은 노화하기 시작한다. 이 복잡한 기관은 수태된 시점부터 약 40주 동안 기능하도록 만들어졌다. 하지만 일부, 40주가 되기 이전부터 노화하기 시작하는 경우도 있다.
- 태아는 출산예정일 이후로도 계속해서 자란다. 아기가 너무 커질 경우 분만 시 합병증을 겪을 위험이 높아진다.
- 42주차부터는 의 양이 적어지기 시작하는데, 이는 탯줄압박의 위

험을 높이며, 태반부전이나 양막파열이 일어나고 있다는 뜻일 수
있다.

- 태아가 태변을 흡인할 수 있다. 태아가 자궁에 머무는 시간이 길
어질수록 태어나기 전에 첫 번째 태변을 볼 가능성이 커진다. 흡
인된 태변은 신생아의 호흡 문제를 일으킬 수 있으므로 출산예정
일을 너무 오래 넘기지 않는 것이 좋다.

임신상실을 겪고 갖게 된 아기가 출산예정일을 넘기도록 나오지 않
는, 바라지 않았던 상황에 처하게 된다면 마음의 평정을 쉽게 잃고 괴
로워할 수 있다. 이 상황을 침착하게 대처해나가는 데 도움이 될 만한
방법을 소개한다.

- 담당의사와 규칙적으로 만나라. 의사는 수축검사나 비수축검사,
생물리학 계수 검사를 실시해 태아가 자궁 안에서 잘 지내고 있음
을 확인시켜줄 것이다. 또한 출산이 지연되는 것에 대해 당신이
어떻게 느끼는지 지속적으로 귀기울여줄 것이다.
- 스스로를 바쁘게 만들어서 달력의 날짜에만 온 신경을 집중하는
일을 피한다. 갑작스레 약속을 취소하게 되는 것에 대해 너무 걱
정하지 마라. 누군가를 바람맞혔다고 해도 진통이 시작되었다는
것만큼 납득할 만한 해명이 또 어디 있겠는가?
- '아기 아직 안 나왔어?'라고 물어오는 끊임없는 질문에는 자동응
답기가 대답하게 해라. 그런 질문에 대답하는 일은 이와 같은 상
황에서 가장 피해야 할 일이다. 출산예정일이 늦어진 것에 대해

별로 낙담하지 않았다 하더라도, 친구나 친척으로부터 스물다섯 번째 확인 전화를 받을 때쯤이면 아마 초조해져 있을 것이다.

- 담당의사가 분만이 어느 날, 몇 시에 시작될 것인지를 점쟁이처럼 꼭 집어낼 수는 없다는 사실을 받아들여라.
- 지금은 비록 실감하기 어렵겠지만 임신이 막바지에 이르렀음을 떠올려라. 임신 42주에 도달하도록 태어나지 않는 아기는 10퍼센트에 지나지 않으며, 이처럼 출산예정일을 넘긴 아기는 거의 모든 경우 42주가 얼마 지나지 않아 바로 태어난다.

진통에 대하여

진통이 오지 않아 걱정하고 있을 즈음, 당신은 아마 아기가 곧 나올 것이라는 징후를 발견하게 될 것이다.(오른쪽 표3 '진통의 징후'를 참조하라.)

임신이 이와 같은 단계에 이르렀을 때는 분명 아기를 만날 만반의 준비를 해놓은 다음이겠지만, 그래도 막상 맞닥뜨렸을 때는 겁이 날 수 있다. 진통에 따르는 육체적이고 정서적인 과정을 겪어낼 만한 준비가 되어 있지 않다고 느낄 수도 있고, 아기가 자궁이라는 안전한 환경을 떠나도록 하는 것에 자신이 없을 수도 있다. 이전 경험은 이 마지막 순간의 심리 상태에 당연히 영향을 미치게 된다. 아기가 만일 태어나기 전에 죽었다면 당신은 자신의 몸이 아기에게 안전한 거처가 되어주지 못한다고 생각할 수 있다. 한편 아기가 태어난 뒤 죽었다면 바깥세상보다는 자궁이 아기에게 훨씬 더 안전한 환경이라고 생각할 수 있다.

【표3】 진통의 징후*

아기가 태어날 시기가 가까워오면 가짜 또는 실제 진통의 징후가 아래와 같이 보이기 시작한다.

징후	징후의 의미
태아 하강감 (태아가 골반 아래쪽으로 내려오는 느낌)	태아가 골반 아래쪽으로 내려오면서 소변이 자주 마려우며, 반면 윗배의 압박은 줄어든다. 이것은 분만에 들어가기 일주일 전, 혹은 분만이 시작되기 직전에 일어난다. 일부 임신 관련 책은 첫 임신인지 임신상실 이후의 임신인지에 따라 태아 하강감이 느껴지는 시기가 다르다고 하지만, 실제로는 그렇지 않다.
골반과 직장의 압박감이 심해짐	생리통과 비슷한 복통이나 서혜부 통증, 지속적인 허리 통증을 겪을 수 있다. 두 번째 임신이거나 차후임신일 경우 이러한 증상을 더 쉽게 알 수 있다.
체중이 다소 감소하거나 체중증가가 주춤해짐	만기에 가까워지면 체중증가가 주춤해지는 경향이 있다.
에너지 수준의 변화	임신 만기에 가까워지면 전혀 기운이 없거나, 반대로 지나치게 에너지가 넘칠 수 있다.
점액전이 떨어져 나감	자궁경관이 열리고 얇아지기 시작하면서 점액전(임신한 동안 자궁경관을 싸고 있는 탁하고 끈적끈적한 점액으로, 태아가 감염되는 것을 막아준다.)이 떨어져나가기 시작한다.

* 다음과 같은 경우에는 담당의사를 즉각 불러야 한다.
  - 출혈이 많을 경우(이는 전치태반이나 태반조기박리가 일어났다는 뜻일 수 있다.)
  - 질에서 탁하고 녹색빛이 나는 액체가 나올 경우(이는 아기가 양수 안에 태변을 배출했으며 태아긴박증이 있다는 뜻일 수 있다.)
  - 탯줄이 질 속이나 밖으로 나온 것이 보이거나 느껴질 경우(이는 탯줄이 탈출하여 아기에게 가는 산소공급이 중단되었다는 뜻일 수 있다.) 탯줄탈출이 일어난 것으로 의심된다면 가슴을 바닥에 대고 엉덩이를 들어올린 자세로 엎드려보라. 탯줄을 통해 아기에게로 가는 산소공급이 중단되는 것을 막는 데 도움이 된다.

징후	징후의 의미
분홍색이나 붉은색으로 피가 비침	자궁경관이 얇아지고 열리기 시작하면서 모세혈관이 파열되어 소량의 출혈이 있을 수 있다. 이는 대개 분만이 곧 시작될 것을 뜻한다.
브랙스톤 힉스 수축에 점점 통증이 동반됨	임신 중후기에 느꼈던 이른바 '연습 수축'이 더욱 강해진다. 일부의 경우 '진짜' 진통 수축처럼 아플 수 있다.

'진짜 진통'일까?

실제 진통이 시작되기 이전에 '가짜 진통'을 몇 차례 겪는다고 하여 놀라지 말자. 거의 모든 임신부는 진짜 진통이 시작되기 전에 가짜 진통을 몇 차례 겪는다. 가짜 진통이라고 해서 통증이 없는 것은 아니다. 진짜 자궁수축만큼 통증을 유발하지만, 그러한 진통이 자궁경관 개대 開大에 도움이 되지 않거나 아기의 출생으로 이어지게 하지 않기 때문에 가짜 진통으로 분류하는 것뿐이다.

대략적으로 볼 때 수축이 불규칙적이고 빈도(이전 수축과 그 다음 수축 사이의 격차)나 강도가 늘어나지 않을 경우, 자세를 바꾸거나 큰 컵으로 물을 두 잔 마시면 수축이 멈출 경우, 수축의 통증이 허리보다는 아랫배에서 느껴질 경우, 이슬(엷게 피가 섞인 점액)이 붉은색이라기보다는 갈색에 가까울 경우(이는 진통이 시작되어 자궁경관의 모세혈관이 터져 흘러나온 혈액이 아니라 성관계나 내진 때 일어난 출혈일 가능성이 크다는 뜻이다.) 가짜 진통을 겪고 있다고 보면 된다.

이와 달리 수축이 규칙적으로 오거나, 수축의 시간이 길어지고 강도가 더욱 세지거나, 빈도가 늘어나거나 수축이 매우 격렬해지고, 자세를 바꾸거나 물을 큰 컵으로 두 번이나 마셔도 수축이 사라지지 않거나, 수축으로 통증이 허리에서 느껴지며 복부 및 경우에 따라 팔다리로도 퍼지거나, 배탈이 난 것처럼 배를 쥐어짜는 복통이 느껴지거나, 통증이 설사와 동반되거나, 분홍빛이나 피가 섞인 이슬이 비치거나, 양수가 터졌다면 진짜 진통이 시작되었다고 볼 수 있다.

분만의 3단계

일단 진짜 진통이 시작되었다고 판단된다면 분만의 전 과정은 기본적으로 세 단계에 걸쳐 진행될 것이다. 1단계는 자궁경관이 완전히 열릴 때까지, 2단계는 아기가 태어나기까지, 마지막 3단계는 태반이 마저 다 빠져나오기까지를 말한다. 이와 같은 분만의 3단계는 전에 아이를 낳은 적이 있는 임신부에게는 대개 7시간 동안, 초산부에게는 12~14간 동안 지속된다. 분만의 3단계에 대한 자세한 설명은 388쪽 〔표4〕를 참조하라.

제왕절개수술에 대하여

물론 모든 아기가 질을 통해 태어나는 것은 아니다. 미국에서 태어나는 아기의 약 15~20퍼센트 정도가 제왕절개수술로 태어난다. 언론이 제왕절개수술의 단점에 대해 성토하는 경우가 때때로 있지만, 그런 논

【표4】 분만의 3단계

단계	각 단계에서 일어나는 일	신체적인 느낌	정서적인 느낌	이 단계에서 해야 할 일
1단계 (진통 시작에서부터 자궁경관이 완전히 열릴 때까지)	분만 초기 혹은 잠복기 (자궁경관이 0~3센티미터 정도 열림)	허리통증, 생리통과 같은 복통, 소화불량, 설사, 배가 따듯해지는 느낌, 피가 섞인 점액 분비, 양수가 터졌을 때 질로 액체가 흐르거나 쏟아지는 느낌	흥분감, 안도감, 기대감, 불확실함, 불안, 두려움	음식은 가볍게 먹는다. 가능하면 평소에 하던 일을 계속한다. 남편이나 분만 도우미에게 수축의 간격을 재달라고 부탁한다. 병원이나 분만원으로 출발하기 전에 마지막으로 필요한 물건을 챙기는 것을 도와달라고 부탁한다. (물론 집에서 아기를 낳을 경우는 해당하지 않는다.)
	분만 활성기(자궁경관이 4~7센티미터 정도 열림)	수축으로 인한 불편함 증가 (수축이 일어나는 동안에는 말하거나 걷기가 한층 힘들어진다.), 허리와 다리에 통증, 피로감, 피가 비치는 이슬의 양이 늘어남	불안, 기분이 가라앉음, 이 단계를 어떻게 넘길 것인지에만 집중하게 됨	될 수 있는 대로 자세를 똑바로 하고 계속 움직인다. 수축 시 가장 편한 자세를 찾을 때까지 계속해서 자세를 바꾸어본다.(남편과 천천히 춤을 추듯이 움직이기, 쪼그려 앉아 있기, 부축을 받아 쪼그려 앉아 있기, 손과 무릎을 땅에 대고 엎드려 있기, 의자나 탁자에 기대어 있기 등) 수축과 수축 사이를 이용해 쉰다. 규칙적으로 소변을 본다.(적어도 한 시간에 한 번) 남편이나 분만 도우미의 도움을 받아 호흡법이나 이완법을 실시한다.(의사에게 허락을 받은) 수액을 계속 마신다.

	분만 이행기(자궁경관이 8~10센티미터 정도 열림)	이슬의 양이 늘어남, 허리와 회음부, 직장의 압박이 늘어남, 발열과 오한의 교차, 다리가 떨림, 허벅지에 강렬한 통증, 구역질이나 구토, 트림, 발한 등	짜증스러움, 정신없음, 안절부절 못함, 좌절감	자세를 자주 바꾸어주며 통증이 조금이라도 줄어드는 자세를 찾는다. 허리에 뜨거운 물병이나 얼음주머니 등을 대 통증을 줄인다. 남편이나 분만 도우미에게 손이나 테니스 공, 밀방망이 등을 이용해 허리의 아픈 부분을 눌러달라고 한다. 혹은 발바닥 앞부분 중앙을 손가락으로 세게 눌러달라고 한다.
2단계 (힘주기)	자궁경관이 완전히 열려 몸이 아기를 밀어낼 준비가 된다.	2~5분 간격으로 60~90초 동안의 수축을 겪게 된다. 힘을 주어 밀고 싶은 느낌이 곧바로 들지 않을 수도 있다. 그러한 느낌은 아기의 머리가 질 근육을 압박할 때 느껴지기 시작한다. 직장의 압박이 심해지고, 피가 섞인 점액의 양이 많아지며, 힘을 줄 때 신음 소리를 내게 된다. 질구에서 아기의 머리가 보이기 시작할 때 타는 것 같은 통증이 느껴진다. 아기가 질을 통해 나올 때에는 물컹한 느낌이 든다.	흥분되고 기운이 넘치거나, 지친다. 기분이 가라앉고 분만이 어떻게 진행되고 있는지에 집중하게 된다.	남편이나 분만 도우미의 도움을 받아, 아기를 밀어내기 쉽도록, 쪼그린 자세나 반쯤 쪼그린 자세를 취한다. 힘을 주어 밀고 싶은 느낌이 들 때 힘을 준다. 힘을 주는 과정 내내 숨을 길게 참으며 힘을 주기보다는 짧게 여러 번 호흡한다. 회음부가 늘어나기까지 시간이 필요할 경우(회음절개 시술이나 회음부가 찢어지는 것을 피하고 싶은 경우) 힘주기를 멈추어야 할 때도 있다.(대신 짧게 받은 호흡을 하거나 '후' 하고 길게 내뱉는다.)

【표4】 분만의 3단계

단계	각 단계에서 일어나는 일	신체적인 느낌	정서적인 느낌	이 단계에서 해야 할 일
3단계 (힘주기)	태반이 모두 빠져나온다.	1분 및 그 이하의 시간 동안 가벼운 수축이 진행되어 태반을 몸 밖으로 부드럽게 배출시킨다. 의사는 태반이 모두 빠져나왔는지 확인하기 위해 태반을 검사한다. 태반의 파편이 자궁 안에 남아 있을 경우 출혈이 일어날 수 있기 때문이다. 심한 질 출혈이 나타나며, 화장실에 갈 때 커다란 핏덩어리가 얼마간 나올 것이다.(핏덩어리가 레몬 크기보다 크면 반드시 의사에게 알려야 한다.)	정신없음, 행복감, 드디어 아기를 만났다는 기쁨, 분만으로 인한 탈진감, 추움, 배고픔	의사는 산후출혈과 관련된 문제가 생기지 않도록 옥시토신이나 메틸에르고노빈 주사를 놓아 줄 것이다.

란 속에서는 제왕절개수술이 해마다 수많은 영아사망 및 출생 관련 부상을 막는 데 중요한 역할을 하고 있다는 점이 간과되고 있다.

물론 우리가 1999년에 발간한 《아무도 가르쳐 주지 않는 임신 출산 가이드》에서 언급했듯이, 전체 제왕절개수술의 25퍼센트 및 그 이상은 상당한 위험률을 보인다. 지금도 제왕절개수술은 자연분만보다 위험이 네 배 더 크다. 감염, 혈액 손실, 마취 관련 문제, 수술 후 활동 감소로 생기는 혈액응고, 방광 및 장 손상 등의 잠재적인 합병증의 가능성이 있기 때문이다.

제왕절개수술에 대해 잘못 알려진 사실이 임신부를 불필요한 걱정에 빠뜨리고 있으므로, 여기서 그 오해를 바로잡도록 하자. 제왕절개수술로 태어난 아기가 자연분만으로 태어난 아기보다 '흉곽 압박태아가 산도를 통과할 때 흉곽이 압박을 받아 폐에서 양수가 빠져나오는 과정. 양수가 제대로 빠져나오지 않을 경우 생후 호흡곤란이 올 수 있다.—옮긴이' 을 덜 받아 위험할 수 있다는 속설이 퍼져 있는데, 이는 근거 없는 이야기다. 산부인과 의사라면 누구나 말해줄 수 있겠지만, 자궁 안의 아기가 배의 절개를 통해 밖으로 나올 때에도 몇 차례의 흉곽 압박이 일어난다. 제왕절개수술 날짜를 잡은 임신부의 불안을 조금이라도 더는 데 도움이 되길 바란다.

제왕절개수술에 대한 언급을 마치기 전에 짚고 넘어가야 할 논쟁이 하나 더 있다. 제왕절개수술 후 자연분만VBAC이른바 '브이백' 이라고 한다.—옮긴이을 시도하는 것에 대한 장단점이다.

연구결과에 따르면 브이백 분만의 성공률(다시 말해 다시 제왕절개수술을 받지 않고 자연분만으로 아기를 낳을 수 있는 여성들의 수치)은 50~80퍼센트라고 한다. 브이백 분만은 시도할 만한 장점이 여럿 있지만—대개 자연분만이 제왕절개수술보다 덜 위험하며, 회복 시간이 더 빠르고, 아기의 탄생에서 임신부가 더욱 능동적인 역할을 할 수 있다는 점 등—, 몇 가지 위험 또한 안고 있다. 아무리 적은 가능성이라 해도, 이전 수술에서 자궁 절개 시 봉합한 부분이 파열될 경우 산모와 태아 모두에게 잠재적으로 치명적인 합병증을 유발할 위험이 있다. 자궁 수평절개가 아니라 수직절개를 받은 경우 이러한 문제를 겪을 위험은 더욱 높아지므로, 자궁절개 방식이 어떠했는지 의사에게 확인받을 필요가 있다.*

자신이 브이백 분만을 해도 좋은지 궁금하다면 다음과 같은 점을 확인하자. 브이백 분만을 하려면 다태임신이 아니며, 태아의 위치가 둔위나 횡태위가 아니어야 하고, 태아의 머리와 산모의 골반 크기가 맞지 않는 아두골반불균형 문제가 생길 위험이 없어야 하고, 마취제 사용과 제왕절개시술이 바로 시행될 수 있는 환경에서 분만할 수 있어야 하며, 아기에게 태아긴박증의 징후가 전혀 없어야 한다.

'최상의' 분만을 경험하기 위해 꼭 브이백 분만을 고집할 필요는 없다. 제왕절개수술로 아기를 낳는 것 또한 자연분만만큼이나 의미 있는 일이다. 그날 결국 가장 중요한 것은 한 가지, 즉 당신이 그토록 원하던 건강한 아기를 만나보는 것뿐이기 때문이다.

제왕절개수술의 절차를 아래 소개한다.

분만 이전 입 안과 기도 위쪽의 분비물을 제거하는 약물과, 위 안의 산도를 **낮추는**(이는 만일 위 안의 내용물을 흡인할 경우 매우 중요하다.) 제산제를 먹

* 피부에 나 있는 수술 자국과 자궁의 절개 방향이 꼭 일치하지는 않는다.

는다. 하복부를 깨끗이 닦고 경우에 따라 면도를 한다. 카테터를 방광에 주입해 방광을 비운다. 이는 손상의 가능성을 최소화하기 위한 것이다. 정맥주사 바늘을 팔이나 손에 주입하여 분만 중 필요한 약물과 수액을 공급할 수 있게 한다. 마취를 받는다.(경막외 마취나 척추 마취, 일부 경우에는 전신마취를 한다.) 복부를 소독액으로 소독한 뒤 살균된 천으로 덮어둔다. 수술 장소를 계속 무균 상태로 유지하기 위해 막을 치기 때문에 분만의 과정을 임신부가 볼 수 없다.

분만 중 몸이 마취되었으면 복벽과 자궁내벽을 절개한다.(복부가 눌리는 압박감을 느낄 수 있지만 통증은 전혀 느낄 수 없다.) 양막낭이 열리고 양수가 쏟아진다. 의사가 산모의 몸에서 아기를 꺼낸다. 경막외 마취를 했다면 잡아당겨지는 느낌이 약간 들 수 있지만, 척추 마취를 했다면 윗배에 의사의 손이 느껴지는 것을 제외하고는 아무런 감각도 느낄 수 없을 것이다. 의사가 탯줄을 자르며, 태반을 제거한다.

분만 이후 아기의 코와 입을 흡입하여 내용물을 제거한 뒤, 아프가 검사APGAR test를 실시해 아기의 건강 상태를 평가한다. 피부색, 심박동, 자극에 대한 반응(찡그림), 활동성(움직임), 호흡 등 다섯 가지 항목을 검사한다. 이 검사는 태어난 지 1분 뒤, 그리고 5분 뒤 총 두 차례 실시한다. 각 항목당 2점의 점수를 매기며, 점수가 7점 이상인 아기는 이상이 없이 건강하다는 뜻이다. 5~6점인 경우는 소생술이 필요할 수 있으며, 4점 이하의 아기에게는 심각한 문제가 있을 수 있다.

자궁과 복부를 꿰맨 뒤, 산모와 아기에게 아무 이상이 없다면 산모는 분만실에 있는 아기를 안아볼 수 있다. 회복실로 가서 생명 징후(바이털 사인)를 살펴보고 과다 출혈이나 여타 합병증이 없는지 확인받는다. 이때 항생제나 진통제를 처방받을 수 있다.

그 다음에는 산후조리실로 옮겨진다. 분만한 뒤 6~8시간이 지나면 카테터가 제거되고 침대에서 나와 움직일 것을 권장받는다. 하루나 이틀 동안 정맥 내 수액주사를 맞은 뒤, 그 다음부터 식사를 할 수 있다. 3~5일 뒤에 퇴원할 수 있다.*

다시 분만할 때 느끼는 감정

제왕절개나 자연분만 등 어떤 종류의 분만이 되었든지 분만 중 강한 감정이 밀려오는 것을 경험할 것이다. 불안감과 좌절감, 지치는 감정 등 진통 시 대개 겪게 되는 감정에 더해, 이번에도 아기가 죽을지 모른다는 두려움과 죽은 아기에 대한 슬픔도 같이 느껴질 것이다.

두 번 유산하고, 쌍둥이 중 하나를 만기에 잃은 르네는 차후임신의 분만 과정이 극도로 힘들었다고 말한다. "도저히 마음을 가라앉힐 수가 없더군요. 아기가 무사할까 하는 걱정을 놓을 수 없었어요. 아기의 심장소리를 분명히 들을 수 있도록 태아감시기 소리를 올려달라고 간호사에게 부탁했지요. 그리고 모니터 화면에서 눈을 떼지 않았어요. 전

* 이는 미국의 상황이며, 우리나라의 경우 분만 후 하루가 지나면 카테터(소변줄)를 제거하고 움직일 수 있다. 하루나 이틀 동안 정맥 내 수액주사를 맞고, 그 뒤에 미음으로 식사를 할 수 있다. 4~7일 뒤에 퇴원할 수 있다.—옮긴이

에 아기가 죽었던 바로 그 병원이었기 때문에 그때 기억이 자꾸 떠올랐고, 이번에도 같은 일이 일어나면 어쩌나 너무 겁이 났어요. 감정 상태가 그토록 불안정했기 때문에 진통의 아픔에 대처하기도 더욱 어려웠던 것 같아요."

낸시도 진통을 겪으며 비슷한 경험을 했다. "진통 중에 아기가 계속 걱정됐어요. 무엇보다 처음에 분만을 유도했을 때 아기의 심박 수가 갑자기 떨어지니 덜컥 겁이 나더군요. 태아감시기에서 나는 아기의 심장 소리를 들으니까 더욱 불안했어요. 아기가 조금이라도 움직여 모니터에 잡히지 않을 때면 정말 미쳐버릴 것 같더군요."

낸시는 11개월 전에 있었던 사산을 자꾸 떠올리는 대신 지금 이 분만에만 집중하도록 의식적으로 노력했다. 그리고 이렇게 하는 과정에서 깊은 죄책감을 느꼈다. "칼리에게 일어났던 일은 '잊어버리자.'라고 스스로에게 계속 말했어요. 그런데 그렇게 하는 것은 마치 칼리를 내 마음속에서 지워내려는 노력처럼 느껴지더군요. 절대로 그럴 수는 없는데 말이지요. 하지만 한편 건강한 아기를 낳는 경이와 기쁨을 만끽하고 싶기도 했어요. 그렇게 칼리에 대한 생각을 떨쳐버릴 수 있게요. 고문이었죠."

모니크도 제왕절개수술 날짜가 다가오자 비슷한 불안감을 느꼈다. 그녀는 2년 전에 딸아이가 죽었듯이 지금 배 속에 있는 아들도 분만 중에 죽지 않을까 극도의 공포에 시달렸다. 그래서 분만 중 전신마취를 받기로 했고, 깨어났을 때는 건강한 사내아이의 엄마가 되었다는 기쁜 소식을 들을 수 있었다.

사라 또한 모니크처럼, 분만 중에 무엇을 하고, 또 하지 않을지를 결정하는 데 직관에 충실히 따르는 것이 중요함을 알았다. 사라는 둘째 아이가 사산되었던 같은 병실에서 아기를 낳는 것은 불가능할 것 같다는 생각이 들었다. 하지만 병원에 갔을 때 불행히도, 남는 병실이 그 방 하나뿐이라는 사실을 알게 되었다. 그러나 사라의 상황을 들은 간호사는 다행히도 사라의 마음을 충분히 이해해주었다. "간호사가 복도에서 잠시 기다리라고 하더군요. 내가 전에 아기를 낳은 병실이 아닌 다른 데서 분만할 수 있도록, 다른 산모가 병실을 옮기고 있다고요. 흔쾌히 그러겠다고 했어요. 내 부탁에 그처럼 마음을 써주다니 가슴이 뭉클했어요."

제인은 제왕절개수술을 받으려고 기다리던 시간이 가장 고역이었다고 회상했다. "여섯 번째 임신이었고, 전에 여러 단계에서 아기를 잃은 적이 있었어요. 그래서 임신 기간 내내 한순간도 마음 편한 적이 없었지요. 정말 끔찍했어요. 기쁘고 들뜬 기분을 느끼고 싶었지만, 그게 안 되더군요. 하지만 분만실로 들어가던 그날 아침이야말로 최악이었어요. 마치 죽을 날을 받아놓은 사형수가 된 기분이었지요."

물론 전에 아기의 죽음을 경험했다고 해서 그 다음 분만이 더욱 어렵기만 한 것은 아니다. 줄리는 예전에 겪은 여러 차례의 유산이 모두 임신 초기에 이루어졌고, 또 건강한 아기를 여러 명 낳았기 때문에 이후 임신에서도 마찬가지로 행복한 결말이 될 것이라고 확신했다.

앰버 역시, 임신 기간에 충분한 준비를 해놓은 덕에 힘겨운 진통에 들어갈 때도 침착할 수 있었다. 앰버는 분만 시 감정에 압도되지 않도록 미리 상담가를 만나 두려운 마음에 대해 이야기를 나누었을 뿐 아니라, 분만의 과정에서 자신과 남편에게 도움을 줄 수 있는 분만 지지전문가를 고용했다. "상담가 덕분에 분만에만 집중할 수 있었어요. 정말 큰 도움이 되었지요."

비단 임신부뿐 아니라 남편 또한 그만큼 복잡한 심정일 것이라는 사실을 잊지 않도록 하자. 마이클은 아내 주디가 아기를 낳을 때 만감이 교차했다고 설명했다. "아주 큰 기대감과 불안감, 사랑과 두려움, 고통이 마음속에서 차올랐지요. 아기가 나왔을 때는 울고 말았어요. 아기가 죽고 난 뒤에 두 번 더 아기를 낳았는데, 두 번 모두 울었어요. 한참이 지나서야 감정을 추스를 수 있었고, 그제야 아기 사진을 찍을 정신이 나더군요. 아기와 주디를 꼭 껴안아주고만 싶었어요. 그레고리가 태어나는 것을 보면서는 내가 기적을 보고 있구나 하는 생각이 들었죠."

분만 시의 감정적인 어려움을 이겨내는 데 산모와 남편 모두에게 도움이 될 만한 조언을 몇 가지 소개한다.

- 임신부와 남편에게 편안하고 따뜻한 환경을 만들어라. 태아감시기, 소생술 장비 등 최첨단 장비들이 빼곡히 들어찬 낯선 환경에서 아기를 낳아야 하더라도 조명을 어둡게 하거나 아예 끄고 마음을 진정시켜주는 음악을 틀어놓음으로써 더욱 편안한 분위기를 만들어낼 수 있다.
- 임신부의 상황에 맞게 첨단기술을 활용하라. 분만하는 동안 아기의 심장박동 소리를 들어야 안심이 될 것 같다면 병원 및 분만원 직원에게 태아의 심장 소리를 들을 수 있도록 태아감시기를 보여주고 소리를 크게 키워달라고 부탁하라. 반면 수축이 일어나는 동안 심박이 증가하거나 감소하는 것을 듣는 것이 오히려 불안을 증

폭시킨다면 불안을 덜 수 있도록 의료적으로 필요할 경우에만 태아감시기를 사용하고, 또 소리를 작게 낮추어달라고 부탁하라.

- 마음의 안정을 위해 필요한 것이 있다면 망설이지 말고 부탁하라. 아기의 건강이 걱정된다면 의사나 간호사에게 아기의 심장박동을 다시 확인해달라고 부탁하라. 지금은 그들을 귀찮게 하는 것이 아닐까를 염려할 때가 아니다. 당신에게는 여왕 같은 대접을 받을 권리가 있다!

아기를 반갑게 맞이하는 방법

아기를 고대하며 보낸 10개월이 지나면, 한순간에 모든 것이 끝난다. 아기가 마침내 눈앞에 있는 것이다. 지극한 행복과 즐거움을 느낄 수도 있고, 혹은 기운이 다 빠진 채 그저 멍할지도 모른다.

낸시는 임신상실 이후 낳은 첫아기를 안았을 때 세상을 다 가진 것 같은 기분이었다고 회상했다. "울었어요. 하지만 기쁨의 눈물이었죠! 그리고 안도감, 맞아요. 아기를 안아보고, 아기의 울음소리를 듣고, 아기가 그 조그만 발을 놀리며 발차기하는 것을 보고 마음이 놓여서 흘린 눈물이었죠. 아기의 첫 울음소리를 들었을 때 누군가 내 어깨에 있는 커다란 짐을 대신 들어준 기분이었어요. 순식간에 일어난 일이었죠. 갑자기 천국에 있게 된 거예요. 아기가 여기 있구나! 마침내 확신할 수 있었지요."

재년은 아기가 무사히 태어났을 때 도저히 믿을 수 없다는 반응을 보

였다. "아기의 머리가 내 눈에 들어왔을 때 일부러 그쪽을 보지 않았어
요. 사람들이 '보이세요?'라고 계속 물었지요. 아기의 첫 울음소리가
나기까지 기다리는데, 마치 영원처럼 길게 느껴지더군요. 차마 그쪽으
로 고개를 돌릴 수 없었어요. 아기가 숨을 쉬냐고 마침내 내가 물었죠.
바로 그때 아기가 울음을 터뜨렸어요. 그제야 나는 고개를 돌려 울고
있는 아기를 바라보았어요. 정말이지, 무사히 아기가 태어났다는 것이
믿기지 않더군요."

킴은 아기가 태어난 직후 몇 초 동안 잔뜩 겁에 질렸다. "아기가 울
지 않을까봐 겁부터 났어요. 몰리(전에 사산된 아기)가 태어났을 때와 같은
고요함에 순간 '도대체 어떻게 된 거지?' 하는 생각이 들었지요. 맥의
첫 울음소리가 들렸을 때는 '우리의 귀가 들을 수 있는 가장 경이로운
소리는 갓난아기의 울음소리다.'라는 생각이 절로 들더군요. 일단 아
기가 첫 울음을 터뜨리자 그제야 '아기에게 다른 이상이 있지는 않겠
지?'라는 생각이 들었어요."

르네는 아기가 무사히 태어났다는 소식을 들었을 때 만감이 교차했
다. "아기가 태어난 뒤, 일단은 아기가 살아 있고, 또 건강해보인다는
사실에 안도했던 것으로 기억해요. 그러자 말로 표현할 수 없는 기쁨이
밀려왔지요. 2년 만에 느껴보는 행복과 기쁨이었어요. 그 감정을 다시
느낄 수 있다는 것이 놀랍기만 하더군요. 하지만 동시에 2년 전에 죽은
제임스(임신 만기에 죽은 쌍둥이 중 하나)가 생각나 슬펐어요. 제임스가 너무
보고 싶었죠. 출산 직후에 보통 하듯이 아기를 씻기고 젖을 주고 하는
자연스러운 일도 할 수 없었어요."

리사의 경우 새로 태어난 아기가 태반조기박리로 죽은 첫아이를 떠

올리게 하는 역할을 했다. "새로 아기가 태어났을 때 어떤 기분일지 나는 전혀 예상하지 못했어요. 아기가 태어난 뒤 밀려드는 생생한 감정에 나는 무방비였지요. 아기가 살아 있고 건강하다는 사실에 진심으로 행복했지만, 동시에 죽은 아기가 떠올라 너무 슬펐어요. 우리 첫아기가 죽지 않았더라면 바로 이런 행복을 느꼈겠구나 하는 생각이 들었거든요. 아기를 품에 안았을 때의 그 경이로움이 지금도 기억나요. 아기는 말할 수 없이 사랑스러웠죠. 그런데 바로 그만큼 죽은 아기에게 죄책감이 드는 거예요. 죽은 첫아기를 두고, 그 아이의 동생이 태어난 것에 이렇게 행복해해도 되는 것일까 하면서요. 어떤 점에서는 둘째를 사랑하는 것이 곧 죽은 첫째를 배신하는 것만 같은 기분이 들었어요. 건강한 아기가 태어난다고 해서 죽은 아기를 잃은 고통이 사라지지는 않아요. 사실 오히려 그 반대죠. 무사히 둘째가 태어났지만, 내가 여전히 그리워하던 죽은 아기의 빈자리는 그 어떤 식으로도 채워지지 않았어요. 내 평생 감정적으로 가장 힘든 시간이었어요."

크리스티도 새로 아기가 태어났을 때, 비슷한 아픔을 느꼈다. "내 품에 안긴 아기가 아무런 이상 없이 건강하게 살아서 숨 쉬고 있다는 사실에 넋을 잃고 행복해했지요. 아기는 놀라움 그 자체였고, 무엇보다 사랑스러웠어요. 하지만 동시에 죽은 첫아기가 생각나 가슴이 아팠어요. 내가 그 아이를 얼마나 사랑했는지, 처음 그 아이를 안아보았을 때 얼마나 놀라웠는지 모두 생각났지요. 그 아이가 보고 싶어 견딜 수 없었어요. 마냥 행복해할 수만은 없더군요. 여러 가지 감정이 뒤섞여 마음이 복잡했어요."

제인은 악몽 같던 시간이 드디어 끝났다는 말에 마음을 놓았다가, 태어난 아기가 신생아집중치료실로 옮겨졌다는 말을 듣고 초조해졌다. "조금 있다가 아기를 내게로 데려와 잠깐 동안 보여주더군요. 그제야 안심이 되었어요. 척추 마취를 하고 제왕절개수술을 받았기 때문에 제가 아기에게 갈 수 없었거든요."

젠 역시 아들 제이든이 미숙아로 태어났을 때 가슴이 무너지는 것 같았다. "아기는 태어나자마자 신생아집중치료실로 옮겨졌어요. 내가 아기를 안아볼 기회도 없이 말이에요. 남편은 아기를 따라갔지만 나는 경막외 마취를 했고 베나드릴 항히스타민제의 일종으로 국소마취 작용을 한다.—옮긴이 주사를 맞은 상태였기 때문에 움직일 수가 없었어요. 허리 아래로 아무런 느낌이 없었으니 기다리는 수밖에 없었지요. 내 머릿속에는 온통 '만에 하나 제이든이 죽게 되면 내가 안아보지도 못한 채 죽겠구나.' 하는 생각뿐이었어요. 마침내 아기를 보았을 때, 아기는 인공호흡 장치를 하고 있더군요. 호흡기를 하고 있는 아기를 보는데 마음이 너무 아팠어요. 말로만 듣던 일이 내게 벌어진 거예요. 아기의 폐 발육에 도움이 되는 스테로이드 주사를 나는 한 번도 맞지 않았거든요. 그래서 아기가 스스로 숨을 쉴 수 있을 만큼 폐가 자라지 못했던 거예요. 눈앞이 깜깜했죠."

또다시 아기를 잃는 기분

제인과 젠의 경우는 아기를 품에 안고 무사히 집으로 돌아올 수 있었지만 우리가 이 책을 쓰면서 만났던 모든 부모가 그처럼 행복한 결말을 맛본 것은 아니다. 그 가운데 일부는 다시 아기의 죽음을 경험해야만 했다.

리사는 아기의 죽음을 두 번째로 겪었을 때 분노를 주체할 수 없었다. 첫아기는 태아수종으로 인한 합병증으로 태어나자마자 죽었다. 그리고 넷째가 알 수 없는 이유로 만기에 사산된 것이었다.

"우리 아기 코너가 죽고 나서, 그 아이의 출산예정일에서 하루가 지나고 문득 화가 나더군요. 첫째 타일러가 죽었을 때보다 더 화가 났어요. 내 아기가 또 죽었다는 게 정말이지 믿을 수 없었어요. 코너의 죽음 앞에 우리 부부는 할 말을 잃었지요. 위험이 있다는 경고도 한 번 받은 적이 없었어요. 어제까지 아무 이상이 없던 아기가 그 다음 날 보니 죽어 있는 거예요. 우리에게 그런 일이 또 일어났다는 것이 믿기지 않았어요.

집에 와서 코너를 위해 준비한 것들을 보고 있자니 참을 수가 없더군요. 난 죄다 던져버렸어요. 방을 정리하고 깨진 컵 같은 것을 치우고 난 뒤 남편과 나는 방문을 잠갔어요. 당시 내 마음이 텅 비고, 삶이 허무하게 느껴지는 것만으로도 충분히 고통스러웠는데, 텅 빈 방을 바라보는 것은 더욱 감당할 수 없었거든요."

로르도 둘째 아이의 죽음은 그 전보다 더 힘들었다고 말했다. "내 평생 중 가장 힘든 시기였어요. 나의 자아존중감은 일생 중 가장 낮았고, 내게 도대체 무엇이 잘못된 것일까 묻게 되었지요. 모두들 순조롭게 임신해서 아기를 잘 낳는데, 왜 나만 이렇게 어려운 걸까?"

평소에 낙천적인 성격의 제니퍼는 두 번째로 아기의 죽음을 겪으니 더는 낙천주의자가 되기 힘들었다. "처음에 아기가 죽었을 때는 괜찮다고, 계속 노력해서 아기를 가지면 모든 게 '정상'이 될 거라고 나 자신에게 말했어요. 하지만 두 번이나 그런 일을 겪으니 더는 그런 생각을 할 수 없더군요."

메리는 시간이 갈수록 점점 더 고립되어가는 자신을 발견했다. "임신상실을 한 번 겪을 때마다 슬픔은 더욱 깊어지고 우울은 더 오래갔어요. 가족들이 나를 이해하고 지지해주는 데도 점점 한계가 드러나기 시작했지요. 첫아기를 잃고 병원에서 집으로 돌아왔을 때 수많은 꽃과 카드, 전화를 받았거든요. 카드가 몇 주 동안 끊이지 않았지요. 하지만 니콜라스를 잃었을 때는, 벌써 다섯 번째였으니까, 누구도 카드를 보내지 않았어요. 내게 무슨 말을 해야 할지, 혹은 어떻게 도와주어야 할지 아무도 알 수 없었던 거예요. 식구들은, 특히 엄마가 그러셨는데, 내가 다시 아기 갖는 것을 원치 않았어요. 모두 '내가 그토록 말렸잖니.'라는 분위기였지요."

반면 뎁은 두 번째 아이를 잃었을 때는 첫째 아이를 잃었을 때보다 마음을 추스르기가 더 쉬웠다. "두 번째 겪으니까 처음보다는 견딜 만하더군요. 이번에 내가 지나야 하는 터널이 조금은 익숙하다는 생각이 들었지요. 아무것도 안 보이는 깜깜한 터널 속에 있는 것은 정말 싫지만, 전에 한번 와본 적이 있다고 생각하니 그렇게 무섭지는 않았어요."

태미도 비슷한 경험을 했다. "두 번째에는 감정이 좀 더 자제되고 훨씬 더 분석적이 되더군요. 내가 느끼는 슬픔에 대해서도 더 잘 이해되고, 또 그렇게 슬퍼하는 게 이상할 것 없다는 걸 알게 되었어요. 첫아기 애덤을 잃었을 때는 오직 괴롭기만 했을 뿐, 애덤의 출생과 죽음으로부터 배운 것이 하나도 없었어요. 하지만 앤드류 때는 달랐어요. 앤드류 덕분에 문제가 자궁경관무력증이라는 것을 알게 되었거든요. 앤드류는 우리 부부에게, 앞으로 하게 될 임신은 성공할 수 있겠다는 희망을 주었지요. 앤드류 덕분에 지금의 클레어(앤드류 다음에 태어난 아이)가 있을 수 있었어요."

다시 아기의 죽음을 경험한다면 분명 이겨낼 수 없을 거라고 생각할 것이다. 하지만 자신의 힘과 끈기를 과소평가하지 말자. 당신은 지난 경험을 통해 충분히 슬퍼하는 법, 이후 상황에 대처하는 법, 죽은 아기를 추억하는 법을 배웠다. 또 한 번의 슬픔을 이겨내는 데 그 시간이 도움이 될 것이다. 당신은 이겨낼 수 있다. 결코 혼자가 아니다. 다시 시작할 용기를 분명 갖게 될 것이다.

15장

아기가 태어난 이후의 삶

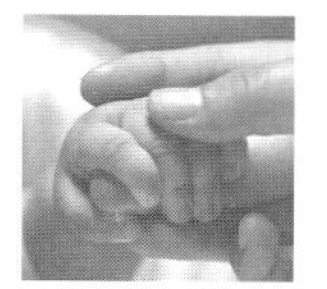산욕기는 임신상실 후 임신이라는 불안과 걱정의 10개월을 지나 이제 막 아기를 낳은 부부에게 감정의 지뢰밭이 될 수 있는 시기다. 몸이 임신 전 상태로 되돌아오기 시작하면서 겪는 수많은 신체적 변화를 감당해야 하는 한편, 지난 10개월 동안 만나기를 꿈꾸어온 아기와 함께하는 현실에 적응해야 하기 때문이다.

마지막 장인 이 장에서는 유산이나 사산, 영아사망을 겪은 적이 있는 부부가 그 이후에 아기를 낳았을 때 첫 2~3주 동안 겪는 어려움에 대해 살펴보려고 한다.

아기가 태어난 이후에 일어나는 일

아기의 죽음과 차후임신이라는 어려운 인생수업을 경험하며 모든 부모가 배우는 것이 있다. 임신상실 후 태어난 아기와 함께하는 삶은 베이비파우더 광고가 말하듯 더없는 기쁨과 완벽함으로 충만하기만 한 생활은 아니라는 사실이다. 소중한 아기를 품에 안고 있는 것이 경이로운 만큼, 그 갓난아이를 돌보는 일이 매우 어렵다는 것도 알게 된다. 회음부 절개나 제왕절개수술에서 회복해야 하고, 골프공만 한 살이 항문으로 튀어나온 외치질을 얻었으며, 시도 때도 없이 나오는 모유를 수습하다보면 임신상실을 겪고 아기를 낳은 부모가 아기가 태어난 이후의 몇 주간이 왜 가장 행복하면서도 동시에 가장 힘든 시간이라고 말하는지를 이해할 수 있을 것이다.

벌써부터 감정적으로 매우 약해져 있다면, 임신상실 이후의 출산이라는 긴 과정을 막 마친 사람이기 때문에 누구나 그렇게 느낄 수 있다. 아기가 태어난 이후의 삶에 적응하는 과정에서 서로 상반되는 여러 가지 감정을 느낄 것이다. 인생의 이 쉽지 않은 시기에 겪게 될 수 있는 여러 가지 감정을 몇 가지 소개한다.

부모로서 부족하다는 느낌

10개월을 기다린 끝에 드디어 아기를 만났지만, 부모가 된다는 만만찮은 일에 스스로 얼마나 무방비 상태인지를 발견하고 충격을 받을지도 모른다. 첫아기를 사산하고 그 다음 임신에서 건강한 딸아이를 낳은 제니퍼는 아기가 세상에 나온 이후의 삶에 스스로 전혀 준비되어 있지 않다는 것을 알게 되었다. "이런 생각을 했던 것이 기억나요. '드디어 아기를 데리고 집에 오게 되었구나. 그런데 내가 아기에 대해 아는 게 뭐지? 임신에 관해서는 모르는 게 없었지만, 한 아기의 엄마로 산다는 것에는 전혀 준비가 되어 있지 않구나.'"

매릴린 역시 처음으로 살아 있는 아기를 낳고 비슷한 기분이었다. 딸아이가 7개월 만에 미숙아로 태어났고 생후 2~3주는 신생아집중치료실에 있었기에, 두려움은 더욱 깊었다. "아기를 병원의 전문가가 돌봐준 것에 너무 익숙해져 있었던 것 같아요. 아기를 데리고 집으로 왔을 때 뭘 어떻게 해야 할지 하나도 모르겠더라고요. 아기의 체중은 2.5킬로그램이 겨우 넘었고, 보기에도 영락없는 미숙아였어요. 피부는 아직 반투명에 가깝고 앙상하게 야윈 데다, 귀는 그저 연골조직이라 해야 할까요. 남편은 '박쥐 귀'라고 불렀지요. 그리고 무심결에 얼굴을 움찔거리며 이상한 표정을 짓고는 했어요. 보통의 아기라 해도 어떻게 돌봐야 할지 난감했을 텐데, 하물며 두 시간마다 억지로라도 젖을 먹여야 하고, 32도의 폭염에도 늘 꽁꽁 싸매주어야 하는 아기라니요."

실감이 나지 않음

이제 악몽의 절정이 지나갔으며, 그리하여 편한 마음으로 새로 태어난 아기와 즐겁게 지낼 수 있다는 것이 실감이 나지 않을 수 있다.

리사는 두 번째 아기를 낳은 뒤 꾸었던 악몽을 떠올렸다.(리사는 태반조기박리로 첫아기를 잃었다.) "아기가 태어난 그날 밤, 끔찍한 꿈을 꾸었어요. 간호사가 들어오더니 '죄송하지만, 실수가 있었어요. 아기가 죽었습니다.' 라고 하는 거예요. 꿈이 얼마나 생생하던지 난 깨어나서도 너무 무서워서 아기를 당장 데려오라고 고집을 부렸지요."

불안감

당신은 이미 걱정의 대가가 되었다. 마침내 '걱정하기 수련'의 10개월 과정을 막 마쳤으니, 그간 갈고닦은 기술을 산욕기 동안에도 활용할 가능성이 매우 높다.

첫아기가 태어난 직후 사망한 사라는 그 다음에 아기가 태어난 순간부터 불안해지기 시작했다. 심지어 아기에게 무슨 일이 일어날까 너무 겁이 나서 출산 이후 나흘 동안은 잠들지도 못하고 깨어 있었다. "(만일 아기가 죽게 된다면) 그 짧은 삶을 놓칠까봐 잔뜩 겁이 났어요. 한순간도 놓치고 싶지 않았지요. 말할 수 없이 끔찍한 시간이었어요. 스트레스를 너무 많이 받은 상태였고 지치고 고통스러웠지요. 몇 개월이 지나고 나서야 내가 잠들었다가 깨어났을 때에도 여전히 아기가 살아 있겠구나 하는 확신을 가질 수 있었어요."

첫아기를 사산한 제니퍼도 사라와 마찬가지로, 몇 개월 전에 태어난 아기에 대해 지나친 걱정을 하고 있는 자신을 발견했다. "처음에는 모든 게 다 겁이 났죠. 아기가 숨이 막혀 죽지는 않을까, 아기가 숨을 멈추었는데 내가 아무런 손도 못쓰는 것은 아닐까, 혹여 아기가 충분히 먹지 않아 바로 내가 보는 앞에서 굶어 죽는 것은 아닐까 등 별생각이 다 들었어요. 이런저런 걱정을 하느라 정신이 하나도 없어서 아기가 태어난 첫 2~3주는 맘껏 기뻐하지도 못한 것 같아요.

지금은 영아돌연사증후군 때문에 너무 걱정이 되어서 밤에 거의 잠들지 못해요. 거의 30분마다 깨어서 아기가 숨을 잘 쉬고 있는지 확인하거든요. 만일 내가 2~3시간이라도 잠들어버리면 깨자마자 아기 방으로 달려가죠. 혹 그사이에 아기가 죽었을까봐요. 내가 말하면서도 정말 말도 안 되는 소리라는 생각이 들지만, 솔직한 내 심정이 그래요. 자연스러운 마음이기는 한데, 이런 불안감을 좀 떨쳐버릴 수 있으면 좋겠어요. 아기와 즐거운 시간을 보내고 싶은데, 아기가 어떻게 될지 모른다는 걱정이 들 때는 그게 잘 안 돼요."

판도라는 자기 스스로 마음속에서 특정한 악몽을 계속 반복시키고 있다는 것을 깨달았다. 전에 죽은 아기가 그랬듯 지금 태어난 아기도 자기 품에 안긴 채 죽는 상상을 자꾸 하게 된 것이다. "내게 특이한 버릇이 하나 있었어요. 아기를 오른쪽 품으로만 안지 왼쪽으로는 절대로 안지 않았어요. 왜냐하면 리애논이 왼쪽 품에 안겨 죽었거든요. 이번에 태어난 아기를 왼쪽 품으로 안게 되면 나도 모르게 마음이 불편하고 떨렸어요. 그런데 신기하게도, 우리 아기가 나의 이런 두려움을 극복할 수 있게 해주었어요. 생후 6개월 되었던 어느 날, 아기가 내 왼쪽 품으로 파고들더니 왼쪽 어깨에 머리를 누이고는 나를 꼭 끌어안는 거예요. 눈물이 흘러내렸지요. 결국 아기를 왼쪽으로 안아도 마음이 편안해졌어요."

혼란스러운 마음

당신은 새로 태어난 아기에게 무슨 일이 일어날지 모른다고 걱정하면서도 또 한편으로는, 죽은 아기에 대한 기억에 빠져 있거나 새로 태어난 아기와 충분한 유대관계를 맺지 못하고 있는 자신을 보며 마음이 불편할 수도 있다.

낸시는 새로 태어난 아들에게는, 아기가 태어난 이후 충분히 기뻐하고 있지 않아서 미안하고, 죽은 딸아이에게는 새로 터어난 아기를 돌보느라 전처럼 자주 무덤을 찾아가지 못해 미안했다. "마치 누군가 반대방향에서 동시에 나를 잡아끄는 것 같았어요. 내 마음은 갈피를 잡지 못해 혼란스러웠죠."

사라도 아기가 태어났을 때 비슷하게 망설여지는 감정을 느꼈다. "죽은 아들이 생각나 슬펐고, 새로 태어난 우리 예쁜 딸과 충분히 행복하고 감사하고 즐거운 시간을 갖지 못해 죄책감이 느껴졌어요. 세상에 나온 우리 소중한 딸아이에게 그 아이가 받아야 할 마땅한 환영을 해주지 못하는 것 같아 정말 괴로웠지요."

죽은 아기에게 마음이 쓰여 새로 태어난 아기와 충분한 유대관계를 맺지 못하는 것이 걱정되겠지만, 그와 같은 반응은 지극히 자연스러운 것이며, 또한 대부분 일시적인 것이라는 사실을 기억할 필요가 있다. 당신의 마음이 새로운 아기를 위한 공간을 마련하는 데는 시간이 걸린다. 하지만 아이가 둘 이상인 모든 어머니가 말하듯이, 시간이 지나면 새로 태어난 아기를 위한 공간이 마음속에 반드시 생길 것이다. 잊지 말자. 유대관계는 한순간에 일어나는 것이 아니다. 시간을 두고 생겨난다.

첫아기가 태어난 직후 죽고, 그 다음에 건강한 아기를 출산한 크리스티는, 새로 태어난 아기를 죽은 아기만큼 사랑해주지 못할 것 같다고 걱정하는 부모에게 이런 말을 들려주었다. "당신은 새로 태어난 아기를 죽은 아기만큼이나 사랑하게 될 것입니다. 그 사실에 죄책감을 느끼지 마세요. 또 새로 태어난 아기와 유대감이 바로 생기지 않아도 걱정하지 마세요. 결국에는 생기게 되니까요. 이 점을 기억하세요. 새로 태어난 아기가 자라면서 보여주는 모습은 죽은 아기가 살아 있었다면 보여주었을 모습과 가장 가깝다는 것을요. 그 모습을 늘 소중히 간직하세요."

슬픔

새로 아기가 태어난 뒤 죽은 아기를 생각하며 슬퍼하는 마음이 더욱 강해지는 것은 지극히 자연스러운 일이다. 대부분의 부모가 이처럼 '슬픔이 다시 떠오르는' 시간이 결국은 끝나게 된다고 말한다. 그렇다

해도 그 감정이 지속되는 동안은 마음 깊이 고통스러울 수 있다.

로라는 아기가 신생아기를 막 벗어났을 때가 가장 힘들었다고 말했다. 전에 죽은 아기 사라가 8일밖에 살지 못했기 때문에 사라가 그 정도까지 자란 모습을 볼 기회가 없었던 까닭이다. "이언이 28일을 넘겼을 때 사라에 대한 슬픔이 더 커지더군요. 이언이 더 이상 갓난쟁이처럼 보이지 않아 특히 더 마음이 아팠어요. 이언의 얼굴을 보며 마치 사라를 보는 것 같다는 상상을 더는 할 수 없었으니까요."

첫아기가 태어난 직후 죽고 그 다음에 건강한 아기를 낳은 크리스티는, 아기의 죽음을 겪은 부모라면 그 슬픔이 영원히 자신의 일부로 남을 것이며, 그것은 새로운 아기가 태어난 뒤에도 마찬가지일 것임을 알아야 한다고 말한다. "새로 아기가 태어난다고 해서 죽은 아기에 대한 기억이 사라지는 게 아니라는 것을 세상이 알았으면 해요. 죽은 아기에 대해서 생각하고, 꿈도 꾸고, 살아 있었다면 지금쯤 어떤 모습일까 궁금하고……. 이런 일은 결코 끝나지 않을 거예요. 새로 태어난 아기는 오히려, 당신이 잃은 것이 무엇인지를 끊임없이 떠올리게 해주지요. 그것은 정말이지 감당하기 쉬운 일이 아니에요. 첫아기가 태어나고 죽은 지 3년이 지났다 해도 부모는 여전히 눈물 흘리고, 화도 내고, 그리워하고, 변함없이 사랑하며, 그 아이가 지금 여기에 있기를 바란다는 것을 사람들이 알았으면 해요. 난 앞으로도 계속 그러한 마음일 테고, 무엇도 이 사실을 바꿀 수는 없어요. 내가 아무리 많은 아이를 두어도, 죽은 딸아이 알리사를 늘 그리워하고 사랑하며, 알리사와 함께 보낸 나흘이라는 짧은 시간을 늘 기억할 거예요. 내 인생에서 가장 아름다웠던 시간이니까요."

새로 아기가 태어난 뒤 죽은 아기에 대한 슬픔이 커지지 않았다는 여성도 있다. 재넌이 그러했다. "아기를 낳고 내가 죽은 아기 도슨을 생각하며 그렇게 슬퍼하고 속상해하지 않는다는 사실에 조금 놀랐어요. 도슨과 함께한 추억이 떠오르고 더는 그 아이가 살아 있지 않다는 사실에 슬퍼질 거라고 생각했거든요. 하지만 내 인생에 내린 새로운 축복이 마냥 기쁘기만 한 거예요. 삶이라는 신비를 경험하고 이 아름다운 아기를 볼 수 있다는 것이 얼마나 경이로웠는지, 마음속에는 기쁨뿐이었어요. 나 자신도 정말 놀랐지요. 도슨을 생각하며 울게 될 거라고 예상했기에 그런 감정이 밀려올 것에 대한 마음의 준비도 해놓았거든요. 하지만 그럴 필요가 없었지요."

또 임신하고 싶은 마음

어떤 부모는 죽은 아기에 대한 슬픔으로, 다시 임신하기를 바라게 된다고 말한다. 그들은 품속에 갓난아기를 안고 있는데 왜 이런 마음이 드는지 스스로도 이해하기 어려워한다. 켄드라는 아기를 낳았는데도 다시 임신하고 싶은 마음이 너무 강하게 들어 깜짝 놀랐다. "아기를 하나 더 갖고 싶었어요. 내 몸이 임신의 과정을 한 차례 더 겪게끔 한다는 것도 이치에 맞지 않았고, 또 지금도 아이 둘을 키우고 있는데, 아이를 더 가질 만한 여건이 되지 않는다는 것을 잘 알고 있었는데도 말이죠. 나는 직감했지요. 아무리 아이를 많이 가진들 이 감정은 그대로 있겠구나. 그러면서 내가 원하는 것은 죽은 아기라는 것을 깨달았지만, 그래도 다시 임신을 해 또 다른 아기를 안아보고 싶은 마음은 어쩔 수 없더군요."

사산으로 둘째 아기를 잃은 뒤 건강한 아기를 낳은 사라 역시 비슷한 경험을 했다. "얼른 다시 임신을 해서 아기를 또 갖고 싶었어요. 그러면서 나는 늘 죽은 아기의 빈자리를 느끼리라는 것을 깨달았어요."

기쁨

지금까지는 산욕기에 겪을 수 있는 다소 부정적인 감정에 중점을 두고 살펴보았다. 이제 거의 모든 부모가 기다리던 아기를 마침내 만났을 때 느끼는 기쁜 감정에 대해 살펴보자.

신디는 첫아기가 사산된 이후 건강한 아기를 낳았을 때 밀려드는 행복감을 주체할 수 없었다. "일단 아기가 태어나자 모든 시름이 해결된 것 같았어요. 10개월 동안 걱정하고 두려워했는데, 마침내 그게 끝났잖아요. 아기가 실제로 내 품 안에 건강하고 무사하게, 아무런 이상 없는 모습으로 안겨 있었으니 더 바랄 게 없었지요. 내가 늘 노심초사하던 것은 그거 하나뿐이었지요."

재넌도 비슷한 반응을 보였다. "브론슨이 세상에 나오니까, 더는 도슨의 죽음에 슬퍼하며 시간을 보내지 않더군요. 지금도 가끔씩 슬프기는 하지만, 이제는 훨씬 더 살 만해요. 물론 그 어떤 식으로도 브론슨이 도슨의 자리를 메워주지는 못해요. 그럼에도 브론슨은 슬픔을 없애주는 치료제는 아니지만, 고통에 대한 아주 강력한 진통제인 셈이지요. 고통은 여전히 그 자리에 있어요. 절대로 사라지지는 않겠지요. 시간이 가며 조금씩 적어질 뿐이고, 지금은 브론슨이 그 고통을 훨씬 더 많이 덜어주고 있어요."

산욕기를 잘 지나는 방법

어떻게 하면 마음의 건강을 잃지 않고 산욕기를 잘 보낼 수 있을까? 산욕기의 어려움을 무사히 이겨낸 여성에게 조언을 구해보자.

여유를 누려라 기억하자. 당신은 이겨내야 할 수많은 감정을 맞닥뜨리게 될 것이며, 이 시기는 인생에서 가장 힘든 시기가 될 수도 있다. 설거지나 주방 청소에 대해서는 걱정하지 말자. 다른 사람에게 시키든지, 하다못해 잠시 동안 일회용 접시에 식사를 하는 방법도 있다! 이 시기에 가장 중요한 것은 아기와 당신 자신이다.

스스로 불안해하며 아기를 과보호할 수도 있다는 사실을 받아들여라 "지금껏 당신이 겪어온 바를 생각하면 아기를 과도하게 보호하는 것은 비정상이 아니라 정상이다."《텅 빈 요람, 아픈 마음》의 저자 데버러 데이비스 박사의 말이다. "시간이 지나 아기가 어머니에게 의존하는 바가 점점 더 적어지고 더 자라면서 당신도 좀 더 편한 마음을 가질 수 있을 것이다. 또한 아기에게 일어나는 모든 일을 통제할 수 없다는 사실도 받아들이게 될 것이다. 그러는 동안 아기를 안전하게 보호하고 곁에 가까이 두면서도, 함께 아기가 세상을 두려워하지 않고 마음껏 경험하며 성장하도록 북돋워주는 균형 잡힌 양육방법을 터득하게 될 것이다. 가장 중요한 것은, 아이에 대해 뭔가를 걱정할 때 그것이 당신이 만들어낸 상상에서 나온 것인지 현실적으로 타당한 것인지를 구분하는 것이다. 전자라면 놓아버리고, 후자라면 주의를 기울여야 한다."

완벽한 부모가 되지 못한다 하여 너무 심하게 자책하지 말자 4시간밖에 잠을 잘 수 없다거나 까다로운 아기의 성미를 맞추느라 마룻바닥을 기어야 하는 것은 상당히 지치는 일일 수 있다. 스스로 기운이 다 빠질 때까지 방치하지 말고, 아기뿐 아니라 자신 또한 잘 돌보는 법을 익히자. 다른 이의 도움을 받아 아기 돌보는 일에서 벗어나 스스로에게 잠시 휴식을 주자. 그렇게 하면 기운이 충전되어 아기를 더 잘 돌보고 기를 수 있다.

사람들과 연락을 유지하라 임신상실을 겪고 아기를 낳은 다른 부모와 연락을 유지하라. 당신이 느끼는 바와 그들의 느낌을 비교할 수 있고 아기를 돌보는 일에 대해 궁금한 것을 물어볼 수도 있다.

집 밖으로 나가라 아기와 집에만 있는 것만큼 스트레스를 주는 것도 없다. 특히 아기가 까다로운 경우라면 더하다. 아기를 잠깐 데리고 나가 집 밖을 산책하든, 아니면 쇼핑몰을 느긋하게 돌아보든 우울증에 걸리지 않도록 무엇이든 하는 것이 중요하다.

울 때 바로 안아주면 아기에게 나쁜 버릇이 들지 않을까 하는 걱정은 버리자 이는 임신상실 이후 아기를 낳은 지 얼마 안 되는 많은 부모가 공통적으로 하는 걱정이다. 아기를 키울 때 이런 점은 반드시 피하라고, 선의를 가진(혹은 그다지 선의를 가진 것 같지 않은!) 친척이 주의를 주더라도 무시하자. 갓난아기에게 나쁜 버릇을 들인다는 것은 사실상 불가능하다. 아기가 울 때 재빨리 반응을 보여주면 아기에게 세상은 신뢰할 만하다는

것을 가르쳐주게 되며, 그것을 배울 때 결국 아기는 훨씬 더 행복하게
자란다.

아기가 좋아하는 것과 싫어하는 것을 알아내라 아기가 하루 중 특정 시간에
까다로워지는 경향이 있다면 아기를 진정시키기 위해 무엇이 가장 좋
은 방법인지를 알아내라. 그 어떤 아기도 똑같지 않으므로, 아기가 좋
아하는 것과 싫어하는 것을 알아낼 때까지 막중한 임무를 맡은 탐정이
될 각오를 하라.

그 어떤 종류의 도움이든 받아들여라 이 시기에 '순교자'의 자세는 절대
금물이다. 친구나 가족이 도와주겠다고 한다면 기꺼이 받아들여라. 해
야 할 일을 늘 목록으로 만들어두고 원하는 누구에게든지 그 일을 맡겨
라. 예를 들어 요리나 청소와 같은 집안일을 그들에게 맡겨라. 그러면
당신은 아기와 마음 놓고 더 많은 시간을 즐길 수 있다.

새로 태어난 아기에게 반드시 죽은 아기의 옷을 입혀야 한다는 생각을 버려라
어떤 부모는 여느 형제자매들이 그러하듯이 새로 태어난 아기에게 죽
은 아기의 옷을 '물려주는' 것을 좋아한다. 하지만 죽은 아기의 옷은
그 아이의 다른 유품과 함께 따로 보관하는 쪽을 택하는 부모도 많다.

죽은 아기의 무덤에 전처럼 자주 찾아가지 못해도 자신을 용서하라 새로 태
어난 아기를 돌보느라 바쁘다고 해서 죽은 아기를 배신하거나 잊어버
리는 것은 아니다.

새로 태어난 아기를 마음껏 사랑해라 당신 안에는 아기를 향해 내어줄 사랑이 끝없이 많이 있다. 마치 아기에게 줄 수 있는 사랑의 '할당량'이 정해져 있어 죽은 아기에게 주어야 할 사랑과 새로 쾌어난 아기에게 줄 사랑이 각각 제한되어 있다고 생각하지는 마라.

'그랬다면 이랬을 거야.'라는 상상을 멈춰라 끝없이 '전에 아기가 죽지 않았다면 지금 이 아기는 없었겠지?'라고 생각하는 자신을 발견하더라도 놀라지 마라. 데버러 데이비스 박사는 이렇게 조언한다. "'그랬다면 이랬을 것'이라고 생각하는 것은 슬픔의 자연스러운 부분이다. 그런 가능성에 대해 하나하나 따져보고, 마음껏 울고, 그 감정을 정리하면서 결국에는 '그랬다면 이랬을 것'이라는 상상에서 빠져나와 현재를 직면할 수 있을 것이다."

스스로 가벼운 '산후우울증'보다 더 심각하다고 생각된다면 도움을 받아라 산후우울증은 대부분의 사람들이 생각하는 것보다 훨씬 더 흔하고, 또한 그 영향력이 크다. 최근 아기를 낳은 한 여성은 이 힘든 시기를 헤쳐가기 위해 항우울제가 필요하다는 것을 알게 되었다. "한편으로는 새로 태어난 아기에 대해 걱정하고 또 한편으로는 사산된 아들에 대해 슬퍼하는 상태에서, 아기가 8주쯤 되어 다시 직장으로 돌아갔더니 스트레스와 불안이 너무 심하더군요. 결국 잠시 동안 항우울제를 복용했어요. 큰 도움이 되었지요."

새로 태어난 아기의 부모가 되기

아기를 잃은 슬픔과 또 다른 아기를 맞이한 기쁨을 모두 겪은 부모는 새로 태어난 아기가 그들 인생에 주어진 가장 큰 선물, 곧 다시 기뻐할 수 있는 이유라고 느낀다.

또 어떤 부모는 자신들에게 닥친 비극을 통해 더욱 강해질 수 있었고, 그리하여 그런 일을 겪지 않았을 때 보다 더 좋은 부모이자 좋은 사람이 되었다고 말한다.

"우리 부부에게 일어난 그 일 덕분에, 나와 남편 모두 사랑하는 아들에게 더 좋은 부모가 될 수 있었다고 생각해요." 두 번의 유산과 두 번의 인공 임신중절을 겪은 뒤, 건강한 아기를 낳은 수지의 말이다. "아기가 정말 소중해요. 어떤 이들은 놀라겠지만, 한 번씩 아기의 죽음을 겪을 때마다 우리 부부는 더욱 강해졌어요. 날마다 즐거워요. 삶에 대한 태도가 긍정적으로 바뀌었어요. 삶에서 좋고 감사한 것이 무엇인지 분명히 인식하고 있지요. 우리 부부, 아들, 친구, 직업 같은 것들이 모두 소중해요."

마이클은 아내 주디와 함께, 아이를 잃은 악몽을 견뎌냄으로써 앞으로 부모로서 앞날에 어떤 시련이 주어져도 이겨낼 수 있을 거라는 자신감을 얻었다고 말한다. "부모로서 겪을 수 있는 최악의 경험을 잘 이겨냈지요. 이제는 웬만한 일이 닥쳐도 이겨낼 수 있으리라는 자신이 있어요."

두 명의 아기를 잃고 나서 건강한 아기를 낳은 태미는 자신이 겪은 비극을 통해, 지금 곁에 있는 아기가 진실로 얼마나 큰 축복인지 알게 되었다고 말한다. "애덤과 앤드류를 잃었기 때문에, 클레어에게 지금과 같은 엄마가 될 수 있었지요. 두 아기에게 고마워요. 그 아이들을 잃지 않았다면 결코 갖지 못했을 모성을 갖게 되었으니까요."

당신과 아기에게 앞으로 펼쳐질 길이 순탄하리라고는 그 누구도 장담하지 못한다. 그 아기가 어른으로 자라기까지 얼마나 많은 어려움이 있겠는가. 하지만 당신은 아기의 죽음을 겪어보았기에, 아기와 부모 사이에서 일어나는 그러한 마술과 같은 순간을 소중히 간직하는 것이 얼마나 중요한지를 이미 알고 있다. 이 교훈을 너무 늦게 배우는 부모가 얼마나 많은지 모른다.

당신과, 임신상실 후 낳은 아기 사이에 마술과 같은 순간이 당신의 인생을 가득 채우기를 소망한다.

다른 아이

다른 아이,
사람들은 눈치채지
네 주위에서는 특별한 빛이 나는구나.
네게서는 빛이 나
사랑의 빛이
우리가 널 기다렸다는 것은 두말할 나위가 없지.
자랑스러움과 기쁨만을 보렴.
네 아빠와 엄마의 눈 속에서.

그리고 때로
웃음 사이에
눈물 자국이 섞여 있다면,
언젠가

넌 알게 될 거야.

넌 알게 되겠지

한때 다른 아이가 있었다는 걸,

다른 아이가

엄마 아빠의 희망과 꿈속에 있었다는 걸.

그 아이는 절대로 옷이 작아지는 법이 없고,

절대로 밤에 부모를 깨우는 법이 없고,

그리고 그 어떤 말썽도 일으키는 법이 없지.

가끔, 침묵의 순간,

엄마와 아빠가

그 아이를 너무 그리워할 때를 빼고는.

희망과 사랑이 너를 따뜻이 감싸기를

그리고 영원히 그 사실을 잊지 않기를,

지상에서의 이 삶이

얼마나 소중하고

얼마나 연약한지를.

언젠가, 네가 어른이 되어

어느 어머니의 눈에서 눈물을 본다면

어느 아버지의 말 없는 슬픔을 본다면

그렇다면 너는, 너만은

이해하겠지

깊은 평안을 줄 수 있겠지.

모든 희망이 사라진 것 같을 때

깊은 공감으로
너는 그들에게 말하겠지
"어떤 기분인지 알아요.
내가 여기 있을 수 있는 이유는 단 하나,
우리 엄마가 다시 힘을 냈기 때문이에요."

1999년 3월 4일, 마도카 마리에타 로살리에게,
엄마 판도라 다이앤 월드론이.
2년 전 오늘 세상을 떠난, 나의 특별한 천사 리애논 록산을
슬픔이 아닌 사랑으로 기억하며.

수많은 사람의 도움이 없었다면 이 책은 나오지 못했을 것입니다.

먼저 이 책을 준비하는 우리에게 아기와 사별한 자신의 이야기를 기꺼이 들려준 모든 부모에게 감사드립니다. 크리스티 앨러드, 재클린 앨룬, 앤 앤젤, 오빈 베이커, 캐릴 바르톨로뮤, 캐시 벤더, 페트라 헬트-베르트란트, 로리 비앙코, 미리암 블레이크, 제니퍼 블랭켄쉽, 앤 보드맨, 캔디 뮤어 부스, 미셸 브라운, 낸시 A. 브라운, 베키 버튼, 에이프릴 세이어즈 캐디, 제니퍼 캘러핸, 노라 캘러핸, 도넷 쵸드윅, 데비 찰스, 캐롤린 클레멘츠, 론다 코헨, 레슬리 G. 콜링스, 태미 코너, 파멜라 콘트레라스, 비르젯 다나, 사라 데이비스, 킴 돌리, 낸시 드울프, 낸시 파이드만, 셰릴 포브스, 태미 포브스, 신디 포젯, 리사 프랭크, 킴 프릴랜드, 필리스 프리츠, 메리 가이츠, 모니크 깁슨스, 케시 곰버그, 수지 그레이, 패트리샤 그린월드, 데지래 그레그, 사라 그라임스, 몰리 그룹, 신디 그럽, 칼라 헤누드, 마릴린 힐튼, 제니퍼 레이 혁, 신디 휴, 재너 이머구트, 제니퍼 이리자리, 조디 제프레이, 셰리 L. 지론, 수 존스, 캐시 조셉, M. 데이비드 켈린, 캐시 킹, 줄리 블레어 레인, 헤더 린, 제니스 루이, 리사 로손, 프란체스카 리온스, 가브리엘라 A. 마그누손, 크리스틴 마후린, 트레이시 마르시안, 그렛첸 맥데이드, 캐런 미너, 로라 무

어, 제니퍼 모리스, 산드라 머피, 마이클 네틀튼, 트레이시 오크, 태미
L. 오클리, 리사 오히런, 로버타 리 페리, 린다 페덴, 칼린 페나, 테리
제프리 페니, 킴벌리 페트리, 홀리 리차드슨, 재넌 로질리오, 보니 루돌
프, 스티브 러셀, 로르 슈나켄버그, 데니스 슈나이더, 하이키 셀러스,
줄리 사이먼, 르네 소렌슨, 마르셀라 스타크, 그레이스 스티픈스, 에리
카 테일러, 로버트 톰슨, 리사 톰슨 키예스부, 지니 우에노, 존 보스, 니
콜 보스, 판도라 D. 월드론, 재닛 월, 섀넌 월터스, 캐런 하우덴 위버,
제인 웹, 로빈 엘리즈 바이스, 로라 예이커, 재니스 지머만, 그리고 이
름을 밝히지 않기로 한 부모 모두에게 감사드립니다.

도움을 준 다른 이에게도 고마움을 전하고 싶습니다. '차후임신 부
부를 위한 지지그룹'의 사라 그라임스와 마이클 네틀튼, '영아상실 지
지그룹'의 재닛 에스테스, '캐나다 부모 온라인'의 트레이시 켈러허,
'온타리오 주산기 임신상실 모임'의 잰 피어스에게 감사드립니다. 덕
분에 많은 부모가 우리 책을 만드는 데 참여할 수 있었습니다. 또한 영
아사망에 관한 자료를 제공해준, Dr.Greene.com의 산부인과의사 앨
런 그린 박사, 〈다른 아이〉라는 아름다운 시를 이 책에 싣도록 흔쾌히
허락해준 판도라 월드론에게 감사합니다. 이 책의 기획을 믿고 맡겨준,
뉴잉글랜드 출판협회의 에이전트 에드 나프만, 테일러 출판사의 편집
자 카미유 클린과 델리아 커즈먼에게도 감사합니다.

마지막으로 이 책의 원고를 미리 읽고 자세하고 전문적인 조언을 아
끼지 않은, 《텅 빈 요람, 아픈 마음》의 저자 데버러 테이비스 박사에게
깊이 감사드립니다. 차후임신의 힘든 시간을 견뎌내고 있는 부부에게
도움이 되는 책을 쓰고자 한 우리의 노력이 데이비스 박사의 통찰력 있

는 조언 덕분에 힘을 얻었습니다. 진심으로 감사드립니다.

앤 더글러스 · 존 R. 서스먼

2000년 1월 1일

1997년 미국 영아사망 수치와 영아사망률

(단위: 명)

	수치	신생아 10만 명 당 사망률
모든 원인	28,045	722.6
특정 장내 감염	200	5.2
백일해	6	-
수막구균성 감염	46	1.2
패혈증	196	5.1
치명적 질병	111	2.9
선천성 매독	4	-
그 밖의 감염과 기생충질병	158	4.1
악성 종양	91	2.3
양성 종양	63	1.6
흉선 질병	3	-
낭포성 섬유증	10	-
혈액 및 조혈기관 질병	81	2.1
수막염	97	2.5
신경계통과 감각기관의 여타 질병	334	8.6
급성 상기도 감염	12	-
기관지염과 모세기관지염	106	2.7
폐렴과 독감	421	10.8
• 폐렴	409	10.5

	수치	신생아 십만 명 당 사망률
• 독감	12	-
그 밖의 호흡기계 질병	274	7.1
복강탈장과 탈장 증상이 없는 장폐쇄	77	2.0
위염, 십이지장염, 비감염성 장염과 대장염	76	2.0
그 밖의 소화기계 질병	187	4.8
선천적 기형	6,178	159.2
• 뇌증 및 비슷한 종류의 기형	344	8.9
• 척추 갈림증	48	1.2
• 선천적 뇌수종	146	3.8
• 여타 중앙신경계통 및 안구 관련 선천적 기형	290	7.5
• 선천적 심장 기형	1,760	45.4
• 여타 선천적 순환기계 질병	332	8.6
• 선천적 호흡기계 기형	973	25.1
• 선천적 소화기계 기형	94	2.4
• 선천적 비뇨생식기계 기형	302	7.8
• 선천적 근골격계 기형	424	10.9
• 다운증후군	102	2.6
• 여타 염색체 이상	805	20.7
• 이외 모든 상세불명의 염색체 이상	558	14.4
주산기에 발생하는 특정 질환들	12,935	333.3
• 현재 임신과 무관한 모체의 질환에 영향을 받은 신생아	164	4.2
• 모체의 임신합병증에 영향을 받은 신생아	1,244	32.1

	수치	신생아 십만 명 당 사망률
• 태반, 탯줄, 양막 합병증에 영향을 받은 신생아	960	24.7
• 여타 분만 합병증에 영향을 받은 신생아	76	2.0
• 태아 발육지연과 태아 영양실조	39	1.0
• 단기임신 및 상세불명의 저체중 관련 장애	3,925	101.1
• 장기임신 및 고체중 관련 장애	-	-
• 분만시 외상	185	4.8
• 자궁내 저산소증과 태아질식	452	11.6
– 살아서 태어난 영아의 태아긴박증	123	3.2
– 태아질식	329	8.5
• 호흡곤란증후군	1,301	33.5
• 여타 신생아 호흡기계 질환	1,734	44.7
• 주산기 감염	777	20.0
• 신생아 출혈	339	8.7
• 동종면역과 여타 주산기 황달로 인한 신생아의 용혈성 질환	14	-
• '당뇨병이 있는 모체에게서 태어난 영아' 증후군과 신생아 당뇨병	11	-
• 신생아 출혈성 질환	1	-
• 이외 모든 원인불명의 질환	1,713	44.1
증상과 징후, 원인불명의 질환들	3,773	97.2
• 영아돌연사증후군	2,991	77.1
• 증상과 징후 및 이외 모든 원인불명의 질환들	782	20.1

	수치	신생아 십만 명 당 사망률
사고와 부작용	765	19.7
• 음식을 비롯해 기도폐쇄나 질식을 유발할 수 있는 물질의 흡입 및 소화	76	2.0
• 우발적인 물리적 질식	303	7.8
• 여타 우발적 원인과 부작용	386	9.9
영아살해	317	8.2
• 아동 구타와 여타 학대행위	98	2.5
• 기타 살인	219	5.6
이외 다른 모든 원인들(나머지)	1,524	39.3
에이즈	19	-

자료 출처: 《미국국립생명통계보고 *National Vital Statistics Reports*》 47권, 19호, 1999년 6월 30일자. 이는 2000년 1월 현재 가장 최근 자료다. 단, 일부 수치는 반올림 때문에 전체 수치에 합산되지 않았을 수 있다.

덧붙여 읽을 책

《아름다운 기다림: 불임 완전 극복하기》
앨리스 D. 도마 지음, 김미연 옮김, 가람기획, 2006.

《아기를 기다리는 부부를 위하여》
김세웅 지음, 샘터, 2006.

《희망이 생명을 만든다:
불임전문 마리아병원에서 전하는 해피임신 바이러스》
이원돈 지음, 한울림, 2006.

《이땅의 신혼부부들에게 :
불임 미숙아 유산 조산의 예방법과 올바른 육아법》
임교환 지음, 동약, 2009.

《불임 기형 유산 맞춤식 치료법 :
김창규 박사 태교 시리즈 02》
김창규 · 박정순 지음, 연이, 2004.

관련 기관 웹사이트

아가사랑 http://www.aga-love.org
보건복지부가 운영하는 임신 · 출산 · 육아에 대한 포털사이트로, 전문가의 온라인 상담이 가능하며, 불임과 유산에 대한 정보가 쉽게 설명되어 있다. 또한 임산부를 위한 보건복지부와 지자체의 지원정책 정보도 쉽게 살펴볼 수 있다.

아기모(아기를 기다리는 사람들의 모임) http://www.agimo.org
불임을 겪고 있는 이들을 위해 인구보건복지협회가 운영하는 웹페이지로, 정부와 민간의 불임지원정책이 잘 설명되어 있다. 불임에 대한 온라인 상담과 전화 상담을 운영하고 있다.

아가야 http://www.agaya.org
비영리민간단체가 운영하는 웹페이지로 전문가의 온라인 상담실이 있으며 정부의 불임부부 지원 정책에 대해 쉽게 설명해놓았다. 무엇보다 불임을 겪고 있는 이들의 커뮤니티가 활발하게 운영되고 있으며 지역모임도 운영되고 있다.

보건복지부 http://www.mohw.go.kr
부모가 되고 싶은 불임부부에게 시험관아기 시술 지원에 대한 정보를 얻을 수 있다.

인구보건복지협회 http://www.ppfk.or.kr
불임 대책사업을 펼치고 있으며 산모 도우미 서비스와 불임 심리 상담전화(1644-7382)를 운영하고 있다.

대한생식의학회 http://www.ksfs.or.kr
불임에 대한 논문과 학회정보 등 의학적 정보를 가장 빠르고 전문적으로 알 수 있는 곳이다.

관련 커뮤니티

아자! 유산 극복 임신학교 http://cafe.naver.com/ultrasuperbaby
원하지 않는 유산의 경험을 가진 엄마들의 모임으로 유산 극복과 건강한 아기와의
만남이 목표인 커뮤니티다.

불임/습관성유산 커뮤니티 http://cafe.naver.com/happywomb
불임과 습관성유산 등에 대한 상담, 정보, 칼럼을 제공하며 고민과 체험을 나누는
커뮤니티다.

불임은 없다. 아가야 어서오렴 http://cafe.naver.com/monnbaby
불임을 극복하고 아기를 기다리는 예비 엄마들의 모임이다. 불임에 대한 정보를
나누고 소모임을 하며 아기를 가지려는 희망을 키우는 커뮤니티다.

습관성유산으로 고생하시는 분들만의 모임
http://cafe.daum.net/yousan
습관성유산, 자연유산, 계류유산, 쌍각자궁을 겪은 불임 여성들의 커뮤니티다.

움트는 희망 이야기 http://cafe.daum.net/WomoN
불임, 습관성유산, 인공유산 후 조리에 대해 편하게 서로의 이야기를 나누는 커뮤
니티다.

불임부부 시술 지정병원

보건복지부는 시험관아기 시술 등 특정 불임치료가 필요한 일정 소득계층 이하의 불임부부에게 시술비 일부를 지원해 경제적 부담을 줄임으로써 임신 · 출산에 사회 · 의료적 장애를 제거하고자 지원사업을 실시하고 있다. 아래는 보건복지부가 지정한 불임부부 시술 지정병원으로, 2010년 현재 보건복지부의 지원 서비스를 받을 수 있는 곳이다.

서울

한나산부인과의원
서울특별시 서초구 서초3동 1540-11
대표자 • 장상식
전화번호 • 02-523-3911(내선115)

장스여성병원
서울특별시 중랑구 망우2동 488-8
대표자 • 이인식, 박범승, 김혜영
전화번호 • 02-490-4121

미즈메디병원
서울특별시 강서구 내발산동 701-4
대표자 • 노성일
전화번호 • 02-2007-1931

미즈메디병원
서울특별시 강남구 대치동 1021
대표자 • 노성일
전화번호 • 02-3467-3700

02-3467-3813

함춘여성의원
서울특별시 서초구 서초1동 1621-7
대표자 • 김기철, 민응기
전화번호 • 02-522-0123

유광사산부인과
서울특별시 강서구 화곡5동 1031-12
대표자 • 유광사
전화번호 • 02-2608-1011(내선202)

미래와희망산부인과의원
서울특별시 강남구 신사동 532-7
대표자 • 이승재
전화번호 • 02-3446-0011
　　　　　02-541-4064

삼성제일의료재단
제일병원(구삼성제일병원)
서울특별시 중구 묵정동 1-19
대표자 • 송자
전화번호 • 02-2000-7522(궁미경)

차병원
서울특별시 강남구 역삼동 650-9
대표자 • 차경섭
전화번호 • 02-3468-3160(정근양)

의료법인 을지병원
서울특별시 노원구 하계1동 190-1
대표자 • 박준영
전화번호 • 02-970-8000
　　　　　　02-970-8713

메디아이 산부인과의원
서울특별시 노원구 상계2동 373-71
대표자 • 송지홍 외 2인
전화번호 • 02-936-2122(내선 101)

인정병원
서울특별시 은평구 응암동 603-60
대표자 • 김병인
전화번호 • 02-309-0909

의료법인 매이저병원
서울특별시 송파구 풍납동 496-5, 497

대표자 • 임정애
전화번호 • 02-473-0620(내선 713)

의료법인 마리아의료재단
마리아병원
서울특별시 동대문구 신설동 103-10
대표자 • 임환철
전화번호 • 02-926-6060

이화여자대학교
의과대학 부속 목동병원
서울특별시 양천구 목6동 911-1
대표자 • 윤후정
전화번호 • 02-2650-6157
　　　　　　02-2650-2611

인제대학교 상계백병원
서울특별시 노원구 상계7동 761-1
대표자 • 백낙환
전화번호 • 02-950-1622

서울대학교병원
서울특별시 종로구 연건동 28
대표자 • 성상철
전화번호 • 02-2072-3256

학교법인 고황재단
경희의대부속병원
서울특별시 동대문구 회기동 1

대표자 • 조영식
전화번호 • 02-958-8321(이보연)

온누리산부인과의원
서울특별시 영등포구 당산동 1가 14-3
대표자 • 정동근
전화번호 • 02-2678-4171

한양대학교 병원
서울특별시 성동구 행당동 17번지
대표자 • 김연준
전화번호 • 02-2290-8408
　　　　　 02-2290-8417

고려대학교
의과대학부속병원
서울특별시 성북구 안암동 5가 126-1
고대병원산부인과
대표자 • 김린
전화번호 • 02-920-5642
　　　　　 02-920-5335

사회복지법인 삼성병원
공익재단 삼성서울병원
서울특별시 강남구 일원동 50
대표자 • 이수빈
전화번호 • 02-3410-2972

연세대학교 의과대학
세브란스병원
서울특별시 서대문구 신촌동 134
세브란스병원 불임크리닉
대표자 • 방우영
전화번호 • 02-361-5114
　　　　　 02-2228-5725

아산사회복지재단
서울아산병원
서울특별시 송파구 풍납2동 388-1
대표자 • 정몽준
전화번호 • 02-3010-7541

중앙대학교병원
서울특별시 동작구 흑석동 224-1
대표자 • 장세경
전화번호 • 02-6299-2192

호산산부인과병원
서울특별시 강남구 신사동 617-5
대표자 • 방장훈
전화번호 • 02-546-3493~7

아이온산부인과
서울특별시 마포구 동교동 174-11
대표자 • 최안나, 심상덕
전화번호 • 02-3143-3595

에이치큐브병원
서울특별시 도봉구 창동 731-1
대표자 • 강재일
전화번호 • 02-900-2000

의료법인 마리아 의료재단
마리아병원
서울시 송파구 가락동
대표자 • 임환철
전화번호 • 02-2152-6555

부산

동아대학교병원
부산광역시 서구 동대신동 3가 1
대표자 • 정휘위, 손성근
전화번호 • 051-240-2000
　　　　　051-240-5095

세화병원
부산광역시 동래구 온천3동 1446-2
대표자 • 이상찬
전화번호 • 051-505-1333

한나여성병원
부산광역시 수영구 남천동 304
대표자 • 전성숙
전화번호 • 051-625-2300

016-9613-3200

의료법인 마리아의료재단
마리아의원
부산광역시 동구 초량3동 1199-9
교원아카데미BD 10층
대표자 • 임환철
전화번호 • 051-441-6555
　　　　　011-875-1985

좋은문화병원
부산광역시 동구 범일2동 899-8
대표자 • 문화숙
전화번호 • 051-644-2002
　　　　　051-630-0750

아름병원
부산광역시 동래구 온천1동 473-1
대표자 • 김해석
전화번호 • 051-550-7111

부산대학교병원
부산광역시 서구 아미동 1가 10
대표자 • 박순규
전화번호 • 051-240-7280(김미경)

(재)호주장로선교회
일신기독병원
부산광역시 동구 좌천1동 471-1번지

대표자 • 정권섭
전화번호 • 051-630-0419

학교법인 인제대학부속
부산백병원
부산광역시 부산진구 개금2동 633-165
대표자 • 백낙환
전화번호 • 051-890-6528
　　　　　051-890-6367

신세계여성병원
부산광역시 사하구 장림2동 241-25
대표자 • 김동영 외 2인
전화번호 • 051-260-9000

삼성제일산부인과
부산광역시 해운대구 우2동 1124-26,
해운대센텀메디컬센터 5층
대표자 • 한국선
전화번호 • 051-747-3999

대구

성모여성병원
대구광역시 달서구 상인2동 246-1
대표자 • 권경익
전화번호 • 053-640-1064
　　　　　053-640-1081

미래여성병원
대구광역시 달서구 죽전동 274-4
대표자 • 이계현 외 6인
전화번호 • 053-608-7000
　　　　　011-531-1631

경북대학교병원
대구광역시 중구 삼덕동2가 50번지
대표자 • 이상흔
전화번호 • 053-420-5732
　　　　　053-420-5432

대구여성차병원
대구광역시 남구 대명1동 1652-25
대표자 • 장보섭
전화번호 • 053-656-4200

의료법인 마리아의료재단
마리아의원
대구광역시 수성구 범어3동 2-1번지
9층
대표자 • 임환철
전화번호 • 053-943-6555(배영화)

로사산부인과의원
대구광역시 동구 효목2동 517-3번지
대표자 • 남윤성
전화번호 • 053-255-2424
　　　　　053-756-5430

신세계여성병원
대구광역시 북구 산격3동 1287-4번지
대표자 • 윤확
전화번호 • 053-954-7771

대구조이맘산부인과의원
대구광역시 중구 덕산동 127-23번지
수정빌딩 2층
대표자 • 이승민
전화번호 • 053-254-5252

계명대 동산의료원
대구광역시 중구 동산동 194
대표자 • 조원현
전화번호 • 053-250-7114
          053-250-7857

지노메디병원
대구광역시 수성구 만촌동 1356-17
대표자 • 이탁 외 3인
전화번호 • 053-757-2000

서울여성병원
대전광역시 서구 둔산동 1367(2~6층)
대표자 • 왕수관 외 3인
전화번호 • 042-488-8275

인천

서울여성병원
인천광역시 남구 주안4동 1534-4
대표자 • 오익환 외 1인
전화번호 • 032-230-3630
          032-230-3680

인하대학교
의과대학 부속병원
인천광역시 중구 신흥동 3가 7-206
대표자 • 조양호
전화번호 • 032-890-2278
          019-9177-7756

의료법인 길의료재단 길병원
인천광역시 남동구 구월동 1198
대표자 • 이태훈
전화번호 • 032-460-3255

삼성미즈 산부인과의원
인천광역시 부평구 부평동 465-2
대표자 • 한상훈
전화번호 • 032-516-3838

시엘병원
광주광역시 서구 광천동 13-21
대표자 • 최범채
전화번호 • 062-368-1700

프레메디산부인과의원
광주광역시 농성동 460-36(5, 7층)
대표자 • 조윤경, 김정은
전화번호 • 062-363-6655

광주기독병원
광주광역시 남구 양림동 264
대표자 • 안영로
전화번호 • 02-650-5126
　　　　　010-9897-2982

조선대학교병원
광주광역시 동구 서석동 588
대표자 • 홍순표
전화번호 • 062-220-3092(엄미정)

은병원
광주광역시 북구 두암동 882-27
대표자 • 김헌 외 1인
전화번호 • 062-269-1500
　　　　　062-512-3941

전남대학교병원
광주광역시 동구 학동 8번지
대표자 • 김상형
전화번호 • 062-220-5114
　　　　　017-633-4212

광주미래와희망산부인과
광주시 서구 농성동 417-31
LG생활건강빌딩 1층
대표자 • 김동원
전화번호 • 062-361-3344

우먼스룩여성의원
광주광역시 서구 광천동 49-1
대표자 • 하진아
전화번호 • 062-364-0063

의료법인 마리아의료재단 마리아의원
대전광역시 서구 둔산2동 1109번지
5층
대표자 • 임환철
전화번호 • 042-522-6555
　　　　　042-484-6554

건양대학교병원

대전광역시 서구 가수원동 685
대표자 • 김영이
전화번호 • 042-600-9381
　　　　　042-600-9006

학교법인 을지대학병원

대전광역시 서구 둔산동 1306
대표자 • 박영하
전화번호 • 042-259-1155

세브란스 산부인과의원

대전광역시 서구 탄방동 753
대표자 • 박종영
전화번호 • 042-485-3091(400)
　　　　　011-424-7343(오종훈)

미래여성병원

대전광역시 서구 둔산동 1127번지
대표자 • 윤인석 외 7인
전화번호 • 042-471-7100

충남대학교병원

대전광역시 중구 대사동 640
대표자 • 노홍태
전화번호 • 042-220-7219
　　　　　042-220-7293

울산

마마파파&베이비 산부인과의원

울산광역시 남구 달동 1367-5 4층
대표자 • 이경호
전화번호 • 052-258-6006

(의)인석의료재단 보람병원

울산광역시 남구 삼산동 1553-2번지
대표자 • 김광태
전화번호 • 052-278-0114

(의)정우의료재단 프라우메디병원

울산광역시 남구 삼산동 1574-2
대표자 • 이문희
전화번호 • 052-226-7211
　　　　　052-226-7346

예일마리여성의원

울산광역시 남구 무거2동 1524-1
대표자 • 정일균 외 2인
전화번호 • 052-221-3333

경기

메디파크산부인과병원
경기도 성남시 분당구 금곡동 168
메디파크빌딩
대표자 • 손일표
전화번호 • 031-622-7000

연세모아병원
경기도 수원시 영통구 영통동
947-2번지
대표자 • 양오승 외 6인
전화번호 • 031-201-4665

일산제일병원
경기도 고양시 일산구 장항2동 898
대표자 • 이기훈 외 4인
전화번호 • 031-900-2035
　　　　　 017-720-4289

신여성병원
경기도 의정부시 의정부2동 492-3
대표자 • 정창진 외 3인
전화번호 • 031-879-3800(내선 608)

양정분 산부인과의원
경기도 이천시 중리동 224-3번지
대표자 • 양정분
전화번호 • 031-631-9166

　　　　　 031-635-5300

아주대학교병원
경기도 수원시 영통구 원천동 산5번지
대표자 • 윤원석
전화번호 • 031-219-5250
　　　　　 031-219-5249

포천중문의대 분당차병원
경기도 성남시 분당구 야탑동 351
대표자 • 차경섭
전화번호 • 031-780-5872

의료법인 마리아의료재단
마리아의원
경기도 고양시 일산구 장항동 890-5
굿모닝 법조타운 1001호
대표자 • 임환철
전화번호 • 031-924-6555

동국대학교 일산병원
경기도 고양시 일산동구 식사동
814외 9필지
대표자 • 김창석
전화번호 • 031-961-7004
　　　　　 031-961-7950

의료법인 마리아의료재단
마리아의원

경기도 안양시 동안구 비산동 1110-1
12층
대표자 • 임환철
전화번호 • 031-426-6555

의료법인 마리아의료재단
마리아의원

경기도 부천시 원미구 상동 454-2호
대표자 • 임환철
전화번호 • 032-361-6555
　　　　　016-703-3582

산본제일병원

경기도 군포시 산본동 1097-4
대표자 • 강중구 외 1인
전화번호 • 031-396-3301 (교환221)

인제대학교 일산 백병원

경기도 고양시 일산구 대화동 2240
대표자 • 백낙환
전화번호 • 031-910-7194

삼성산부인과병원

경기도 수원시 영통구 영통동 1011-2
대표자 • 이승철 외 3명
전화번호 • 031-201-0700
　　　　　031-201-0791

분당제일산부인과의원

경기도 성남시 분당구 서현동 260-1
대표자 • 백은찬 외 3인
전화번호 • 031-781-5751

분당서울대학교병원

경기도 성남시 분당구 구미동 300번지
대표자 • 서창석
전화번호 • 031-787-1215
　　　　　031-787-1042

그레이스병원

경기도 고양시 일산구 백석동 1334
대표자 • 황경진
전화번호 • 031-901-4000

의료법인 명지의료재단
명지병원

경기도 고양시 덕양구 화정동 697-1외
3필지
대표자 • 유영구
전화번호 • 031-810-6930
　　　　　011-630-3679(김종옥)

삼성미래산부인과

경기도 부천시 원미구 중2동 1208-8
대표자 • 허걸 외 2인
전화번호 • 032-662-6100

서울여성병원(부천)

경기도 부천시 원미구 상동 544-2

대표자 • 송현진

전화번호 • 032-230-3630

한빛여성병원

경기도 안산시 고잔동 774-1

대표자 • 최성희

전화번호 • 031-410-3316

허유재병원

경기도 고양시 일산동구 장항동 780

대표자 • 홍승옥

전화번호 • 031-810-9731

마리나산부인과의원

경기도 이천시 중리동 466-4

대표자 • 신현태 외 1인

전화번호 • 031-636-0552

나리병원

경기도 김포시 사우동 201-38

대표자 • 이종찬

전화번호 • 031-982-5700

동원산부인과의원

경기도 일산구 정발산동 1204-1

대표자 • 김상현 외 1인

전화번호 • 031-921-1515

의료법인 세창의료재단
우성병원

경기도 안산시 당원구 고잔2동 529-3

대표자 • 임우성

전화번호 • 031-412-3000

의료법인 성세병원

경기도 평택시 합정동 774-1

대표자 • 양 진

전화번호 • 031-657-1451~7

강원

아름다운산부인과의원

강원도 춘천시 운교동 169-25

대표자 • 김영철

전화번호 • 033-244-7800

연세대학교 원주의과대학
원주기독병원

강원도 원주시 일산동 162

대표자 • 방우영

전화번호 • 033-741-1014
　　　　　　033-741-12172

강릉미즈산부인과의원

강원도 강릉시 성내동 15-2

메디칼프라자타워 3층

대표자 • 강인석
전화번호 • 033-648-8114

충북

이화 산부인과의원
충북 청주시 상당구 영운동 202-5
대표자 • 선한규
전화번호 • 043-223-6755

프리모산부인과의원
충북 청주시 흥덕구 사창동 302-1
대표자 • 김석제
전화번호 • 043-265-1177

민병열 산부인과의원
충북 청주시 흥덕구 사창동 143-10
대표자 • 민병열
전화번호 • 043-262-8540~4

충남

미즈맘 산부인과의원
충남 천안시 쌍용동 394-9
대표자 • 김민관, 이길우
전화번호 • 041-577-8888
　　　　　011-744-4471

혜성산부인과병원
충남 천안시 쌍용동 1197
대표자 • 정구성 외 1인
전화번호 • 041-572-4567

이화여성병원
충남 천안시 쌍용동 494-4
대표자 • 이종민 외 2인
전화번호 • 041-570-1230(이재수)

연세앙즈로산부인과의원
충남 천안시 쌍용동 200-3번지
대표자 • 윤달영 외 3인
전화번호 • 041-576-5700(내선 209)

광제산부인과의원
충청남도 천안시 성정동 627-6
대표자 • 김석중
전화번호 • 041-575-3200

전북

진산부인과의원
전북 전주시 완산구 서신동 781-2
대표자 • 김주영 외 1인
전화번호 • 063-251-0100

의료법인 계산재단 문병원

전북 전주시 완산구 경원동 3가 84

대표자 • 문지식

전화번호 • 063-282-8833

미래와여성 산부인과의원

전북 군산시 수송동 7-106

대표자 • 방현주

전화번호 • 063-441-1100

063-441-1112

에덴산부인과의원

전북 익산시 영등동 856-2번지

대표자 • 김창홍, 오갑선

전화번호 • 063-836-2002

제일산부인과의원

전북 익산시 남중동 536-9

대표자 • 홍성각

전화번호 • 063-840-7500

063-840-7530

나라산부인과의원

전북 전주시 완산구 효자동 1가 435-2

대표자 • 이형열

전화번호 • 063-220-6000

전북대학교병원

전북 전주시 덕진구 금암동 634-18

대표자 • 양두현

전화번호 • 063-250-1012

전남

현대병원

전남 순천시 조례동 1596-1

대표자 • 위계룡 외 3인

전화번호 • 061-720-1111

목포한사랑병원

전남 목포시 상동 847-5번지

대표자 • 조생구

전화번호 • 061-280-5500

경북

여성아이병원

경북 포항시 북구 우현동 7B 5L

대표자 • 박윤정

전화번호 • 054-230-3027

동국대학교 의과대학 경주병원

경북 경주시 석장동 1090-1

대표자 • 김창석

전화번호 • 054-770-8248

포천중문의과대학부속
구미차병원
경북 구미시 형곡동 855
대표자 • 차경섭
전화번호 • 054-450-9920

아이맘 산부인과의원
경북 포항시 남구 상도동 662번지
연희빌딩 3층
대표자 • 민병조
전화번호 • 054-277-1303

경남

이도근 산부인과의원
경남 진주시 대안동 10-3
대표자 • 이도근
전화번호 • 055-745-8010
　　　　　 055-745-7888

가야자모병원
경남 진주시 주약동 156-6, 23번지
대표자 • 김광철 외 2인
전화번호 • 055-758-2222
　　　　　 055-760-6135

경상대학교병원
경남 진주시 칠암동 90번지

대표자 • 한종우
전화번호 • 055-750-8000
　　　　　 055-750-8803

엘르메디 산부인과의원
경남 창원시 동정동 540
대표자 • 조재동
전화번호 • 055-253-2111
　　　　　 017-557-4183

순안병원
경남 마산시 동성동 248-1
대표자 • 안덕호
전화번호 • 055-249-0812

사랑복지법인 동하
한마음병원
경남 창원시 상남동 43-3
대표자 • 하충식
전화번호 • 055-267-2000

의료법인 삼성의료재단
경남 마산시 합성2동 50
대표자 • 이수빈
전화번호 • 055-290-6205

마리아 산부인과의원
제주시 용담1동 2829-14
아세아빌딩 4층
대표자 • 유지헌
전화번호 • 064-726-6555

차산부인과의원
제주시 연동 271-36번지
용천빌딩 2, 3층
대표자 • 차인식
전화번호 • 064-742-9661

에덴산부인과의원
제주시 노형동 2581-5
대표자 • 이재우
전화번호 • 064-748-9400